천연화장품 제조 관리사 자격증시험 대비서

천연화장품의 모든 것

장정애 교수의

손쉽게 만드는 천연화장품

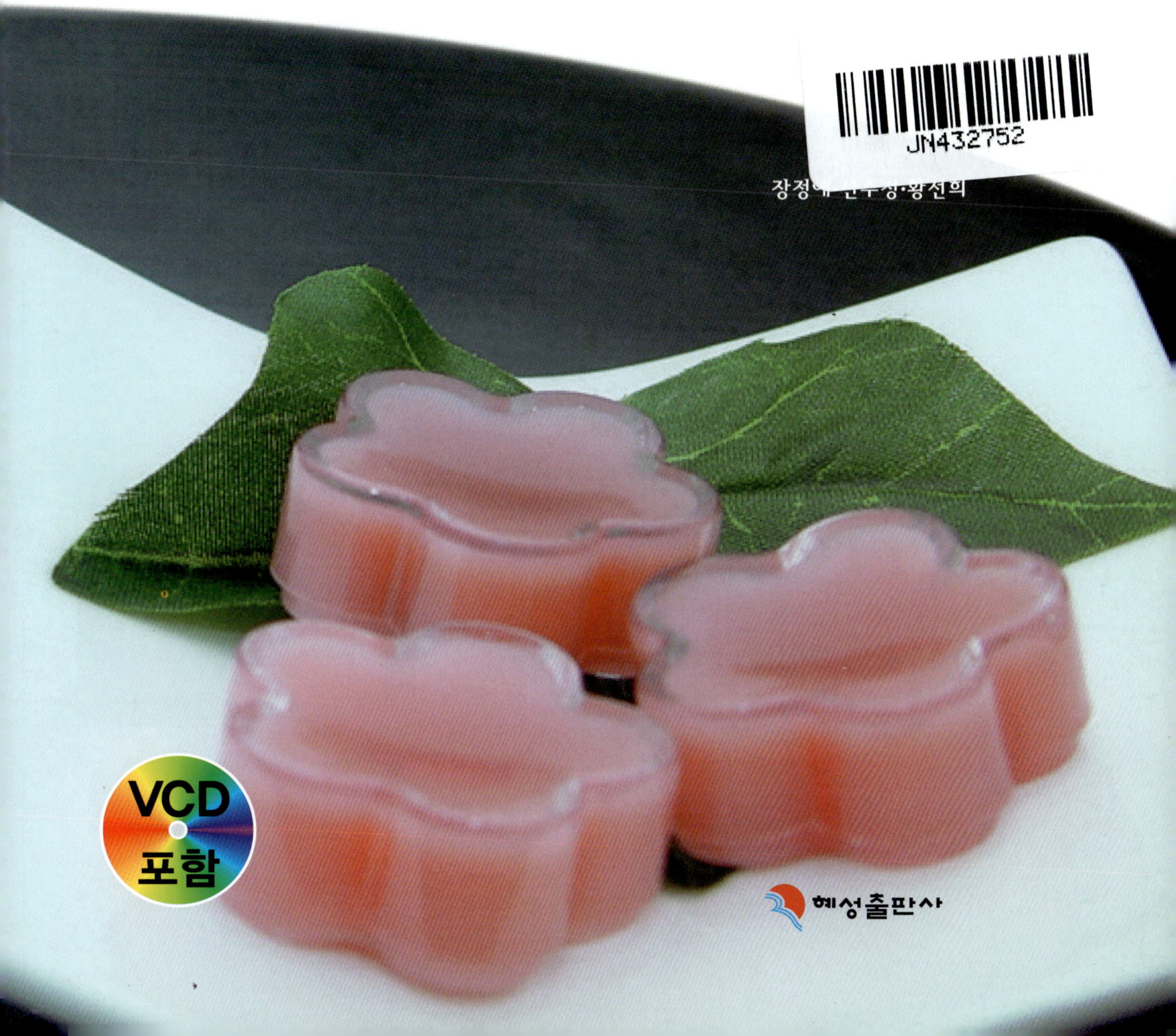

장정애·안수정·황선희

VCD 포함

혜성출판사

머리말

우리는 매일 아름다움을 유지하기 위해, 혹은 피부의 건강을 위해 화장품을 사용하고 있습니다. 그러나 피부건강은 피부 겉면에만 화장한다고 완성되는 것은 아닙니다. 피부건강을 위해서는 좋은 음식을 먹고 적당한 수면과 운동을 하는 것과 더불어 피부에 적합한 좋은 화장품을 사용하는 것이 무엇보다 중요합니다.

2008년 10월부터 '화장품 전성분표시제'가 시행됨에 따라 이제 우리는 우리 피부에 맞거나, 잘 맞지 않는 성분을 가려가며 화장품을 사용할 수 있게 되었습니다. 하지만 여전히 시장에는 방부제, 계면활성제, 인공 향료 및 색소 등을 사용한 화장품이 넘쳐나고 있습니다. 이는 화장품회사에서 표시하고 있는 화장품 성분에 대한 소비자의 이해가 부족하기 때문이라 생각됩니다.

당연한 말이지만 화장품 회사는 2-3년간의 유통보존기간을 유지해야하고 신속하게 제품을 개발해야 하기 때문에, 방부제나 각종 첨가물을 사용합니다. 통계자료에 의하면 현재 시중에 유통되고 있는 화장품 중 8% 이상에서 피부 알레르기, 염증, 여드름, 기미 등의 부작용을 초래하는 물질이 함유되어 있다고 합니다.

이처럼 부작용을 초래하는 물질들을 살펴보면,

먼저 파라벤(paraben)은 많은 화장품에 쓰이는 방부제로, 파라옥시안식향에스텔이라고도 합니다. 메칠파라벤(Methyl paraben), 에칠파라벤(Ethyl paraben), 디에칠파라벤(Diethyl paraben), 부틸파라벤(Buthyl paraben), 이소부틸파라벤(Isobuthyl paraben), 프로필파라벤(Propyl paraben), 이소프로필파라벤 (Isopropyl paraben)으로 표기됩니다. 파라벤류는 피부트러블의 원인 1위로 지목되며 환경호르몬으로 의심받고 있는 물질로 유방암의 원인물질로 의심받고 있습니다. 또한 메칠파라벤이 함유된 화장품을 바르고 자외선을 쬐면 피부노화가 촉진된다는 연구결과도 있습니다.

두 번째 화학 계면활성제(소듐라우릴설페이트 Sodium Lauryl Sulfate/ 소듐라우레스설페이트 Sodium Laureth Sulfate)는 물과 기름을 섞이게 하는 유화제로 사용되며, 세포막을 녹이는 등의 역할을 하기 때문에 다른 독성 물질들이 피부 속으로 쉽게 흡수되도록 합니다. 또한 다른 화학물질들과 쉽게 반응하여 발암물질인 니트로사민(Nitrosamine)을 형성하기도 합니다. 심장, 간, 폐, 뇌 등에 일정수준을 유지하며 체내에서 5일정도 머무른다고 알려져 있습니다.

세 번째 습윤제(트리에탄올아민 Triethanolamine,TEA/ 디에탄올아민 Diethanolamine, DEA)는 화장품의 유화제나 촉촉함을 주는 보습제로 사용되는 성분입니다. 이 성분은 화장품에 성분으로 표기되지 않는 아질산염이나 포름알데히드계 방부제인 이미다졸리닐우레아, 쿼터늄15, 디엠히단토인 등과 결합하여 몸속에서 발암물질인 니트로사민을 형성합니다. 또한 트리에탄올아민은 오랜 기간 사용할 경우 점막과 피부, 눈을 자극하여 안과질환이나 모발, 피부 건조증을 포함한 알레르기 반응을 일으킵니다.

이밖에도 프탈레이트, 인공색소 및 인공향료 등 우리가 매일 사용하는 화장품에는 남성의 경우 정자수를 감소시키고 정자의 기능저하, 정자 자체의 DNA를 손상 시키며, 여성의 경우 자궁손상, 여성호르몬 과다분비로 인한 생식암 발병, 임신 시 태아에게 좋지 않은 영향 등 피해를 입힐 수 있는 각종 첨가물 들이 함유되어 있습니다. 이처럼 일반 화장품을 비롯해 비누, 샴푸, 염색약, 파마약, 베이비 오일, 치약, 데오트란트 등에는 방부제와 항산화제, 계면활성제, 색소, 향료 등이 들어있으며 이런 성분들은 오랫동안 화장품에 세균과 곰팡이가 생기지 않게 하고 피부에 잘 흡수되고 더 좋은 색과 향을 내고 기능을 발휘하게 하는데 쓰이고 있습니다.

이 책은 이러한 각종 첨가물의 위험성으로부터 우리를 보호하고자 하는 취지에서 제작되었습니다. 유해한 각종 첨가물을 사용하지 않는 안전하고 피부건강에도 좋은 화장품을 우리가 직접 만들어 쓸 수 있다면 자연스럽고 건강한 피부를 가꿀 수 있을 것이라 생각했기 때문입니다.

따라서 이 책에서 소개하는 화장품에는 화학 방부제, 습윤제는 들어가지 않습니다. 유화제도 식물성 유화제를 사용하여 피부에 부담을 최소화하려 노력하였습니다. 또한 기능성 첨가물의 사용을 최소화하여 가능한 한 천연화장품을 구현하고자 노력하였습니다. 그러면서도 누구나 쉽게 만들어 쓸 수 있도록 하기 위해 만드는 방법을 간단하게 하고 사용하는 재료도 생활에서 쉽게 구할 수 재료들을 사용하였습니다. 모쪼록 여러분도 저와 더불어 천연화장품을 만들어 사용하시면서 건강한 피부를 가꾸게 되기를 희망합니다.

마지막으로 이 책의 제작을 위해 노고를 아끼지 않고 애써주신 모든 분들께 감사의 마음을 전합니다.

2012. 3.

장 정 애 씀.

Contents

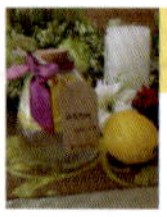

제1편

아로마테라피

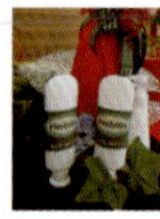

제2편

스킨·로션 만들기

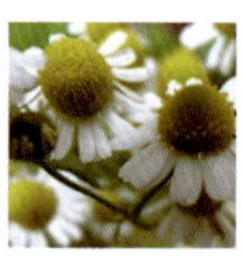
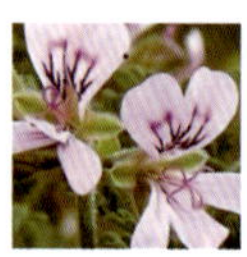
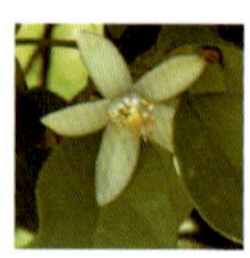

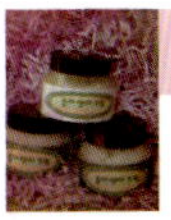

제3편

크림 만들기

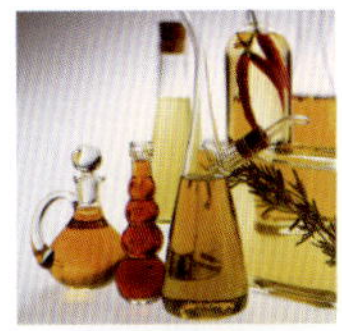

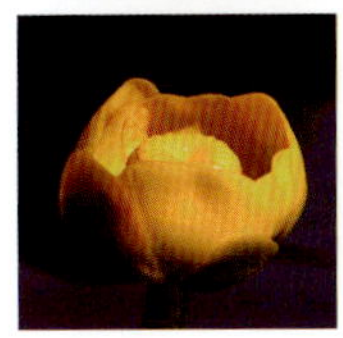

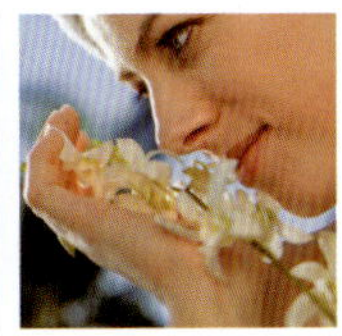

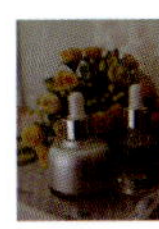

제4편

에센스 만들기

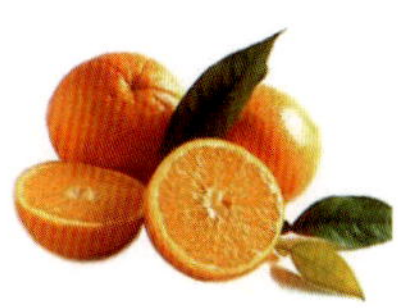

Contents

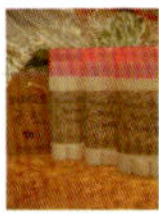

제5편

밤·연고 만들기

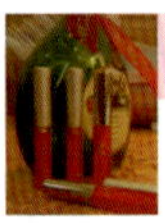

제6편

색조화장품 만들기

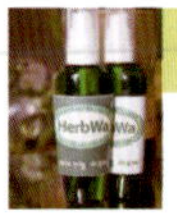

제7편

클렌징제품 만들기

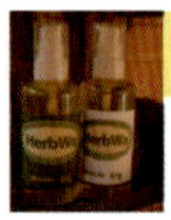

제8편

마사지·입욕제 만들기

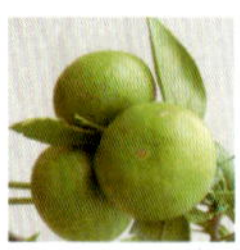

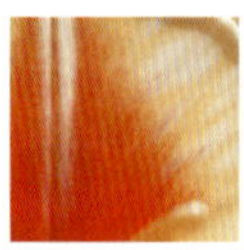

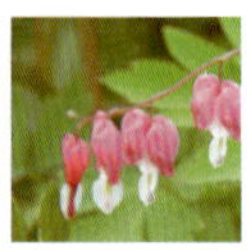

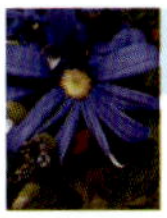

제9편
방향제·기타제품 만들기

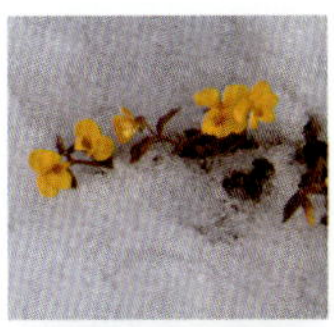

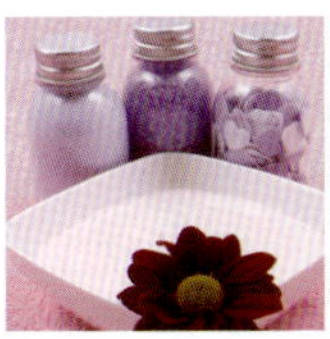

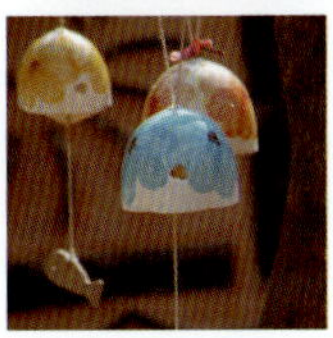

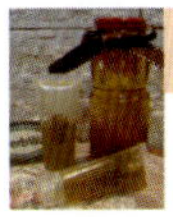

제10편
아토피 이야기

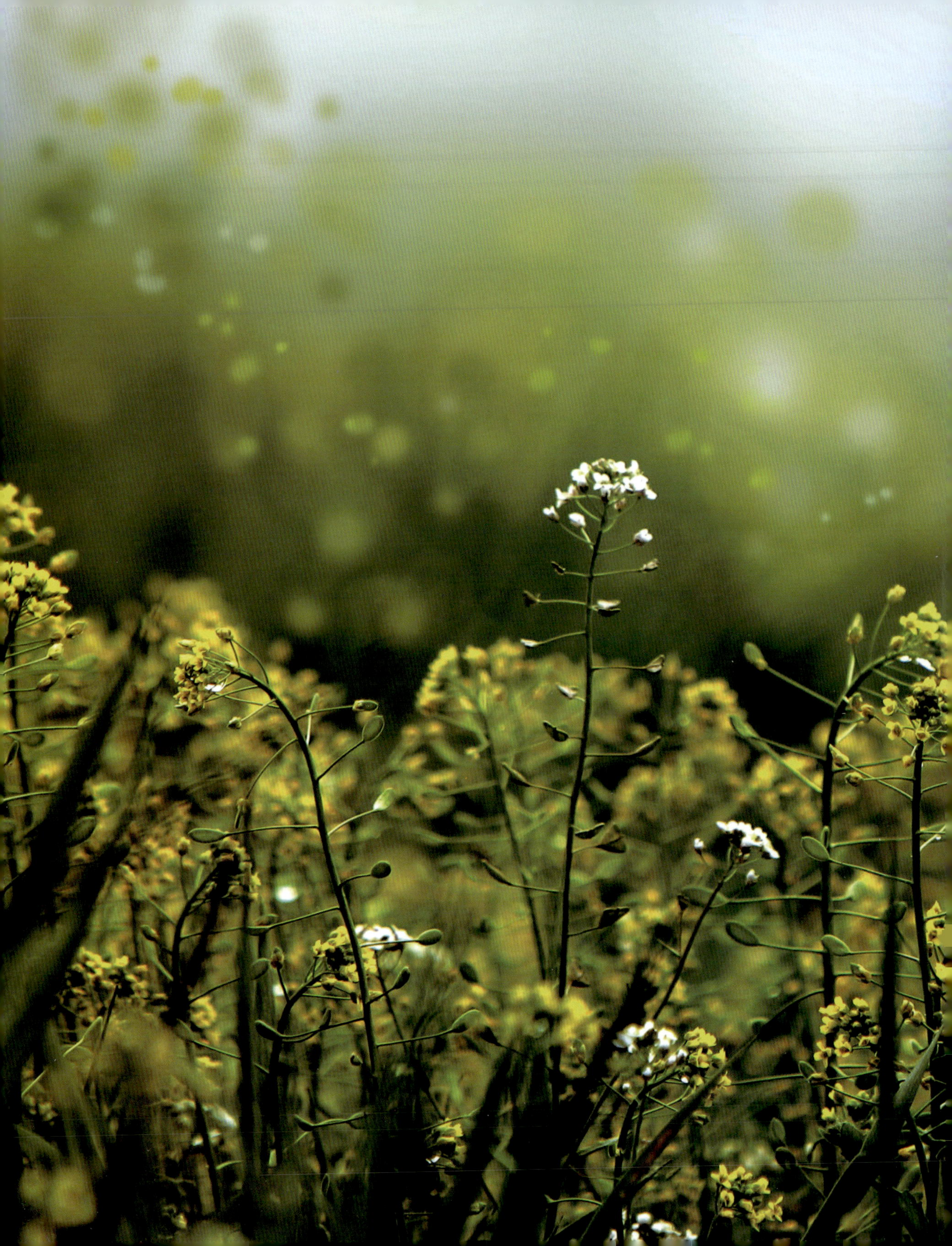

제 1 편

아로마테라피

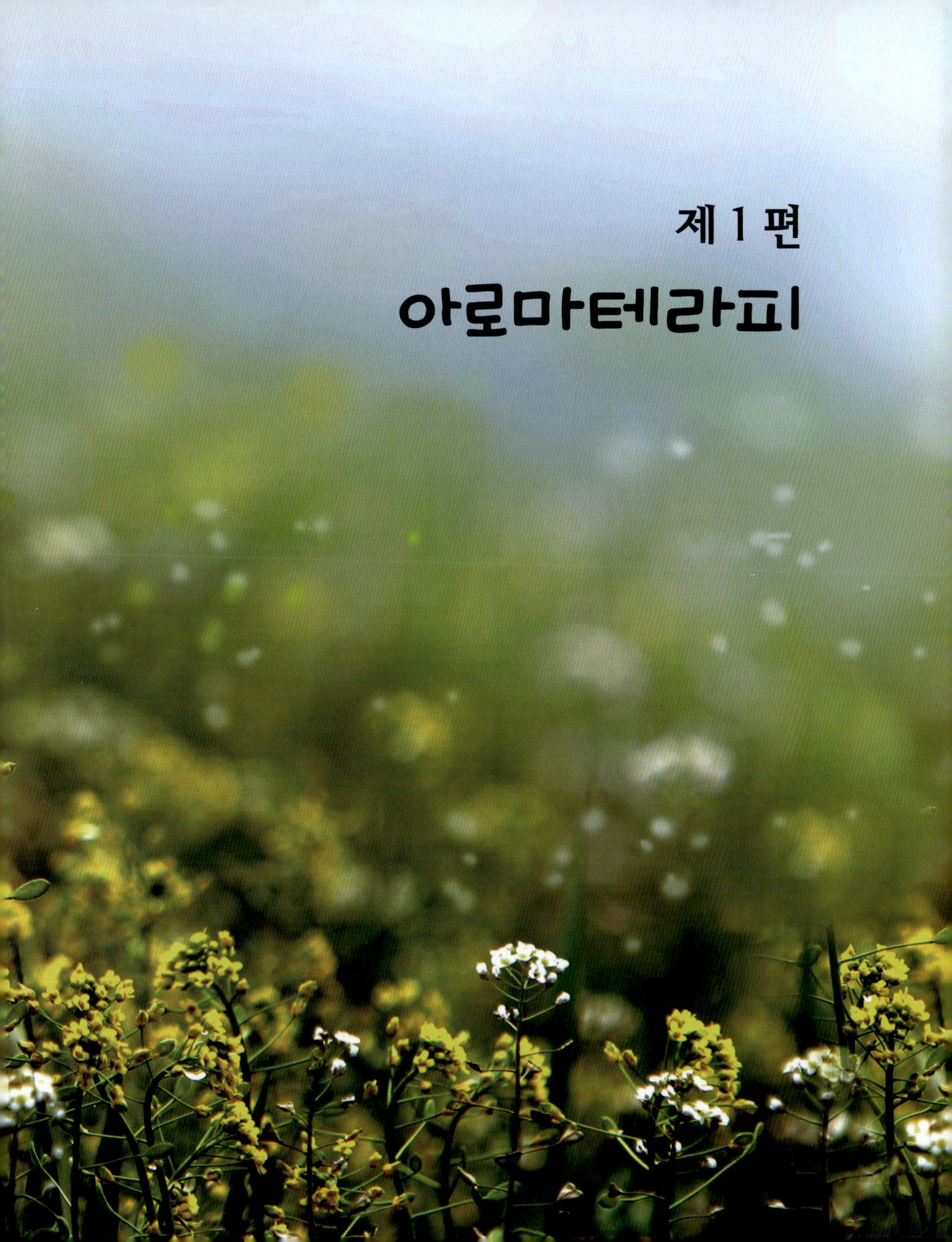

아로마테라피의 정의

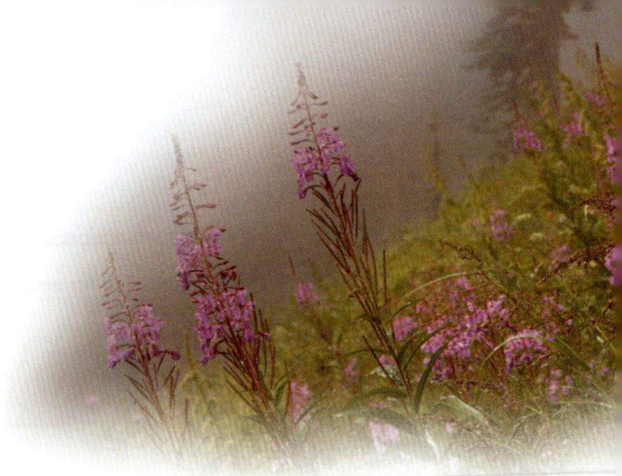

아로마테라피는 우리 몸에 이로운 약용식물(herb)의 꽃, 줄기, 잎, 열매, 뿌리에서 추출한 정유(essential oil)를 여러 가지 방법의 증류과정을 거쳐 정밀하게 정제해 낸 100% 순수 천연 오일을 이용하여 인간의 신체를 비롯하여, 정서에까지 효능을 발휘하는 자연요법이다.

아로마테라피(Aromatherapy)는 향기를 의미하는 아로마(Aroma)와 치료를 뜻하는 테라피(therapy)의 합성어로 향기치료라는 뜻이다.

아로마테라피는 향이 후각신경을 통해 뇌에 직접 작용을 하여 기분과 감정에 미치는 효과뿐 아니라, 폐포나 피부를 통해 혈액에 의하여 순환하고 폐와 소변으로 배출된다. 따라서 아로마테라피는 식물의 추출물인 아로마 에센셜오일의 향 이외에도 오일의 성분에 따른 약리적, 생리학적 효과를 이용한 총체적인 치료라 할 수 있다.

또한, 아로마테라피는 인체 특정 부분의 질환을 치료해 주기 위해 또는 정신적, 육체적, 심리적으로 특정한 기능을 살려주기 위해 그 기능에 맞는 천연 아로마를 선택해서 실시하는 요법으로 심리적 안정감을 갖게 해준다.

천연 아로마는 인체에 유익한 자극을 줄 수 있는 많은 기능들을 가지고 있기 때문에 정신과 육체 모두를 다스려 만족감, 행복감, 면역기능 강화 등의 역할을 한다.

에센셜 오일은 각 식물의 생명이다. 인간에게 지문이 있듯이 각각 특유의 향을 가지며 특유의 치료효과를 갖는다. 약 300여종의 에센셜 오일이 상품화되어 있지만 그 중 50~100여종만이 건강이나 미용에 사용되고 있다.

에센셜 오일은 화학적으로는 산, 알콜, 알데하이드, 케톤, 에스테르, 페놀, 옥사이드, 테르펜류 등 매우 다양한 성분으로 구성되어 있어 인체 내에서 여러 가지 효과를 내게 된다.

2
아로마테라피의 역사

아로마테라피에 대한 관심이 최근 높아지고 있지만 이는 새로운 개념이 아니다. 아로마테라피란 용어를 사용하기 시작한 것은 20세기이지만 에센셜 오일을 신체에 적용했던 역사는 적어도 기원전 4,000여년전으로 거슬러 올라간다. 6천년 역사의 이집트 향유요법, 그리스와 로마, 페르시아, 인도의 종교적인 향사용 등 고대사회에서의 사용은 로마제국과 유럽전역으로 퍼졌으며 주로 종교의식의 재료 및 방부제, 의학 치료술, 미용목적으로 사용되었다. 중세 사회에서는 전염병이나 질병의 예방에 사용 되었는데 르네상스 이후 정유에 대한 연구, 실험 결과들이 기록되기 시작했으며 17세기 말엽 프랑스 그라스(Grasse) 지방을 중심으로 향 증류 산업이 시작되었다.

고대에는 지금과는 달리 오일보다는 아로마를 물처럼 사용했다고 한다. 요즘으로 말하면 플로럴 워터(Floral Water ; 에센셜 오일을 증류하여 추출하는 과정에서 얻어지는 수용액으로 특히, 식물의 수용성 물질이 다량 함유되어 다양한 효과를 가지고 있다)를 사용한 것으로 추측된다. 그러나 중국 등 동양에서는 아로마 에센셜 오일을 사용하는 방법보다는 식물을 달여 먹는 의학, 즉 동양의학이 발전하였다.

인도에서는 기원전 5,000년부터 아로마테라피가 사용되기 시작하였으며, 불교의 왕 아소카 시대에 약용식물의 경작이 조직화되었고, 그 후 아시아로 전해져 현대 의학치료나 아로마테라피에 사용되었다.

인도 약학서인 아유르베딕(Ayurvedic)과 베이비 마사지의 원조로 알려진 인도 고유의 의학체계에도 아로마테라피가 폭넓게 사용되었다. 기원전 2세기경 베다경전에 다양한 에센셜 오일(시나몬, 진저, 몰, 코리엔더, 샌달우드)이 사용되었다는 기록이 있으며, 예배 의식과 치료용으로도 널리 사용되었다.

중국의 경우 기원전 약 2,000년경에 고대 의서 중 하나인 '황제내경'과 전통약초 기록서인 '본초강목' 등에서 향에 대한 중요성 및 그 사용법에 대해 자세히 다루고 있으며, 구체적으로 아편과 생강 등을 치료목적에 사용했다는 기록이 있다.

기원전 약 5,000년 경 고대 이집트인들은 아로마를 의학, 미용, 시체봉합, 종교적 목적 등으로 널리 사용하였으며, 기원전 2천년 경 Khufu 통치시대에 파피루스 문헌에 향유를 사용했다는 기록이 있다. 또한 투탄카문(Tutankhamun)의 무덤을 발굴했을 때 피부전염병, 상처치료용으로 널리 사용되었다고 하는 기록이 있으며, 미라의 제작 시 시더우드, 몰 등을 사용했다고 한다.

기원전 약 1,500년경 그리스의 헤로도투스(Herodotus)와 데모크라테스(Democrates)가 이집트를 방문하여 정유와 기를 활용한 자연치료요법을 배워와 '메디칼학교'를 설립하였다. 그 후 기원전 425년 정유추출 방법을 기술한 책이 발간되었으며, 히포크라테스는 자신의 저서에 약용식물의 방대한 수를 언급하였다. 메갈러스(Megallus)는 자신의 이름을 따 그리스 의학 처방의 하나인 'Megaleion'라는 치료제를 만들어 상처치료나 세균감염을 줄이는 약으로 사용하였다.

이집트와 그리스의 영향을 받은 로마인들은 아로마를 일상생활에 널리 사용하였다. 특히 목욕이나 목욕 후 마사지 오일로 사용했으며, 옷이나 침대 등에 향수로도 애용하였다. 네로 황제는 장미 오일을 가장 좋아 하였다고 하며, 두통과 소화불량 치료와 피부병, 상처치료에 카모마일 오일을 사용하였다는 기록이 있다.

12세기 십자군 원정을 계기로 아로마에 대한 개념이 유럽에 전해졌으며 13세기에 이르러서는 '아라비아 향'이 당시 유럽에서 가장 유명한 것이 되기도 했다.

중세에는 꽃, 방향초, 약초 묶음 등을 전염병이나 질병 예방에 사용하였으며, 아랍의 철학자이자 물리학자인 아비체나(Avicenna)는 에센셜 오일을 추출하는 방법과 유사한 증기증류법을 최초로 발명하였다. 그의 저서 '치료를 위한 책(The Book of Healing)'은 17세까지 의학학교에서 사용해 왔으며 오늘날에도 참고자료로 사용되고 있다. 12세기에 독일의 대 수녀원 원장인 힐더가르트(Hildergard)는 라벤더의 치료적 효능에 대해 기술하였다.

16세기에 천연장미수와 라벤더 화장수 등이 약국을 통해 판매 되었으며, 17세기 페스트가 발생하자 거리에 파인과 유향을 불에 태웠고, 흑사병이 창궐하자 집이나 병원을 다양한 꽃과 송진으로 치장하고 옷이나 목 주위에 매달고 다녔다.

르네상스 기간(14~17세기) 동안 제약회사들의 향유 제조가 활발해지고, 특히 프랑스 프로방스 지방 그라스를 중심으로 향 제조 산업이 발달하였다. 증류 기술의 향상과 화학의 발달로 에센셜오일이 광범위하게 사용되었다.

19세기 초반 과학과 산업이 발달하면서 많은 화학자들이 아로마 에센셜 오일의 화학적 특성을 밝혀내게 되었다. 1968년 윌리엄 위틀라(William Whitla)는 로마시대 디오스크리데스가 쓴 저서와 같은 제목인 'Materia Medica'에서 카모마일, 시나몬, 라벤더, 주니퍼, 레몬, 페퍼민트, 로즈마리를 포함한 22종의 에센셜 오일에 대해 기술하였다. 19세기 중반 산업혁명 이후로 합성 의약품이 대량 생산되고, 현대의학이 급속도로 발전하면서 식물을 이용한 아로마테라피는 쇠퇴를 겪게 되고, 의료분야에서도 잊혀져갔다. 왜냐하면 천연 자연물질인 아로마가 강력한 효과와 신속한 효능을 가진 합성의약품을 따라갈 수 없었기 때문이다. 20세기 초반까지 아로마 오일들은 향수, 화장품, 향신료 등 향에만 초점을 맞추어 그 역할이 제한되었다.

그러나, 20세기에 이르러 아로마테라피는 합성향수, 합성의약품 등 합성 화학 물질에 대한 부작용이 알려지기 시작하면서 프랑스, 영국 등 유럽을 중심으로 다시 치료의 한 분야로 또 다시 관심을 받게 되었다.

현대 아로마테라피는 유럽 그 중에서도 특히, 프랑스를 중심으로 아로마 성분 및 아로마테라피에 대한 연구가 활발히 진행되었다.

1920년대 '아로마테라피'라는 용어를 최초로 사용한 프랑스의 유명한 화학자 르네 모리스 가트포세(Rene Maurice Gattefosse)는 아로마 에센셜 오일에서 소독, 살균, 항바이러스 작용, 항염증 작용 등 놀라운 효능을 발견하게 되어 그 내용을 담은 '아로마테라피(Aromatherapie)'라는 책을 1928년 저술하여 1937년에 출간하였다. 향기치료의 개념이 정립되기 시작한 중요한 시점이 바로 이 때 부터이며, 아로마테라피의 아버지로 칭송되고 있다.

이후 프랑스의 종군 의사인 장 발레(Jean Valnet)는 심한 화상이나 전쟁 중에 입은 상처를 치료하기 위하여 아로마 에센셜 오일을 사용해 큰 성과를 거두었으며, 전쟁으로 정신적인 고통을 호소하는 환자들에게 심리적, 정서적 치료를 위하여 아로마 에센셜 오일을 처방하기도 하였다. 이러한 경험을 바탕으로 '아로마테라피의 실제(The practice of Aromatherapy)'라는 저서를 1964년에 출간하였다.

그 후 프랑스의 생화학자 마가렛 모리(Margaret maury)는 자연건강 치료법과 미용제품의 결합에 아로마테라피를 사용하여, 에스테틱 아로마테라피라는 독립된 개념으로 발전시켰으며 마사지와 결합시켰다. 에센셜 오일의 피부재생 효과에 대해 연구하였고 그 결과를 영어로 번역한 '젊음과 인생에 대한 비밀(The Secret of Life and Youth)를 1964년 출간하였다.

오늘날 프랑스에서는 메디칼 아로마테라피로 발전하여 의사들이 치료에 아로마 에센셜 오일을 이용하고 있으며, 영국에서는 많은 전문적인 교육기관에서 아로마테라피스트들을 양성하고 있으며 특히 에스테틱 아로마테라피가 발달하였다. 현재 유럽뿐만 아니라 미국, 캐나다, 호주, 일본 등 전 세계에서 대체의학 및 건강사업으로 아로마테라피가 발전하고 있다.

우리나라에서도 허브나 아로마의 활용은 고대로부터 시작되었는데, 예를 들어 단군신화에 나오는 마늘과 쑥은 오래전부터 우리민족이 사용했던 허브이며 이 에센셜 오일은 지금도 아로마테라피에서 중요하게 사용되고 있다.

또 예로부터 전해 내려오는 창포를 이용한 머리손질이나 향을 내기 위해 궁궁이로 만든

비녀를 꽂은 것, 출산 후 쑥을 이용한 좌욕, 여름철 쑥을 태워 모기를 쫓는 것 등 우리생활 깊숙이 향을 이용한 자연 요법이 활용되고 있었다.

허브나 아로마테라피라는 용어는 최근에 쓰이기 시작했으며, 서양 허브가 우리나라에 최초로 도입된 것은 1970년대 후반이다. 그러나 당시의 사회 경제적 측면이나 의식 수준에서 허브나 아로마테라피의 활용은 정착되기 힘들었다. 우리나라에서 허브라는 용어가 정식으로 사용된 것은 1996년 충청북도에서 지역경제 활성화의 일환으로 허브를 도입하였고 그때 최초로 공공단체에서 허브라는 용어를 사용하기 시작했다. 그 후 허브라는 용어는 우리나라에서 대중화 되었고 아로마테라피 역시 향기요법으로 일부 계층에서 활용하기 시작했다. 당초에는 신경정신과 의사 모임이나 한의사 모임 등에서 향을 이용한 치료법으로 활용되었으며, 동시에 동호인 모임이 결성되거나 협회로 발족되었다. 또 피부미용사나 간호사 등의 그룹에서도 아로마테라피를 활용하게 되었고, 지역의 문화센터 및 대학의 평생교육원, 사회교육원 등에서도 아로마테라피 강좌가 개설되고 있는 실정이다. 무엇보다 천연화장품과 천연비누를 제작하는 공방과 인터넷사이트 들이 활성화되기 시작하면서 아로마테라피는 대중에게 좀 더 친근하게 다가가고 있다.

3 아로마 에센셜 오일의 특성

1) 일반적 특성

식물의 꽃, 열매, 껍질, 잎, 줄기, 뿌리 등에 있는 에센스를 추출한 아로마 에센셜 오일의 일반적인 특성은 다음과 같다.

① 향이 있다.

아로마 에센셜 오일은 고유한 향이 있어 후각을 자극해 인간의 감성과 기억 등 정신에 좋은 영향을 준다.

② 휘발성이 있다.

아로마 에센셜 오일은 휘발성이 강한 것이 특징이다. 아로마 에센셜 오일이 쉽게 휘발하는 이유는 에센셜 오일을 구성하는 요소들의 분자가 비교적 작기 때문이다. 이러한 특성으로 밀폐상태 또는 차광 병에 보관하여야 오래 보존할 수 있다.

③ 물에 용해되지 않으며, 알코올과 지방에 용해된다.

에센셜 오일끼리 또는 케리어 오일과 서로 블랜딩하여야 사용이 용이하며, 피부에 마사지하면 침투가 잘 이루어진다.

④ 고농축 물질이다.

에센셜 오일은 고농축 물질이라 피부에 적용하기 전에 반드시 희석하여 사용하여야 한다.

⑤ 식물성 오일보다는 휘발유와 같은 점성을 가지고 있다.

에센셜 오일은 물에 용해되지는 않지만 식물성 기름처럼 끈끈하지 않고 휘발유와 같은 점성을 가지고 있다.

⑥ 광, 열, 산소 및 습기에 의해 변한다.

에센셜오일은 광, 열, 산소등에 쉽게 산화되기 때문에 반드시 차광이 되는 유색의 유리병에, 냉암소에 보관해야 한다.

⑦ 아로마 오일은 자연적 산물이다.

아로마 오일은 순수 식물에서 추출한 100% 에센셜오일이며 어떠한 인공적인 첨가물도 사용하지 않는다.

2) 화학적 특성

에센셜오일의 성분은 주로 탄소, 산소, 수소 원자로 이루어져 있다. 그리고 그 밖에 질소화합물, 유황화합물들이 일부 포함되어있다. 보통 한 가지 에센셜 오일에 들어 있는 아로마 분자의 수는 10~500종까지 다양하다. 이러한 분자들의 결합 방법과 추출 방법에 따라 저마다의 독특한 에센셜오일의 특성이 결정지어진다.

증류법은 테르펜(terpene), 테르페노이드 화합물(terpenoid hydrocarbons), 페닐프로펜 유도 화합물(phenylpropane derivatives)과 같이 쉽게 기화하고 물에 녹지 않은 성분을 추출해 낸다. 그러나 물에 녹는 산, 당과 분자의 크기가 너무 커서 증기와 함께 잘 기화하지 못하는 탄닌, 프라보노이드, 캐로티노이드, 폴리사카라이드 등은 에센셜 오일로 추출되지 않는다. 그러므로 에센셜 오일의 주성분은 테르페노이드이다. 테르펜은 자연에서 여러 가지 배열로 존재하는데, 식물은 광합성 과정을 통하여 테르펜을 만들어 비축하고 이를 스스로의 생명 유지의 중요한 수단으로 활용하고 있다.

에센셜 오일은 첫째, 대부분 순수한 탄소와 수소로 구성된 테르페노이드 화합물(terpenoid hydrocarbons)과 둘째, 알코올(alcohol), 에스테르(ester), 알데하이드(aldehyde), 케톤(ketone), 락톤(lactone), 페놀(phenol), 에테르(eter) 등과 같이 산소를 가지고 있는 기능성 화합물로 크게 나눌 수 있다. 아래의 구성 성분들은 에센셜 오일들의 99% 이상을 차지하고 있으며 약리 효과를 일으키는 주성분들이다.

① 모노테르펜(Monoterpene hydrocarbons) - 자극작용

아로마 에센셜 오일의 성분 중 가장 흔하다. 10개의 탄소로 이루어지 불포화 탄화수소이고 표기법은 ene로 끝난다.

감귤류의 껍질(버가못, 레몬, 오렌지, 그레이프후르츠, 만다린 등)이나 침엽수(사이프러스, 파인, 쥬니퍼 등) 등에 높은 비율로 함유되어 있으며 거의 모든 에센셜 오일들은 이 성분을 조금씩 가지고 있다.

이 성분의 대표적인 효능으로는

첫째, 공기 정화 및 방부효과가 있다. 또한 limonene, sabinene, terpinene, canphene 등 monoterpene hydrocarbons는 낮은 농도일 때 인체의 바이러스 및 박테리아 감염을 차단하는 효과를 가지고 있다.

둘째, 인체의 기능에 자극 및 활력을 준다.

셋째, monoterpene hydrocarbons은 특히 점막에 부드럽게 작용하여 원기를 찾아주어 콧속 등의 충혈을 풀어주는 효과가 있다.

넷째, 피부를 따뜻하게 해주며 진통작용이 있다.

다섯째, 쉽게 산화된다. 이들이 산화되면 피부 자극 등의 문제를 일으킬 수 있다. 그러므로 밀봉하여 열, 빛과 같은 에너지원을 차단해야 한다. 이러한 에너지들이 오일의 분해 속도를 증가시키기 때문이다. 레몬, 오렌지, 그레이프 푸룻, 만다린 등과 같은 감귤류의 오일은 개봉 후 적어도 일년 안에는 모두 사용하여야 한다. 이들 감귤류 오일은 monoterpene hydrocarbons인 limonene을 90%까지 함유하고 있다. 이들은 항바이러스 효과가 있으며 최근에는 limonene이 항종양 효과가 있는 것으로 연구 보고 되었다.

여섯째, 신장에 자극을 줄 수 있으므로 주의해서 사용하여야 한다.

② 시스퀴테르펜(Sesquiterpene hydrocarbons) - 균형작용

15개의 탄소와 여러 개의 수소를 가지고 있는 불포화 탄화수소이고 표기법은 ene로 끝난다. 이 성분은 모노테르펜계 보다는 더 복잡한 화학적 구조로 이루어져 있어 수증기 증류법으로 추출되기 힘들다. 그러나 그 치료효과가 크기 때문에 적은 양이 함유되었다 하더라도 그 오일의 치료적인 효과를 가늠할 정도로 강한 성분이기도 하다. sesquiterpenoid 화합물은 항염증, 항종양, 담즙 생성 촉진, 혈압 강하, 진정, 항경련 효과가 있다.

저먼 캐모마일(German chamomile)이 가지고 있는 chamazulene은 진정, 항염증, 항 알레르기의 효능이 있고, everlasting(helichrysum)은 50% 정도의 sesquiterpene hydrocarbons를 가지고 있으며 피부 재생용으로 널리 사용된다.

Caryophyllene은 강력한 진정 효과가 있으며 낮은 농도일 때 바이러스를 없애는 효과가 크고, 크로브(clove), 니아올리(niaouli), 블랙페퍼(black pepper), 팔마로사(palmarosa) 등에 낮은 비율로 함유되어 있다. 캐모마일(chamomile), 로즈(rose) 등 꽃에서 추출한 오일에 주로 포함되어 있는 farnesene, 크로브(clove)에 10% 정도 함유된 베타 caryophyllene 등이 에센셜 오일에서 주로 발견되는 시스퀴테르펜 하이드로카본이다.

③ 알콜(Alcohols) - 자극작용

알코올은 에센셜 오일이 가지고 있는 가장 유익한 분자이다. 테르펜에 수산기(-OH)가 결합된 구조를 하고 있으며, 표기법은 ol로 끝난다. 알코올 함유 오일들은 자주 폭넓게 사용되며 질병 예방과 건강 밸런스를 유지하는데 사용된다. linalool과 terpineol은 terpene alcohol의 예이다. 미생물을 사멸하는 효과가 탁월하지만 독성을 가지고 있지 않다. 따라서 매일 피부를 관리하는데도 널리 사용된다. 또한 알코올은 매우 좋은 향기와 강력한 방부 효과를 가지고 있다. 라벤더(lavender), 제라늄(geranium), 버가못(bergamot) 등은 냄새를 일으키는 박테리아의 번식을 막고 천연 탈취 효과가 있다.

■ **모노테르펜 알콜(monoterpene alcohol)** : 탄소 10개로 이루어진 연결체의 어느 한 곳에 한 개의 hydroxyl(-OH) group을 가지고 있다. 방부, 항곰팡이, 항바이러스 효과를 가지면서 독성이나 피부 자극은 거의 없다. 티트리(tea tree), 쥬니퍼(juniper) 등에 있는 terpineol-4는 전기 친화력이 매우 강해서 항박테리아 효과가 높다. 팔마로사(palmarosa)에 들어있는 geraniol과 라벤더(lavender), 페티그레인(petitgrain) 에 함유되어 있는 linalool 등은 서로 잘 어울려 매력적인 향을 풍긴다.

라벤더에 풍부하게 함유되어 있는 linalool은 대부분 에스테르화 되어 linalyl acetate로 존재하며 효능 실험에서 linalool은 다른 terpene alcohol에서 일반적으로 발견되지 않는 진정 효과가 탁월하다.

■ **시스퀴테르펜 알콜(sesquiterpene alcohol)** : 약효 면에서 다양한 특징을 가지고 있다. 항알레르기, 간기능 강화, 내분비기능 강화, 항염증 등과 일부는 항종양, 면역체계 강화의 효과가 있다.

쟈스민(jasmine), 일랑일랑(ylang ylang), 로즈(rose) 등에 소량 함유되어 있는 farnesol은 박테리아 증식을 억제하므로 탈취제의 가장 이상적인 성분이면서 피부에 자극을 주지 않는다.

저먼 캐모마일(German chamomile)에 함유된 bisabolol은 염증 감소와 항염 효과가 있는 주요 성분이다. 또한 샌달우드(sandalwood)는 α-santalol이 다량 함유되어 있으며 고대로부터 전통적으로 방부제(특히 비뇨기계), 소화불량 등에 사용되어 왔다.

sesquiterpene alcohols을 많이 가지고 있는 오일들은 면역체계를 강화하는 효과가 있으며 페출리(patchouli), 진저(ginger), 베티버(vetiver), 캐롯 시드(carrot seed), 시더우드(cedarwood) 등에 많이 함유되어 있다.

④ 페놀(Phenols) - 자극작용

알코올과 마찬가지로 (OH기, hydroxy 그룹), 수산기를 가지고 있으며, 알코올 하이드록시실이 1개의 벤젠 고리에 붙어 만들어진 화합물이다. 표기법은 ol 또는 ole로 끝난다.

phenols은 에센셜 오일의 구성 성분 중 가장 강력한 방부, 살균효과를 가지며 모든 미생물이 성장하는 것을 억제하고 사멸한다. 연구결과 thymol, carvacrol, eugenol과 같은 phenolic alcohol과 cinnamic aldehyde와 같은 aromatic aldehyde가 가장 강력한 방부제임이 입증되었다.

phenols은 낮은 농도로 짧은 기간만 사용하여야 하며 오랜 기간 사용하면 독성을 나타낸다. 간에서 sulfonate로 전환된 후, 몸 밖으로 배출되므로 너무 많이 사용하면 간에 부담을 주게 된다. 또한 phenols은 피부와 점막에 가장 많은 자극을 주는 성분이다.

오레가노(oregano), 타임(thyme), 시나몬(cinnamon), 크로브(clove) 등의 오일에 함유되어 있으며 특히, 크로브(Clove)의 주요 성분인 eugenol은 강력한 방부 효과가 있고 곰팡이를 사멸하고 국소적으로 마취 효과를 가지고 있다. 실제 사용 시 심각한 피부 자극을 일으킬 수 있으므로 주의해서 사용해야 한다.

⑤ 알데하이드(Aldehydes) - 진정작용

알데하이드는 마지막 탄소에 산소원자가 결합된 구조로서, 이렇게 결합되어진 네 번째 탄소에 항상 수소원자가 결합되어 있다. 표기법은 de 또는 al로 끝난다. 강력한 항바이러스, 항염증성 효과가 있다.

-CHO group은 쉽게 산화되어 -COOH(carboxylic acid) group이 되며 이 반응에서 열이 방출된다. 따라서 레몬그라스(lemongrass)와 같은 에센셜 오일이 희석되지 않은 상태로 피부에

사용되었을 때 부작용을 초래할 수 있다.

aldehyde 성분으로 인해 멜리사(melissa), 시트로넬라(citronella)와 같은 오일들은 과일 향을 갖는다. 이들은 진정, 항염 효과가 있으며 1% 미만의 낮은 농도로 사용 시 더 효과가 좋다.

aldehydes는 산소와 열이 있는 상황에서 쉽게 산화되어 산을 형성한다.

⑥ 케톤(KetoneS) - 진정작용

가운데 있는 탄소에 산소원자가 결합된 구조로, 구조적으로는 알데하이드와 비슷하며 2차 알코올의 산화를 통해 만들어진다. 안정된 물질이며 쉽게 산화하지 않는다. 표기법은 one로 끝난다.

ketone이란 단어는 acetone에서 유래 되었다. 히솝(hyssop)에 함유되어 있는 pinocamphone과 세이지(sage)에 들어있는 thujone, 로즈마리(rosemary), 야로(yarrow)에 있는 camphor, 페퍼민트(peppermint)에 30% 정도 함유된 menthone 등과 같은 ketone 성분의 가장 두드러진 특징은 점액을 용해하는 것이다.

ketone 성분을 포함하고 있는 히솝(hyssop), 유칼립투스(eucalyptus), 로즈마리(rosemary) 등은 점액을 녹이는 목적으로 유용하게 사용할 수 있으며 또한 새로운 세포를 만드는 활동을 촉진한다.

헬리크리슘(helichrysum)은 특히 피부 재생 효과가 뛰어난 오일이다. 더불어 항염증, 항알레르기 특성을 가지고 있으며 성분 중 italidiones는 점액을 녹이고 담을 제거하여 상부기도의 질환에 유용하다.

또한 흉터의 생성을 촉진하는 효과가 매우 뛰어난 것으로 밝혀졌다. 세포의 성장을 촉진해서 상처를 빨리 아물도록 하여 상처의 흔적을 없애주며 튼살을 없애주고 항염증, 항알레르기 효과가 있으며 습진 등 피부염 치료에 사용된다.

아울러 기관지염, 천식, 코감기 등 광범위한 호흡기 치료에 도움을 준다. 그리고 신경조직을 강화하는 효과가 있어 뇌 조직을 자극하여 오래 전부터 기억력 증강, 집중력 강화에 사용이 된다.

그러나 케톤은 많이 사용할 경우 신경계를 지나치게 자극하여 중추신경마비, 간질을 유발할 수 있다. 또한 일부 성분은 임산부에게는 치명적인 것으로 유산의 원인이 될 수 있으므로 사용하지 않는다.

⑦ 에스테르(Esters) - 진정작용

Esters는 알코올과 산(acid)의 결합으로 만들어지며 탄소원자와 산소원자 사이에 이중결합의 구조를 가지고 있다. 표기법은 yl 또는 ate로 끝난다.

식물 안에 있는 산은 물에 녹는 성질이 있으므로 에센셜 오일 보다는 floral water에 더 많이 함유되어 있다. 보통 과일 향을 가지고 있으며 두드러진 효과는 진정 효과이다. 중추 신경계에 직접 진정 효과를 주어 경련을 완화시킨다.

로만 캐모마일은 isobutyl-angelate, iso-amyl-angelate와 같은 esters를 많이 가지고 있으며 항경련 효과는 esters에서 비롯된 것이다. 또한 항진균 효과와 항염증 효과가 있다. 그리고 esters는 일반적으로 방향이 강하고 매우 상큼하고 달콤한 과일 향을 내는 경우가 많다.

에센셜 오일의 주성분은 아니지만 적은 양으로도 에센셜 오일의 향을 결정짓는 중요한 역할을 한다. 또한 독성과 피부자극이 없다. esters인 linalyl acetate를 많이 함유하고 있는 오일에는 라벤더, 클라리 세이지, 페티그레인 등이 있다.

⑧ 옥사이드(Oxides) - 자극작용

benzene 고리 구조 안에 산소가 포함된 구조를 하고 있다. 표기법은 ol 또는 ole나 oxide로 끝난다. 가장 많이 알려진 것으로는 eucalyptol(1.8-cineole)이 있다. 1.8-cineole은 유칼립투스(eucalyptus), 티트리(tea tree), 로즈마리(rosemary) 등과 같은 오일들에 들어있으며 주효과는 점액 분비선을 강화시켜 가래를 녹여준다. 항 박테리아 작용이 뛰어나 호흡기 질환에 많이 사용된다. 다만, 피부에 자극이 있을 수 있으므로 사용 시 주의가 필요하다.

⑨ 에테르(Ethers) - 진정작용

Ethers는 에센셜 오일에서는 비교적 찾아보기 힘들다. 에센셜 오일에 포함된 대부분의 ethers는 phenol이나 알코올의 hydroxy group(-OH)에서 만들어진 phenolic ethers로, hydroxyl group의 수소 원자가 methyl group(-CH3)이나 두 개의 carbon ethyl group(-CH2-CH2)으로 교체되어 만들어진다.

ethers는 항우울, 항경련, 진정 효과를 갖고 있다. 특히 소화기관의 진정작용과 구풍작용이 있다.

아로마테라피에서 중요시하는 ethers로는 아니시드(aniseed)에 함유된 anethol과 바질(basil)에 들어있는 methyl chavicol이 있다.

⑩ 락톤과 쿠마린(Lactones & Coumarines) - 진정작용

탄소 고리에 esters group이 연결된 화합물을 lactone이라 하며 coumarine은 lactone의 한 종류에 속한다. ketones처럼 신경계에 독성이 있으며 피부 알레르기를 일으킬 수 있지만 에센셜 오일 안에는 매우 소량만 존재하기 때문에 일반적으로 무해한 것으로 간주한다. lactones은 체온을 내리는 효과와 가래를 해소하는 효과가 ketones보다 더 강력하며 피부에 감광효과(photosensitization)를 일으킨다고 알려져 있다. 여러 가지 오일에 두루 함유되어 있으며 chemical family 중에서 가장 중요한 것은 coumarins와 그 유도체인 furocoumarins이다. coumarines은 진정 효과가 있고 항응고제이며 뛰어난 혈압 강하 효과가 있다. furocoumarines의 대표적인 것으로는 버가못(bergamot)오일에 함유된 bergaptene이 있다. 버감텐은 강력한 감광성 인자(photosensitizer)로 햇빛에 피부가 노출이 되어야 할때는 사용을 금한다. 따라서 식물성 오일에 희석한 버가못이라도 바른 후, 1~2 시간 정도는 햇빛을 피하는 것이 좋다.

3) 에센셜 오일의 특성

① 식물마다 각각 다르게 분자들이 결합되어 독특한 에센셜 오일을 만들어 낸다.

② 여러 식물에 똑같은 아로마 분자가 있는 경우도 있다.

③ 서로 전혀 다른 식물이 비슷한 성분을 함유해서 비슷한 냄새를 풍기기도 한다.

④ 대부분의 성분을 공유하고 있어도 냄새가 서로 다르게 나올 수도 있다.

⑤ 아로마 에센셜 오일의 화학 성분만으로 치료적 효능을 설명할 수 없을 수도 있다.

⑥ 극소량의 1~2개의 튀는 분자에 의해 치료적 효능 및 향이 좌우되기도 한다.

⑦ 같은 종, 같은 속에 속한 식물이라도 다른 아로마 분자를 생산하는 현상이 나타난다.

4 아로마 에센셜 오일의 추출법

아로마 오일의 추출 방법은 다양하다. 식물의 향기 성분은 대개 뿌리, 열매, 꽃, 잎, 줄기, 껍질, 씨앗 등에 존재하고 있다. 전체 부위에 존재하는 것이 아니라 식물의 특정 부위에 축적되어 있는 것이다. 따라서 아로마 오일을 추출하려면 해당 식물의 어느 부위에 향기 성분이 존재하는가를 정확히 알아야 한다. 그렇기 때문에 향기 식물의 종류와 부위에 따라 추출 방법이 달라진다. 또한 아로마 오일은 추출법, 원산지, 재배방법, 재배시점 등 여러 가지 복합적인 요인들로 인해 질과 가격에도 차이가 많이 난다.

다른 오일보다 추출 비율이 높은 라벤더의 경우, 오일 3kg을 얻기 위하여 라벤더 식물 100kg을 증류하는데 타임은 100kg을 기준으로 200g, 패츌리는 300g, 히솝은 400g, 주니퍼는 800g, 일랑일랑은 2,000g, 장미는 겨우 100g, 멜리사는 단지 50g 정도의 오일이 추출되어 추출 비율도 가격을 결정하는 중요한 요인이 된다.

오일은 식물 재료와 필요한 성분의 타입을 구분하여 여러 가지 방법으로 추출된다.

1) 수증기 증류법(steam distillation)

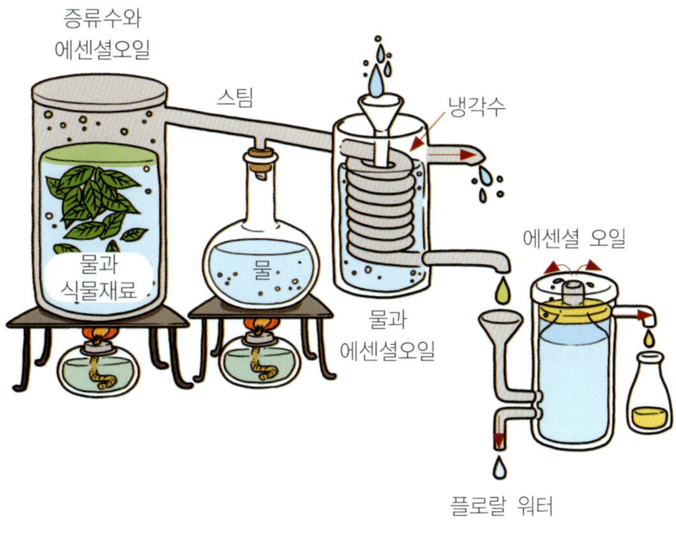

로마 시대에 개발된 오일 추출법으로 현재에는 그 규모가 훨씬 커지고 복잡해졌으나 기본 원리는 같으며 과거부터 지금까지 널리 이용되고 있다.

수증기 증류법이란 뜨거운 물이나 수증기로 아로마 성분을 증발시킨 후 증발 된 것을 급속히 냉각시켜 액체 상태의 아로마 오일을 얻는 방법이다. 냉각되어 얻은 액체는 아로마 오일과 물로 나뉘는 데 물과 오일은 비중 차이로 서로 분리되어 아로마 오일은 위로, 물은 아래로 나뉜다. 이때 얻게 되는 물을 하이드로졸(Hydrosol)이라 한다. 오일에 따라서 증기의 압력, 온도, 소요시간이 다르며 단기간에 고온 고압으로 증류하는 것 보다 가능한 한 천천히 진행시키는 것이 질좋은 오일을 얻을 수 있는 방법이다.

또한 증류법의 하나로 볼 수 있는 파코레이션법(Percolation)이 있다.

증류법과 비슷하며 수증기 발생기로 만들어진 수증기를 식물에 통과시킨 후 하부로 침전시키는 방법으로 나무와 세리과의 종자 등과 같이 딱딱한 것으로부터 오일을 추출할 때 주로 사용하며 식물이 수증기에 노출되는 시간이 짧기 때문에 보다 양질의 오일을 추출할 수 있다.

2) 압착법(expression)

압착법은 열에 불안정한 식물에 적당한 방법으로 레몬, 오렌지, 그레이프 후릇, 버가못 등 감귤류의 추출 방법이다. 열을 가하지 않고 차게 압착해서 오일을 추출하는 방법이기 때문에 추출된 오일이 변질되기 쉽다. 따라서 개봉 후 6개월~1년 이내에 사용하는 것이 좋다.

① 에큐엘법(ecuelle)

에큐엘이라는 기구를 이용하여 추출하는 방법으로 이탈리아 북부에서 사용된다. 에큐엘은 약 1cm의 뾰족한 돌출물이 나와 있는 직경 20cm의 나팔 모양의 금속기구이다. 중앙에 구멍이 나 있어, 한 손으로 기구를 잡고 다른 손으로 과실의 껍질을 돌출부위에 눌러 회전시키는데 이때 나오는 즙을 분액해서 오일을 추출한다.

② 스펀지법(Sponge)

이 방법은 이탈리아 남부 지방에서 소규모 수공업으로 행해졌다. 과실의 껍질을 손으로 압착하여 나오는 즙을 스펀지에 흡수시킨 후, 스펀지를 짜서 나온 액체를 분액해서 추출하는 방법이다.

③ 기계적 방법

과실의 껍질을 압착하고 분액, 정제하는 모든 과정을 기계로 추출하는 방법이다. 즉, 가압판으로 압착하여 나온 액을 원심분리기로 분액하는 방법으로 상온 이하에서 추출해야 변질을 막을 수 있다.

3) 용제 추출법(extraction)

※ 휘발성 용제 추출법

헥산(Hexane)이나 석유 에테르(ether)와 같은 유기 용제를 이용해 오일을 추출하는 방법이다. 최근에는 액체 부탄과 액화 이산화탄소가 사용되기도 한다.

식물을 휘발성 용제에 넣고 침전시킨 후, 여기서 나온 액체로부터 수분을 증발하면 고형 왁스 덩어리가 된다. 이것을 콘크리트(concrete)라 부르는데 이 콘크리트를 에틸 알코올에 정제하면 아로마 오일이 추출된다. 이렇게 해서 얻은 성분을 앱솔루트(absolute)라고 한다.

많이 사용되는 것으로 쟈스민, 네롤리, 로즈 등이 있다. 그러나 이 방법은 앱솔루트에 유기용제가 남아 있을 수 있어 알레르기의 원인이 되기도 한다. 유기용제는 독성이 강하고 면역기능의 저하, 알레르기의 원인이 될 수 있으므로 패치 테스트를 거친 후에 이용해야 한다.

4) 초임계 이산화탄소 추출법

최근 그린 용매를 이용한 초임계 추출법이 각광을 받고 있다.

상온 이하에서 휘발성 오일을 추출한 후 압력을 증가 시켜 저밀도에서 용해되지 않은 수지 물질들을 추출하는 방법이다. 주로 용매의 역할로 액체 상태의 이산화탄소를 사용하는데 추출물로부터 용매 제거가 거의 완벽하며, 잔류하는 경우에도 유해성이 없고 저온에서 추출이 가능하기 때문에 열 변성 물질도 완벽하게 추출할 수 있다. 특히 추출물과 용매의 분리가 간단하여 일반적인 용매 추출 과정과는 달리 2차 증류 과정이 필요 없다. 초임계 추출법은 아로마 오일의 추출뿐만 아니라 무독성 화장품, 향신료, 무 카페인 커피, 등 푸른 생선으로부터의 고부가 물질 추출 정제 등 다양하게 쓰이고 있다.

5

아로마 에센셜 오일의 사용방법

아로마 에센셜 오일은 사용하고자 하는 사람의 상태와 증상에 따라서 다양한 방법으로 사용할 수 있는데 오일을 체내로 흡수하는 일차적인 신체 기관에 따라서 크게 네 종류로 나누어 볼 수 있다. 이 가운데에서 가장 보편적이고 안전하게 사용되는 방법은 코를 통한 흡수방법과 피부를 통한 흡수방법이다.

1) 코를 통한 흡수(램프 확산법-Diffusion, 수증기 흡입법-inhalation)

아로마 오일의 가장 일반적이고 역사가 오래된 사용법으로 아로마 오일의 향기를 코로 흡입하는 것이다. 아로마테라피 중에서 가장 빠르고 직접적으로 효과를 보이는 방법이다. 특히 심리적 정서적 장애를 제거하고 호흡기 질환을 치유하는 데 좋은 효과가 있다.

① 램프 확산법 (Diffusion)

램프 확산법은 아로마 오일을 이용하는 방법 가운데에서 가장 일반적으로 사용되는 방법으로서 치료용과 실내의 공기를 정화하기 위해서 애용된다. 사용 방법은 램프의 위 부분에 미지근한 물을 넣고 물에 아로마 오일을 몇 방울 떨어뜨린 다음 아로마 램프 안에 램프용 초를 켜 놓으면 된다. 램프 확산법을 이용할 때 주의해야 할 점은 다음과 같다.

아로마 램프에 사용되는 초 하나에 약 200ml의 물과 5-10방울의 아로마 오일을 혼합해서 사용하는 것이 좋다. 아로마 오일을 물에 희석하지 않은 채 램프에 사용해서는 절대 안 된다.

어린이가 혼자 있는 집이나 방에서는 화재의 위험이 있으므로 램프 확산법을 피하는 것이 좋다. 어린이나 노약자 등이 있는 실내에서 아로마 오일을 이용할 때에는 아로마 항아리나 아로마 스톤을 사용하는 것이 좋다.

아로마 오일을 뜨거운 물에 넣어서 빠른 시간에 수증기로 증발하게 하면 두통이나 불쾌한 느낌이 유발될 수 있다. 아로마 오일은 램프에서 서서히 덥혀지는 미지근한 물과 함께 확산하는 것이 좋다. 아로마 오일의 향기가 은은하게 퍼지기 때문에 효과가 없는 것으로 생각될 수 있지만 일단 밖으로 나갔다가 다시 실내로 들어오면 아로마 오일의 향기를 진하게 느낄 수 있다.

② 수증기 흡입법(Inhalation)

수증기 흡입법은 기관지에 문제가 있을 때에나 얼굴 미용을 위한 부분욕을 하고자 할 때 효과적으로 이용할 수 있다. 이용방법은 뜨거운 물이 담겨 있는 대야나 큰 그릇에 오일의 특성에 따라서 3~5방울을 넣는다. 오일이 밖으로 나가지 않도록 큰 수건으로 머리와 대야를 덮은 후에 눈을 감고 약 5분간 오일과 함께 증발하는 수증기를 들여 마신다. 수증기 흡입법을 할 때 타임 오일의 양은 1방울이 넘지 않도록 한다. 천식을 앓고 있거나 알레르기가 심한 사람은 이 방법을 이용하지 않도록 한다.

③ 퓌쯔방법(Putz-Methode)

베개에 아로마 오일 한 방울을 떨어뜨리면 밤새도록 좋은 향기를 맡으면서 잠을 잘 수가 있다. 다른 방법은 외출 중에 아로마 오일을 사용하는 방법으로 손수건에 필요한 아로마 오일은 묻혀서 필요할 때 마다 코에 대고 냄새를 맡으면 자신이 원하는 효과를 얻을 수 있다. 또 다른 방법으로는 부드러운 화장지(약 3×3cm)의 가운데에 아로마 오일을 1-2방울 떨어뜨린 후에 동그란 모양으로 구겨서 코 구멍에 끼운 후에 잠자리에 드는 것이다. 이 방법을 고안한 사람의 이름을 따서 퓌쯔방법(Putz-Methodes)이라고 부른다.

④ 기타 여러 가지 방법

일반 가정에서도 보유하고 있는 가습기의 물통에 아로마 오일을 넣고 흡입하는 방법이다. 이는 특히 겨울철에 건조한 실내공기에도 좋을 뿐만 아니라, 대부분의 아로마 오일이 일반적으로 방부, 세균, 항바이러스 작용이 있으므로 가습기의 문제점 중 하나인 세균의 문제점을 해결할 수 있는 방법이라 할 수 있다.

2) 피부를 통한 흡수

피부를 통해서 아로마 오일을 흡수하게 하는 방법은 널리 활용되는 아로마 오일 이용법으로 코를 통한 흡수법과 더불어 아로마 오일을 이용하는 가장 보편적인 이용법이다. 아로마 오일의 분자는 매우 작고 지방으로 잘 분해되기 때문에 인체의 지방조직으로 쉽게 흡수된다. 피부에 바른 대부분의 아로마 오일은 20~60분이 지나면 혈액과 배출 호흡에서도 확인이 된다. 아로마 오일을 피부를 통해서 흡수하는 대표적인 방법으로는 피부에 바르는 방법과 마사지 그리고 목욕과 습포 및 양치질 등이 있다. 아로마 오일을 피부에 바를 때는 10ml의 캐리어 오일에 5~6방울의 아로마 오일을 희석하여 사용하는 것이 일반적인 방법이다. 사람에 따라서 특정 아로마 오일에 대한 알레르기 반응을 일으키는 경우가 있다. 이를 사전에 알아보는 방법으로 팔꿈치의 굳은살이나 손바닥에 아로마 오일을 발라 준 후 24시간 이내에 문제가 있는지 없는지를 살펴보는 것(patch test)이다.

① 피부에 바르는 방법

피부에 바르는 방법으로는 감기기운이 있을 때 아로마 오일을 5%로 희석하거나 혹은 10%로 희석해서 발뒤꿈치에 발라주면 효과가 있다. 또한 모기나 벌레에 물려서 가려운 곳은 라벤더 오일을 발라주면 좋다. 또한 상처에 직접 발라주는 방법도 있지만 라벤더, 티트리를 제외한 원액의 사용을 가급적 피한다.

② 마사지법

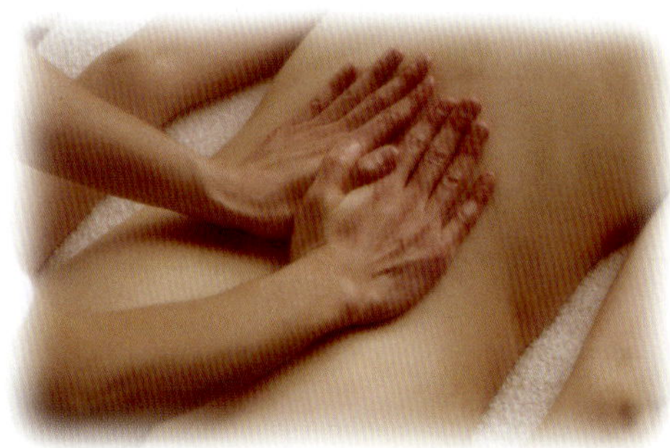

마사지가 신체뿐만 아니라 특히 정신건강에 좋은 이유는 신체를 접촉하면 행복하고 안락한 기분이 들게 하는 호르몬 옥시톡신(Orxitoxin)이 분비되기 때문이다. 마사지를 할 때 실내 온도는 마사지를 받는 사람이 서늘한 기분이 들지 않도록 따뜻하게 유지하는 것이 좋다. 그리고 마사지를 받지 않는 부분은 수건 등으로 덮어서 보온을 해주어야 한다. 릴렉스를 위한 마사지를 받는 경우에 조용한 음악과 촛불이나 간접 조명 등을 이용하여 분위기를 안락하게 하는 것도 하나의 방법이다. 아로마 오일과 혼합할 캐리어 오일로 적합한 것은 아몬드 오일, 헤이즐넛 오일, 호호바 오일, 올리브 오일 등이 있다. 마사지용 아로마 오일은 캐리어 오일 100ml에 15~25 방울의 아로마 오일을 넣고 잘 섞어서 사용한다.

③ 목욕법

정신적 건강을 위해서 아로마 오일을 가장 효과적으로 이용할 수 있는 방법 중의 하나가 바로 아로마 목욕법이다. 아로마 목욕법은 긴장을 완화하고 정신적 안정감을 주기도 한다.

또한 기분을 상쾌하게 하기도 하고 활성화시키며 감기 기운이 있을 때 막힌 코와 기관지를 시원하게 해주고 감기 기운을 완화시켜 준다. 목욕의 대표적인 형태는 전신욕과 반신욕, 좌욕 그리고 족욕 등이 있다.

아로마 오일을 이용하여 전신욕을 하는 방법은 우선 욕조에 물을 가득 채운다. 가장 이상적인 물의 온도는 35~38도 정도이다. 아로마 오일 7~9방울을 넣고 유화제로 우유, 생크림, 꿀 등을 10ml 정도를 욕조의 물에 넣는다. 목욕 시간은 10~15분이 넘지 않도록 한다. 목욕물이 지나치게 뜨겁거나 목욕시간이 지나치게 길면 기진맥진한 상태가 될 수 있다. 목욕이 끝나면 몸을 따뜻하게 하거나 바로 잠자리에 들도록 한다.

반신욕을 하는 방법은 40℃정도의 물을 욕조에 반 정도 잠기도록 받아 유화제(우유, 입욕용 소금 혹은 청주)를 2~3스푼 넣은 후 아로마 오일을 7~8방울을 넣고 반신욕을 한다. 주의할 점은 아로마 오일은 반드시 입욕하기 직전에 넣고 팔을 물에 담그지 않는다.

좌욕을 하는 방법도 전신욕과 비슷하다. 작은 욕조나 큰 대야에 뜨거운 물을 넣고 아로마 오일 3~5방울을 자연 유화제와 혼합하여 사용한다. 좌욕은 혈액순환을 촉진하고 긴장된 근육을 이완하며 특히 월경 장애와 치질, 변비에 좋은 효과가 있다. 치질의 경우 물의 온도를 너무 뜨겁게 하지 말고 체온과 비슷하게 하도록 한다.

족욕은 물을 차갑게 하는 방법과 따뜻한 물로 하는 방법이 있다. 차가운 물로 하는 족욕은 여름에 주로 하는 것으로서 혈액순환을 돕고 기분을 상쾌하게 한다. 반대로 뜨거운 물로 하는 족욕은 몸과 마음의 긴장을 완화하는 작용을 한다.

④ 습포법

습포는 감기나 신체와 정신의 긴장, 불면증에 특히 효과가 좋은 아로마 오일 사용법이다. 이 방법은 램프 확산법과 같이 밤에 조심 하지 않아도 되는 안전하고 신체에 직접적으로 작용을 하는 방법이다. 이용법은 매우 간단하다. 넓적한 솜에 아로마 오일 몇 방울을 떨어뜨린 후에 필요한 부위에 올려놓는다. 그 위에 다시 핫백(hot-water bag)을 올려놓고 몸이 따뜻하도록 덮개로 덮는다. 비슷한 원리로 스트레스나 정신적 긴장을 매우 효과적으로 풀어주는 방법으로 얼굴 마사지법이 있다. 뜨거운 물 2ℓ 에 4~6 방울의 아로마 오일을 넣고 손으로 재빨리 섞어준다. 아로마 오일이 물에 잘 섞이도록 사전에 꿀 1 찻숟가락에 유화시켜주면 더욱 좋다. 작은 수건을 아로마 오일이 희석된 뜨거운 물에 넣었다가 꼭 짜서 얼굴에 덮어 준다.

⑤ 아로마 샤워

아로마 샤워는 추운 겨울철에 감기나 몸살을 예방하고 면역체계를 근본적으로 강화하는 방법으로 샤워를 하는 도중에 아로마 오일을 몸에 발라 주는 방법이 있다. 아침에 샤워가 거의 끝날 때 샤워를 멈추고 감기나 몸살을 예방하고 면역체계를 강화하는 효능이 있는 아로마 오일 약 20~30방울을 캐리어 오일에 블랜딩하여 1ml 정도를 온몸에 골고루 발라준다음 차가운 물로 몸을 짧게 씻어준다.

3) 점막을 통한 흡수

치질이나 여성 질환과 같은 국부적 질환, 어린이 질환 등의 치료를 위해 사용한다.

4) 입을 통한 흡수

입을 통한 아로마 오일의 흡수는 향기가 첨가된 음료나 기호식품을 통해서 실생활에서 광범위 하게 이루어지고 있다. 치료용으로 아로마 오일을 내복하는 방법은 찬반에 대한 논란이 분분하나 가능하면 내복은 피하는 것이 좋다.

※ 가글링

우리나라 사람들의 식사 습관에는 식사 후 숭늉으로 입 안을 헹구는 가글링 과정이 있다. 점잖지 못하다거나 비위생적인 행동으로 인식되기도 하지만, 사실상 치아 건강을 위해서는 더없이 좋은 방법이다.

아로마 에센셜 오일을 이용한 가글링 방법은 아로마 에센셜 오일 1~2방울을 물 1컵에 섞은 뒤 입안을 헹구면 된다. 특히 오심이나 구토증이 날 때 아로마 오일 1~2방울을 섞은 물로 가글링을 하면 약국에서 약을 지어먹는 것과는 비교도 할 수 없을 만큼 좋은 효과를 볼 수 있다.

평소 입 안을 상쾌하게 할 목적으로 가글링 하는 것 외에도 치주염에는 타임, 유칼립투스, 캐모마일, 페퍼민트 등을 섞은 물로 가글링 하고, 구취 제거를 위해서는 레몬, 오렌지, 페페민트 등을 섞은 물로 가글하면 좋다.

6
좋은 아로마 에센셜 오일의 선택기준

원하는 만큼의 치료 효과를 얻기 위해서는 무엇보다 좋은 오일 선택이 중요하다.

현재 에센셜 오일은 단지 향기 전문치료만을 위해서 공급되는 것이 아니라 향수를 비롯해 화장품, 공업 및 산업용으로 공급되므로 치료용은 구별할 수 있어야 한다.

아로마 오일의 가격은 다소 고가인 경우가 많기 때문에 경제적 이익을 노려 유사품이나 순수하지 않은 오일을 파는 경우가 있다. 이런 경우는 향이 아무리 좋아도 천연 아로마 성분의 비율에 차이가 있기 때문에 치료효과를 기대할 수 없다.

좋은 아로마 에센셜 오일 선택의 가장 기초적인 방법은 가격을 보면 된다. 반드시 그렇지는 않지만 오일의 품질은 가격과 비례하기 때문이다. 그러나 비싸다고 다 좋은 오일은 아니다. 특히 모든 오일을 비슷한 가격대에 팔고 있거나 지나치게 값싼 오일은 주의해야 한다.

향기 치료용 아로마 에센셜 오일은 공해가 없는 곳에서 올바른 기후 조건하에 농약, 화학비료를 사용하지 않은 유기농법으로 재배한 식물에서 얻은 오일이어야 한다. 이를 확인하는 가장 간단한 방법은 유기농 인증사이트에서 인증을 받았는지 보면 된다.

▲ 좋은 오일 확인법

1) 오일을 종이에 떨어뜨렸을 때 흔적 없이 증발해야 한다.
2) 물에 섞어 우유빛이나 탁한 색으로 변하면 안 되며 떠 있어야 한다.
3) 냄새를 맡았을 때 알코올 냄새가 심하게 나면 안 된다.
4) 손에 떨어뜨려 비볐을 때 기름 성분이 느껴지면 안 된다.

또한 좋은 오일을 선택할 때에는 반드시 학명, 제조원 또는 수입원, 주의사항 등이 기재되어 있는지, 오일병은 갈색 등의 차광성 유리병인지, 한 방울에 0.05ml씩 떨어지도록 드롭퍼가 달려 있는지도 확인 해본다.

향기 치료에서 사용하는 아로마 에센셜 오일은 좋은 허브에서 추출한 순도 100%의 천연 에센셜 오일이어야 하며, 향기치료 전문점에서 향기치료전문가와 상담 후 구입하는 것이 좋다.

7

아로마 에센셜 오일 사용 시 주의 점

에센셜 오일(essential oil)은 허브 같은, 약리적 효능이 있는 식물의 꽃과 잎·열매·뿌리 등에서 추출한 순도 100%의 에센스로 식물의 호르몬이라고 할 수 있다. 한 식물에서 아주 조금밖에 얻을 수 없는 만큼, 에너지로 꽉 차 있어 몇 방울로도 위력을 발휘한다. 아로마테라피에 이용하는 에센셜 오일은 라벤더·로즈마리·캐모마일·레몬 등 수백 가지이다. 대표적인 효능은 스트레스와 피로회복, 긴장완화, 불면증 해소, 우울한 기분을 바꾸고 자극과 활력을 주는 것 등이며, 살균과 슬리밍·피부 미용에도 효과가 있다.

아로마테라피에서는 기본적으로 증류(Distillation) 등을 통해 얻어진 천연 식물성 정유(Essential Oil)만을 사용하는 것을 원칙으로 하고 있다. 그렇다고 꼭 천연 정유만을 사용해야 하는 것은 아니다. 즉, Jasmin, Orange blossom(Neroli), Rose 등과 같은 몇 몇 원료들은 정유가 아닌 Absolute의 제형으로도 치료에 사용이 된다. 단, 이런 경우에도 천연에탄올을 용매로 사용한 Absolute만을 사용하는 것이 보다 안전하다고 할 수 있다.

1) 사용 시 주의사항

① 원액의 사용은 삼가 해야 하며, 눈에 닿지 않도록 한다.

② 지병(혈압, 당뇨, 알레르기 등)이 있는 사람과 임산부는 전문가와 반드시 상담 후 사용해야 한다.

③ 원액을 직접 피부에 사용하면 피부자극과 부작용이 우려되므로 항상 캐리어(베이스) 오일과 희석하여 사용해야 한다. 에센셜 오일을 피부에 직접 바르면 피부에 자극을 줄 수 있다. 희석한 마사지 오일도 눈·코·입 등 피부가 약한 곳에는 바르지 않는다.
단, 라벤더와 티트리는 피부에 직접 발라도 괜찮다.

④ 신생아나 만5세 미만의 유아는 사용을 금하며, 만5세 이상의 어린이도 일반적으로 사용하는 양의 1/2 가량만 사용해야 한다.

⑤ 독성이 있는 오일은 반드시 캐리어 오일과 희석하여 사용해야 하며, 2주에 한번 정도만 사용한다.
: Basil, Cedarwood, Eucalyptus, Fennel, Hyssop, Juniper 등

⑥ 오일의 농도를 지킨다.

에센셜 오일을 희석해 아로마테라피 마사지 오일을 만들 때 너무 진하면 두통을 일으키거나 의식이 몽롱해 질 수도 있다. 어린이에게는 어른의 절반만 사용한다.

원액을 직접 사용할 수 있는 오일 : Lavender - 화상, 찰과상, 피부염 등에 직접 바름.

Tea tree : 여드름, 화농성 염증 부위에 면봉에 찍어 직접 바름.

⑦ 민감성 피부에 주의해야 할 오일: Basil, Cedarwood, Gernium, Lemon, Lemongrass, Orange, Thyme, YlangYlang 등

⑧ 광독성 오일 - 오일 사용 후 햇빛에 노출 시 피부에 반점이 생길 수 있는 오일 : Bergamot, Lemon, Orange, Mandarin 등

⑨ 고혈압, 당뇨병에 주의할 오일: Hyssop, Rosemary, 시트러스 계열의 오일(감귤류) 등

⑩ 에센셜 오일은 햇빛과 열(light & heat)에 의해 가지고 있는 치료적 효과가 파괴 되므로 반드시 짙은 갈색이나 청색의 병에 담아 실온에서 보관해야 한다.

또한 감귤류의 오일들은 냉장 보관하는 것이 더욱 좋다.

⑪ 에센셜 오일은 매우 진한 농축액으로 반드시 어떤 물질(식물성 오일, 화장품, 물 등)에 희석하여 소량만을 사용해야 한다. 따라서 방울방울로 떨어지는 드롭퍼를 장착한 용기에 보관 한다.

⑫ 내복용으로는 절대 사용하면 안 된다. 내복용으로 사용할 때에는 반드시 전문가와 상의해야 한다.

⑬ 어린이의 손에 닿지 않게 보관해야 한다.

⑭ 임신중이거나 또는 임신하려고 하는 여성들은 사용 시 주의해야 한다. 일반적으로 임신 3개월 이전에는 에센셜오일의 직접적인 마사지는 하지 않는 것이 좋다. 그러나 임신 후반기에 임산부에 안정적인 만다린 등은 사용하면 튼살예방 등에 도움이 된다.

⑮ 어린이, 노약자들에게 사용할 때에는 사용 농도에 주의해야 한다.

⑯ 감광작용(Photosensitivity)이 있는 감귤류의 오일들은 바른 후, 약 1~2시간가량은 햇빛을 피한다. 특히 버가못 오일은 사용 후 약 5~8시간 정도 직사광선을 피하는 것이 좋다.

⑰ 용량을 지나치게 많이 사용하거나 민감한 피부에는 자극을 야기할 수 있으므로 가능하면 사용 전에 Patch test를 시행한다.

⑱ Camphoraceous오일들(유칼립투스, 페퍼민트, 로즈마리 등)은 동종 요법의 약들과는 함께 사용할 수 없다.

⑲ 동일한 오일을 너무 장기간(3개월 이상) 사용하는 것은 피하는 것이 좋다. 한 가지 오일을 너무 오랫동안 사용하면 피부에 부작용이 생길 수 있다. 3개월에 한 번씩 2개월 정도 휴식 기간을 둔다.

2) 아로마 오일의 보관

① 열, 빛으로부터 차단하라.

② Citrus(감귤류) 오일은 저장기간이 가장 짧다(오픈하고 6개월~1년 이내)

③ 오래 저장이 가능한 오일에는 Frankincense, Myrrh, Sandalwood, Vetiver, Patchouli 등이 있다.

④ 캐리어 오일도 신선한 것을 사용한다.

⑤ 비타민 E는 항산화제로 아로마 브랜드에 섞어주면 캐리어 오일의 수명을 연장시킨다.

⑥ 대부분 수개월 내에 사용할 브랜드만 만들어 보관하는 게 좋다.

⑦ 모든 캐리어 오일은 냉장보관이 바람직하다.

⑧ 냉장고 보관 브랜드 오일은 6개월 이상 사용 가능하다.

⑨ Wax와 같은 Jojoba, Argan 오일을 제외하고 나머지 캐리어 오일은 산화, 부패하기 쉽다.

※ Patch test

에센셜 오일은 원액을 피부에 직접 사용하기 전에 몇 방울의 오일을 손등에 떨어뜨린 후 헝겊을 한 시간 이상 덮었을 때 가려움이나 붉은 반점이 생기는가를 살펴본 후 이상이 없을 경우에만 사용 한다.

8
아로마 에센셜 오일의 추출부위에 따른 종류와 효능

추출부위	에센셜 오일	효능	피부타입
꽃	네롤리, 일랑일랑, 로즈, 쟈스민, 클라리세이지 등	성기능강화, 항우울작용, 항감염, 원기회복	모든 피부타입, 민감성, 노화피부
잎	유칼립투스, 티트리, 페퍼민트, 파인, 파촐리 등	호흡기질환, 방부, 활력증진	모든피부타입(민감성 제외)
감귤류의 껍질	버가못, 라임, 레몬, 스윗오렌지, 만다린 등	기분전환, 원기왕성, 방부, 해독, 수렴	지성피부, 결점피부
나무	시더우드, 샌달우드, 로즈우드	비뇨.생식기 감염치료, 수렴, 진정, 항통증	건성피부, 탈수피부
씨	펜넬, 블랙페퍼, 쥬니퍼베리	해독, 혈액순환작용, 활력작용, 이뇨작용	노화피부
수지	프랑킨센스, 몰 등	이완작용, 호흡기질환, 소독, 살균효과	손상피부, 건성피부, 노화피부
뿌리	진저, 베티버 등	신경계질환, 진정작용, 혈액순환(자극효과)	지루성피부, 활기가 없는 피부

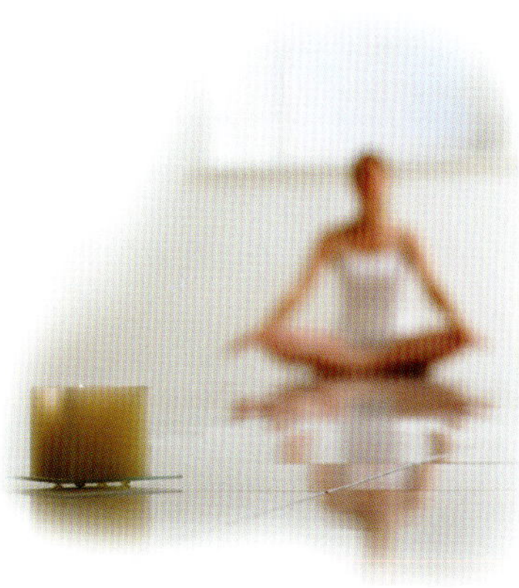

9

에센셜 오일

1) 바질(Basil)–Herbs

▲ **학 명** : Ocimum basilicum

▲ **영문명** : Labiatae

▲ **추출부위** : 잎, 줄기

▲ **발향정도** : Top

▲ **효능효과** : 정신적으로 지쳐있을 때, 집중이 안될 때, 창의력이 필요할 때, 두통과 편두통에 최상의 효과가 있다. 호흡기 계통과 소화기 계통에 효과적이다.
에스트로겐 호르몬(여성 호르몬)과 유사한 작용이 있어 여성 질환에 효과적이다.

▲ **주의사항** : 임신 중, 민감성 피부에 사용을 금한다.

2) 버가못(Bergamot)–Citrus

▲ **학 명** : Citrus bergamia

▲ **영문명** : Rutaceae

▲ **추출부위** : 과일껍질

▲ **발향정도** : Top

▲ **효능효과** : 기분을 고양시키는 작용이 있다. 항박테리아, 항바이러스, 항감염 효과가 있다. 비뇨생식기에 강한 친화력이 있어 방광염과 요도염치료에 효과적이다.
피부에 치유작용이 뛰어나 여드름, 지성피부, 모든 염증성 피부에 사용한다.

▲ **주의사항** : 광독성이 있어 사용 후 4시간 이내에 햇빛노출은 피한다.

3) 시더우드(Cedarwood)–Trees

▲ **학 명** : Cedrus atlantica

▲ **영문명** : Cypressaceae

▲ **추출부위** : 나무

▲ **발향정도** : Base

▲ **효능효과** : 항염 효과가 뛰어나 기관지염, 방광염, 질염 등에 효과적이다. 부종과 림프 배농에 효과적이며, 셀룰라이트 분해효과가 있다.
방부와 수렴효과로 지성피부와 모발, 여드름, 비듬치료에 쓰이며, 탈모예방에도 널리 사용된다.
남성용 화장품, 비누와 피부 관리 제품에 주로 사용된다.

▲ **주의사항** : 임신이나 수유기 때 사용을 금한다.

4) 캐모마일 로먼(Chamomile Roman)-Flowers

▲ **학　명** : Anthemis nobilis

▲ **영문명** : Compositae

▲ **추출부위** : 꽃

▲ **발향정도** : Middle

▲ **효능효과** : 효능은 라벤더와 비슷하다.
항염증, 항박테리아, 항알러지, 항불안, 수면유도, 진경, 통경, 소화기계 강화, 특히 피부 진정효과가 뛰어나다.
민감성피부, 건성피부, 아토피성 피부염 등에 좋다.
소아에게도 사용가능하여 베이비 마사지 오일로 사용된다.
모발에 광택을 좋게 하고, 머릿결을 곱고 건강하게 하여 샴푸로 널리 사용되어 왔다.

▲ **주의사항** : 임신초기 사용을 주의한다.

5) 시나몬(Cinnemon)-Spices

▲ **학　명** : Cinnamomum zeylanicum

▲ **영문명** : Lauraceae

▲ **추출부위** : 잎, 껍질

▲ **발향정도** : Base

▲ **효능효과** : 소화장애, 배에 가스가 차거나 소화불량이 있거나 분비물이 적을 때 소화촉진제로 쓰인다.
통증을 일으키는 위장경련에도 좋다.

생리통증이나 위장통증, 말벌 쏘임에 습포로 사용한다.

▲ **주의사항** : 피부자극이 심하기 때문에 낮은 농도로 사용하고, 임신 중 사용은 금한다.

6) 클라리세이지(Clary Sage)–Herbs

▲ **학 명** : Salvia sclarea

▲ **영문명** : Labiatae

▲ **추출부위** : Plant

▲ **발향정도** : Middle

▲ **효능효과** : 항 불안, 숙면, 항 우울 효과가 뛰어나다.
근육 이완제로 효과가 크며, 항스트레스 효과가 있어 스트레스로 인한 근육경직과 통증에 마사지 오일로 쓰면 좋다.
식물성 에스트로겐 성분이 있어 여성 건강에 좋다.
항균, 항염증 효과가 있어 감기와 피부염 치료에 좋다.

▲ **주의사항** : 임신, 저혈압인 경우 주의해야 한다.
사용 후 운전을 곧바로 하지 않도록 해야 하며, 사용 전 후 24시간 동안 알코올 복용을 하지 않도록 해야 한다.

7) 클로브(Clove)–Spices

▲ **학 명** : Eugenia caryophyllus

▲ **영문명** : Myrtaceae

▲ **추출부위** : bud

▲ **발향정도** : Base

▲ **효능효과** : 감염억제와 살균 특성이 높아 제약용으로 사용된다. 구강세척제, 가글액으로 사용되며, 치통완화제로도 쓰인다.
항박테리아, 항진균 작용을 가지고 있다.
진통 및 방부 작용은 출산에도 도움을 준다.

▲ **주의사항** : 공기발향 시 눈에 자극이 있으므로 소량만 사용하고, 피부에 자극이 있으므로 낮은 농도로 사용하고, 장기 사용은 하지 않는다. 임신 중 사용을 금한다.

8) 코리앤더(Coriender)–Spices

▲ **학 명** : Coriandrum sativum

▲ **영문명** : Umbelliferae

▲ **추출부위** : seed

▲ **발향정도** : Middle

▲ **효능효과** : 소화기계 친화성이 있다.
식욕부진에 사용하면 효과적이며, 진통과 몸을 따뜻하게 하는 작용이 있어 류머티즘, 관절염의 통증을 감소시킨다.
몸에서 독소를 배출하고 체액의 노폐물을 내보내는 작용을 하므로 셀룰라이트 분해에 효과적이다. 에스트로겐 호르몬 분비를 자극하여 불규칙한 생리를 바로 잡아 준다.

▲ **주의사항** : 강한 향이므로 낮은 용량을 사용하며, 고용량은 마취효과나 자각능력을 저하시킬 우려가 있으므로 용량에 주의한다.

9) 사이프러스(Cypress)–Trees

▲ **학 명** : Cupressus sempervirens

▲ **영문명** : Cupressaceae

▲ **추출부위** : needle

▲ **발향정도** : Middle

▲ **효능효과** : 불안, 초조감, 흥분을 감소시켜준다.
수렴효과가 있다. 체액, 부종, 셀룰라이트, 발한, 설사, 과다월경, 과다출혈, 정맥류, 치질 등에 유효하다.
기관지 진정작용이 있어 기침에 좋다.

▲ **주의사항** : 임신 중 사용을 금한다. 정맥류에 효과가 탁월하나 보통의 마사지로는 너무 강하기 때문에 사용할 때 충분히 주의를 요한다.

10) 유칼립투스(Eucalyptus)–Trees

▲ **학 명** : Eucalyptus globules

▲ **영문명** : Myrtaceae

▲ **추출부위** : leaf

▲ **발향정도** : Top

▲ **효능효과** : 거담, 항 박테리아, 항바이러스 효과가 뛰어나 호흡기계 감염에 효과적이다. 호흡기계 친화력이 높아 감기, 기관지염, 인후염 등에 효과적이며, 체온을 떨어뜨리고 열성 상태를 치료하는 데 사용한다.

▲ **주의사항** : 자극성이 강해 전신마사지에는 사용을 주의하여야 하며, 장기사용, 과량사용을 하지 않도록 한다.
임신, 소아, 고혈압, 간질인 경우 주의를 요한다.

11) 펜넬(Fennel)–Herbs

▲ **학 명** : Foeniculum vulgare dulce

▲ **영문명** : Umbelliferae

▲ **추출부위** : seed

▲ **발향정도** : Middle

▲ **효능효과** : 에스트로겐과 비슷한 작용을 하여 여성생식기관에 도움을 주는 것으로 알려져 있다.
폐경기 증후군, 생리 전 증후군, 생리통에 좋다.
소화장애에 가장 효과적이며, 허브차로 마시는 것이 좋다.
이뇨작용에 효과적이며 비만치료에도 사용한다.
해독작용이 뛰어나 체내에 과다한 음식 섭취, 알코올, 약물 섭취로 오는 독성을 없애는데 효과적이다.

▲ **주의사항** : 임신 중 사용과 간질 환자에게 사용을 금한다.
6세 미만의 어린이에게 사용 시 주의를 요한다.

12) 프랑킨센스(Frankincense)–Resins

▲ **학 명** : Boswellia carterii

▲ **영문명** : Bulseracea

▲ **추출부위** : resin

▲ **발향정도** : Base

▲ **효능효과** : 마음을 가라 앉혀주며, 불안, 강박증, 외상 후 스트레스 장애에 효과적이다. 점막에 탁월한 효과가 있으며, 폐를 정화시키는 데 도움을 준다.
호흡기계에 친화력이 높아 코감기를 완화하고 기침, 기관지염, 후두염 등의 완화제로 효과가 있다.
둔하고 주름지고 노화된 피부에 탁월한 효과가 있다.
자궁출혈과 다량월경 등을 호전시키며 비뇨기계 감염에도 유용하다.

13) 제라늄(Geranium)-Flowers

▲ **학　명** : Pelargonium graveolens
▲ **영문명** : Geraniaceae
▲ **추출부위** : leaf/flower
▲ **발향정도** : Middle
▲ **효능효과** : 스트레스를 줄여주고, 원기를 북돋아 준다. 달콤한 향을 좋아하는 경우 버가못 대신에 사용한다.
항박테리아, 소염, 항곰팡이 작용이 뛰어나다. 알러지성 피부에 효과적이며 지성피부에도 좋다.
림프조직에 자극을 주어 과잉 축적된 체액을 조절해 주는 역할도 있어 셀룰라이트와 비만치료에도 좋다.
식물성에스트로겐 성분도 있어 월경 전 증후군, 폐경기 증후군 등 산부인과 증상에 효과적이다. 진통효과도 있어 신경통을 이완시켜 준다.
▲ **주의사항** : 임신 초기 사용 시 주의해야 한다.
호르몬 관련 암 환자의 경우 사용 시 주의해야 한다.

14) 진저(Ginger)-Spices

▲ **학　명** : Zingiber officinalis
▲ **영문명** : Zingiberaceae
▲ **추출부위** : root
▲ **발향정도** : Middle
▲ **효능효과** : 원기를 회복시키고 정신적 피로를 완화한다. 유행성 독감, 코감기, 설사와

같은 수분이 과다한 경우 증상완화에 도움이 된다.
가온성이 있어 몸이 냉한 사람에게 좋다.
위액의 분비를 촉진하여 소화기계를 강장한다. 구토증, 멀미, 숙취 등에도 효과가 있다. 진통효과가 있어 근육통증이나 관절염과 류머티스로 오는 통증에 효과적이다.

▲ **주의사항** : 피부에 자극을 줄 수 있으므로 전신마사지보다는 국소 적용이 적절하다. 임신 중 사용 시 주의한다.

15) 그레이프후르츠(Grapefruit)-Citrus

▲ **학　명** : Citrus paradisii

▲ **영문명** : Rutaceae

▲ **추출부위** : rind

▲ **발향정도** : Top

▲ **효능효과** : 원기를 왕성하게 하는데 효과적이다.
감정을 고양시키고 소화기관에 작용하고 정화, 방부효과가 있다. 우울증, 정신적, 감정적으로 피곤할 때 사용한다.
셀룰라이트 분해에 효과적이며, 소화의 균형을 잡아주고 소화강장에도 효과적이다.
모발성장을 촉진하는 효과도 있다.

▲ **주의사항** : 광감성이 있으므로 햇빛노출을 금한다.

16) 히솝(Hyssop)-Spices

▲ **학　명** : Hyssopus officinalis

▲ **영문명** : Labiatae

▲ **추출부위** : Plant

▲ **발향정도** : Middle

▲ **효능효과** : 폐기능 강화와 호흡기 질환 치료에 탁월한 효과가 있다. 점액을 수반한 증상을 해결하는 데 좋은 효과가 있으며, 목이 아프거나 목소리가 잘 안 나오는 데 가글액으로 사용한다. 혈압을 높이는 효과가 뛰어나 저혈압에 도움

을 주며, 멍이 들었을 때 찬 습포로 사용하면 효과적이다.
류머티스에 뜨거운 습포법으로 사용하면 좋다.
피부재생 효과가 뛰어나 흉터 치유에 효과적이고, 피부염에도 사용한다.

▲ **주의사항** : 어린이, 임산부, 간질환자, 고혈압 환자들은 사용을 금한다.

17) 쟈스민(Jasmine)–Flowers

▲ **학　명** : Jasminum officinalis

▲ **영문명** : Jasminaceae

▲ **추출부위** : flower

▲ **발향정도** : Base

▲ **효능효과** : 여성 생식기관 문제에 장미와 유사한 효능을 가지고 있다. 자궁 강장과 진경작용이 있어 생리통에 효과적이다. 출산 시에 진경작용이 있어 통증을 해소시켜주고, 출산을 빨리 이끌어 준다. 출산 후 회복을 도와주고, 모유의 분비를 증대시켜준다.
전립선비대증과 남성 성기능 강화에 효과가 있다.
항우울제로 우울증에 효과가 있으며, 건조하고 민감한 피부에 효과가 있다.

▲ **주의사항** : 자극과 알러지를 일으킬 수 있으므로 점막부위에 사용해서는 안되며, 임산부는 사용에 주의해야 한다.

18) 주니퍼베리(Juniperberry)–Trees

▲ **학　명** : Juniperus communis

▲ **영문명** : Cupressaceae

▲ **추출부위** : berry

▲ **발향정도** : Middle

▲ **효능효과** : 우울증과 해독제로 쓰인다.
비뇨기계의 살균 소독제로서 비뇨기계 감염에 좋고, 이뇨작용과 축적된 노폐물을 제거하는 효능이 있어 셀룰라이트, 비만해소에 도움이 된다.
관절염, 통풍, 류머티즘 치료에 효과가 탁월하다.
정화특성이 있어 몸에 독소가 쌓여 생기는 피부질환에 사용하며, 진물 나는 피부염과 여드름, 지성피부에 사용하는데 목욕 시 사용하면 효과적이다. 월경주기를 정상화시켜주며 통증이 심한 생리 상태를 완화시켜 준다. 당뇨병의 증상을 완화시킨다.

▲ **주의사항** : 많은 피부질환에서 처음에는 증세가 약간 악화되기도 하나 이것은 축적된 독성물질이 배출되면서 일어나는 현상이다. 임신초기와 신장병 환자 사용에 주의해야 한다.

19) 라벤더(Lavender)-Flowers

▲ **학 명** : Lavendula angustifolia

▲ **영문명** : Labiatae

▲ **추출부위** : flowering top, leaf

▲ **발향정도** : Middle

▲ **효능효과** : 진정, 완화작용이 뛰어나고 스트레스, 불안, 불면, 두통에 효과적이다.

면역기능강화, 항박테리아, 항바이러스효과가 뛰어나 감기나 독감에 좋다. 항곰팡이 작용이 있어 무좀과 같은 곰팡이 감염에 효과적이다. 진경, 진통, 소염작용이 있어 통증에 좋다. 생리통이나 관절염 등의 통증에도 유효하다. 통경과 생리 조절 작용이 있으며, 출산 시 라벤더로 허리, 배 부위를 마사지하면 통증을 가라 앉혀 주고, 출산을 빨리 이끌어 준다. 혈압강하 효과가 있어 혈압을 내려준다.

지성피부 등 스킨케어에 좋으며, 상처 치유 효과가 뛰어나 화상이나 모든 종류의 부상에 효과가 있다. 피부가려움증을 해소시켜주며, 방충효과가 뛰어나다.

소아의 불안, 불면, 복통, 피부감염증, 아토피 피부 등에 효과적이다. 항경련 작용이 있어 간질의 경우에도 사용될 수 있다.

▲ **주의사항** : 임신초기, 저혈압 환자의 경우 유의한다.

20) 레몬(Lemon)-Citrus

▲ **학 명** : Citrus limonum

▲ **영문명** : Rutaceae

▲ **추출부위** : rind

▲ **발향정도** : Top

▲ **효능효과** : 상쾌한 레몬 향은 기분을 밝게 해주어 우울증에 좋다. 강력한 방부, 살균 작용으로 발향하면 공기 정화효과가 뛰어나다.

독감, 감기, 부비강염, 기관지염에 좋다. 면역력을 높여주고, 빈혈에도 좋다. 혈액의 흐름과 체액의 흐름을 용이하게 하고 정맥류의 혈압을 완화시켜준다. 셀룰라이트와 고혈압 치료에도 효과적이다. 당뇨와 류머티스, 통풍, 관절염에 효과적이며, 미백효과, 피부각질 제거 효과가 뛰어나고 기미에도 좋다.

피부 방부와 수렴효과로 피부염 치료와 여드름 치료, 지성 피부에 좋다.

▲ **주의사항** : 민감성 피부에 주의해야 하고, 광독작용이 있어 햇빛에 노출을 금한다.

21) 레몬그라스(Lemongrass)–Citrus

▲ **학　명** : Cymbopogon citratus

▲ **영문명** : Gramineae

▲ **추출부위** : Plant

▲ **발향정도** : Top

▲ **효능효과** : 기분을 신선하게 하며 생기를 회복시켜 에너지를 충전시켜 준다. 항박테리아 작용으로 인후염, 기관지염, 호흡기 감염에 좋다.

부교감신경을 자극하여 소화를 촉진하고 위통완화에 좋다.

근육통, 모공수축, 피지분비의 균형을 좋게 한다. 여드름 치료와 무좀치료에 쓰인다.

▲ **주의사항** : 피부를 자극할 수 있으므로 낮은 용량으로 사용한다.

22) 마조람(Majoram)–Herbs

▲ **학　명** : Origanum marjorana

▲ **영문명** : Labiatae

▲ **추출부위** : Plant

▲ **발향정도** : Middle

▲ **효능효과** : 신경계통과 근육계, 내장기관의 이완 및 워밍 작용에 효과가 있다.
불안, 불면, 두통, 과잉행동에 효과적이다.
근육통, 관절통, 소화불량으로 인한 복통, 여성들의 생리통을 완화시키는 작용을 한다.
혈관을 확장시켜 심장의 부담을 덜어주므로 고혈압과 심장상태를 개선시켜 준다.
성욕감퇴제로서 옛날부터 신부, 승려, 수도원, 교도소 등에 성적 열망을 식혀 주는데 사용해 왔다.

▲ **주의사항** : 과다 사용하면 감정이 저하된다.

23) 만다린(Mandarin)−Citrus

▲ **학　명** : Citrus reticulata

▲ **영문명** : Rutaceae

▲ **추출부위** : rind

▲ **발향정도** : Top

▲ **효능효과** : 정신을 고양시키고 기분을 좋게 해주는 작용이 있다. 불면증에 사용되고, 소화계에 전반적인 강장효과가 있다. 소화를 촉진시켜주며, 가스제거와 장의 통증에 효과적이다.
혈액순환을 촉진시켜주며, 세포를 건강하게 해준다. 울혈성피부, 부종피부, 지성이나 문제성 피부에 강화효과를 나타낸다.
임신 때에도 사용할 수 있는 안전한 오일로 임신선 예방하는 데 도움이 된다.

24) 멜리사(Melissa)−Citrus

▲ **학　명** : Melissa officinalis

▲ **영문명** : Labiatae

▲ **추출부위** : leaf

▲ **발향정도** : Middle

▲ **효능효과** : 항불안효과가 있으며, 불면증에 좋다. 항우울 효과, 혈압강화 효과가 있어 고혈압을 낮추어 주고, 강심작용과 혈관 이완작용이 있다.
피부 알러지 뿐만 아니라 여러 알러지 형태의 질환과 천식, 기침에도 도움

이 된다.
자궁강화 효과와 더불어 생리주기와 배란 패턴을 정상화시킨다.
진경효과가 있어 통증을 줄여준다.

▲ **주의사항** : 피부에 적용할 때는 낮은 농도로 사용하는 것이 좋다. 임신 중에는 사용에 주의한다.

25) 미르(Myrrh)-Resins

▲ **학　명** : Commiphora myrrha

▲ **영문명** : Bulseracea

▲ **추출부위** : resin

▲ **발향정도** : Base

▲ **효능효과** : 항염증, 항균, 항진균 작용이 뛰어나 과하게 점액이 나오는 호흡기 장애와 구강과 목의 염증에 강력한 효과를 나타낸다. 또한 여성 세정에도 좋다.
자상, 찰과상 등 피부상처에 적용되고, 진물이 나는 피부, 화농성 여드름피부에도 좋으며 재생작용이 뛰어나 노화피부에도 사용된다.

▲ **주의사항** : 임신 중에는 사용에 주의한다.

26) 네롤리(Neroli)-Flowers

▲ **학　명** : Citrus aurantium

▲ **영문명** : Rutaceae

▲ **추출부위** : flower

▲ **발향정도** : Middle

▲ **효능효과** : 심리적 상태 치료에 좋으며, 불안, 불면, 우울증에 도움이 되고 시험불안과 무대불안으로 고통받는 사람들에게 효과적이다. 월경전 긴장과 갱년기 우울증을 호전시킨다. 심장 두근거림을 진정시키고 고혈압에도 좋다.
위경련, 과민성 대장 증후근 치료에도 유용하다. 피부세포 재생을 돕고 피부의 탄력성을 개선하므로 메마르고 민감하며 노화되어 가는 피부에 특히 효과적이다. 매우 고가로 스킨케어 화장품과 오데코롱의 성분으로 자주 사용되고 있다.

▲ **주의사항** : 정신집중을 요하는 경우 사용에 주의한다.

27) 니아울리(Niaouli)–Trees

▲ **학　명** : Melaleuca viridiflora

▲ **영문명** : Mytraceae

▲ **추출부위** : leaf

▲ **발향정도** : Middle

▲ **효능효과** : 호흡기계 감염에 탁월한 효과를 보인다.

흉부의 각종 감염증, 독감, 기관지염, 인후염, 부비강염 등의 질환 치료에 사용된다. 백혈구와 항체의 활성을 높이고 항바이러스 효과가 있어 면역 기능을 강화한다.

류머티스, 신경통, 근육통에 마사지용으로 사용한다.

화상이나 상처에 라벤더를 1~2일 시도하고 다음 1~2일을 니아울리를 사용하면 효과적이다. 감염된 피부질환에 좋고, 여드름 치료에도 사용할 수 있다.

건선과 곰팡이 균 감염에도 상당히 도움이 된다. 재생효과가 탁월하다.

▲ **주의사항** : 강력한 자극제이므로 저녁 늦게 사용하는 것은 주의해야 한다.

28) 오렌지(Orange)–Citrus

▲ **학　명** : Citrus sinensis

▲ **영문명** : Rutaceae

▲ **추출부위** : rind

▲ **발향정도** : Top

▲ **효능효과** : 우울증에 기분을 상승시켜주며, 진정효과가 있다.

소화기관 문제 특히 소화불량, 변비, 만성적 설사 증상에 주로 마사지나 바디 오일로 사용한다. 혈액순환과 림프 기관의 순환을 돕는다. 염증을 제거하고, 피부를 탄력있게 하고 부드럽게 해주는 오일로 여드름, 노화피부에 좋다. 캐리어 오일에 블랜딩하여 사용하거나 로션, 크림 등에 블랜딩하여 사용하면 깨끗하고 탄력있는 피부를 유지하는데 많은 도움이 된다.

▲ **주의사항** : 광감성이 있으므로 햇빛노출에 주의한다.

29) 팔마로사(Palmarosa)–Exotics

▲ **학　명** : Cymbopogon martinii

▲ **영문명** : Gramineae

▲ **추출부위** : plant

▲ **발향정도** : Top

▲ **효능효과** : 항염제로 특히 비뇨생식기 감염증에 효과가 좋으며, 방광염, 요도감염, 질염, 아구창에 좋다.
체온을 감소시키는 작용이 있어 발열상태에 효과적이다.
소화기계에 대한 강장제로서 장내세균중의 유해균에 대하여 유효하게 작용하여 장염에 좋다. 식욕을 자극하며, 감정에 확실한 영향을 받는 것으로 보이는 신경성 식욕 감퇴환자에게 도움이 된다.
피부의 수분 밸런스를 회복시키고 피부의 재생을 돕고 피지의 생산에 균형을 맞추어 주어 모든 피부타입에 좋다
건조한 피부를 회복하는데 유용하며, 전반적으로 피부감염에 도움이 되는데 특히, 연쇄상 구균성 피부감염에 효과적이다.

▲ **주의사항** : 장기간 사용은 피한다.

30) 파출리(Patchouli)–Exotics

▲ **학　명** : Pogostemon patchoulii

▲ **영문명** : Labiatae

▲ **추출부위** : leaf

▲ **발향정도** : Base

▲ **효능효과** : 감정을 가라앉히고 균형을 잡아준다.
객관적인 사고를 할 수 있도록 도와준다.
피부의 강력한 수렴과 재생효과가 있으며, 특히 여드름, 습진, 피부 알레르기 등과 같은 피부 문제에 유용하다.
과도한 다이어트 후 피부가 늘어지고 탄력이 없을 때 마사지용으로 사용하면 피부 탄력 회복에 도움이 된다.

식욕을 감소시키므로 체중을 줄이는 데 유용하다.
이뇨 특성이 있으므로 체내에 수분이 체류하고 있을 때, 셀룰라이트 감소 효과가 탁월하다.

31) 페퍼민트(Peppermint)–Herbs

▲ **학　명** : Mentha piperita

▲ **영문명** : Labiatae

▲ **추출부위** : leaf

▲ **발향정도** : Top

▲ **효능효과** : 소화촉진, 구풍, 진경, 항바이러스, 항 박테리아, 소염, 거담, 해열, 진통, 집중력 향상, 충혈해소, 호르몬 조절 등의 효과가 뛰어나다.
소화기계 및 호흡기계에 널리 쓰이며, 열을 떨어뜨리고자 할 때는 두통, 근육통에 효과적이다.
정신 자극제이기도 하다.
정맥류나 치질에 좋으며, 생리조절, 모유량을 감소시키고자 할 때 쓰인다.

▲ **주의사항** : 임신, 간질의 경우 사용에 주의한다.

32) 로즈(Rose)–Flowers

▲ **학　명** : Rosa centifolia

▲ **영문명** : Rosaceae

▲ **추출부위** : flower

▲ **발향정도** : Middle

▲ **효능효과** : 항우울, 항불안, 최음, 자궁강장, 피부치유, 항박테리아, 소염, 진경, 소화기 강화, 소화 촉진등의 효과가 뛰어나다.
여성의 정서장애, 성적장애 치료, 폐경기 장애, 여성의 생식기관 장애 등 여성관련 질환, 피부 관리에 최상의 오일이다.

▲ **주의사항** : 가격이 워낙 비싸고 가짜가 많아서 구입할 때 세심한 주의가 필요하다.
임신초기 사용에 주의한다.

33) 로즈마리(Rosemary)–Herbs

▲ **학　명** : Rosemarinus officinalis

▲ **영문명** : Labiatae

▲ **추출부위** : flowering top, leaf

▲ **발향정도** : Middle

▲ **효능효과** : 정신각성, 집중력 증진, 기억력 향상 효과가 뛰어나 정신집중을 요하는 학생들에게 유용하다.
강심효과, 혈압상승 효과가 있어 저혈압이 있는 사람들에게 도움이 되며, 림프순환 촉진 및 체액 정체 해소 효과가 뛰어나 셀룰라이트, 비만에도 도움이 된다.
주름완화 효과가 있고 모발과 두피 특히, 발모촉진과 탈모방지에 효과적이다.

▲ **주의사항** : 고혈압, 임신, 간질 시 사용에 주의한다.

34) 로즈우드(Rosewood)–Trees

▲ **학　명** : Rosaeodorata

▲ **영문명** : Lauraceae

▲ **추출부위** : wood

▲ **발향정도** : Middle

▲ **효능효과** : 중추신경계를 자극하여 심신의 밸런스를 잡아주는 효과가 있으며 기분이 저하되고 피곤한 상태에 좋다.
효과적으로 기분을 고양시켜주고 원기를 북돋아 준다.
면역기능을 항진시켜 자가 치유 능력을 증대시켜주는데 도움이 된다. 두통을 완화시키며 특히 메스꺼움을 동반하는 두통에 효과가 좋다. 미생물이나 바이러스 등을 막아주는 효과가 있어 인후염, 기침 완화제로도 쓰인다.
세포를 자극하여 조직을 재생시키는 효과가 있어 상처치료에 효능이 있고, 건조하고 노화된 피부에 좋다.

35) 샌달우드(Sandalwood)−Exotics

▲ **학 명** : Santalum album

▲ **영문명** : Santalaceae

▲ **추출부위** : wood

▲ **발향정도** : Base

▲ **효능효과** : 방부효과가 뛰어나다. 비뇨기계 및 호흡기계 감염에 효과적이며, 갈라지고 튼살, 건성, 노화, 알러지, 아토피성 피부에 좋다.

▲ **주의사항** : 너무 심한 우울증이 있는 사람에게서는 기분을 더욱 가라앉힐 수 있으므로 사용을 자제해야 한다.

36) 티트리(Tea Tree)−Trees

▲ **학 명** : Melaleuca alternifolia

▲ **영문명** : Myrtaceae

▲ **추출부위** : leaf

▲ **발향정도** : Top

▲ **효능효과** : 항박테리아, 항바이러스, 항진균 효과와 가장 강력한 면역 자극제이다.
백혈구를 활성화시켜 체내에 침입한 유기체에 대한 방어선을 구축하고 회복기간을 앞당긴다.
호흡기계 및 비뇨기계에 항박테리아 작용으로 수두, 대상포진, 헤르페스, 사마귀 같은 바이러스성 질환, 무좀, 칸디다성 질염과 같은 진균성 질환에도 효과적이다. 또한 혐기성 질염, 트리코모나스 질염에도 효과적이며 특히 화농성 여드름에 효과적이다.

37) 타임(Thyme)−Herbs

▲ **학 명** : Thymus vulgaris

▲ **영문명** : Labiatae

▲ **추출부위** : plant

▲ **발향정도** : Top

▲ **효능효과** : 뇌의 활동을 자극하고 기억력을 배가시킨다.

항경련 효과와 거담효능이 있어 기침이나 거담제에 필수 성분으로 이용되어 왔다.
항박테리아 효과가 뛰어나 기관지염, 방광염, 요도감염의 치료에 효과적이다.
면역력을 높이는 백혈구 생산을 촉진시키고, 쇠약한 순환기 활동을 북돋워주며 저혈압을 올려준다.
소화기계를 자극하여 장의 활동을 촉진시키며, 위장의 살균제로 작용하므로 소화불량을 해소하고 위장의 각종 염증에 효과적이다.

▲ **주의사항** : 피부에 자극을 줄 수 있으므로 소량만 사용하고 고혈압 환자와 임산부는 사용하지 않는다.

38) 베티버(Vetiver)-Exotics

▲ **학 명** : Vetiveria zizanoides

▲ **영문명** : Gramineae

▲ **추출부위** : root

▲ **발향정도** : Base

▲ **효능효과** : 심신이 피로하고 지쳤을 때 매우 유익하다.
적혈구를 강화시켜 몸에 생기를 되찾아 준다.
근육통을 완화시켜주며, 류머티스와 관절염에도 효과적이다. 생식기의 기능을 활성화하여 감정적이며 정신적인 성적 문제를 해결하는데 도움을 준다.
생리 촉진제로 호르몬을 조절하고 에스트로겐과 프로게스테론 불균형을 해결해준다.
항염증 오일로 특히 피부 감염증에 유효하고 여드름에 효과가 좋다.

39) 일랑일랑(Ylang Ylang)-Exotics

▲ **학 명** : Cananga odorata

▲ **영문명** : Anonaceae

▲ **추출부위** : flower

▲ **발향정도** : Base

▲ **효능효과** : 항공황, 항불안, 항우울 작용이 뛰어나다.

최음효과도 있다.
혈압강하 효과가 있어 고혈압에 좋다.
생리불순 및 생리로 인한 긴장을 풀어주고, 유방 탄력 유지에도 효과적이다.
피부의 피지 샘 분비를 조절하여 지성피부에 좋다.
모발관리에도 많이 사용된다.

▲ **주의사항** : 알러지가 있으므로 민감한 피부에는 사용을 금한다. 저혈압 환자 사용 시 주의를 요한다.

40) 파인(Pine)–Trees

▲ **학 명** : Pinus sylvestris

▲ **영문명** : Pineaceae

▲ **추출부위** : needle

▲ **발향정도** : Middle

▲ **효능효과** : 정신적 활력을 제공해 준다.
강한 항박테리아, 거담, 점액과다치유, 코 점액 배출작용이 뛰어나 호흡기 질환에 전반적인 효과가 있다.
천식, 기관지염, 후두염, 감기, 코막힘 등에 매우 효과적이다.
아주 강한 진통, 발적 효과와 혈액순환을 도와주는 효능이 있어 관절염, 류머티스, 근육통에 좋다.

▲ **주의사항** : 민감성 피부나 아이들 피부에 사용 시에는 충분히 희석시켜 사용해야 한다.

10 캐리어 오일

피부에 바르거나 마사지를 할 때 에센셜 오일을 효과적으로 침투시키기 위한 '전달자' 역할을 한다.

주로 씨앗, 견과류에서 추출하며, 추출방법은 냉각 압착법(Cold pressed)에 의해 추출하고, 냉각 압착법으로 추출하기 힘든 그레이프씨드 오일과 로즈힙 오일은 예외적으로 용매 추출법(Hot extraction)으로 추출한다.

캐리어 오일은 필수 지방산으로 구성되어 있고, Vit. A. C. D, γ-linoleic acid 함유하여 주름 형성 감소, 진정효과, 피부연화 등의 영향을 준다.

비타민 E나 필수지방산과 같은 영양물질들은 분자구조가 아주 작기 때문에 혈관 깊숙이 스며든다. 캐리어 오일은 지성이나 건성피부처럼 피부상태에 따라 선택하여 사용하고 다양한 종류만큼이나 각각의 효능 또한 다양하다.

오일은 점도, 색상, 효능 및 질감, 가격, 사용목적에 따라 선택하고, 공기 중 노출 시 산패되기 쉬우므로 잘 밀봉해서 냉장 보관하여야 한다.

① 스윗아몬드(Sweet almond oil)

학 명 : Pranus amygdalis

주산지 : 지중해 연안, 이란, 미국, 캘리포니아

주성분 : 미네랄, Vit. A. B_1. B_2. B_6. 단백질

특 성 : 엷은 노란색이며 무취이다. 식물의 종자 열매로부터 추출한다. 풍부한 단백질과 비타민을 함유하고 있으며 보습력이 뛰어나다. 모든 타입의 피부에 적용하며 특히 바디용으로 많이 사용된다. 100% 캐리어 오일로 사용한다.

효 능 : 습진, 가려움증, 염증, 건성이나 자극 받은 피부, 유연작용이 좋아 마사지 오일이나 보호제로 우수하다.

② 아프리코트 커넬(Apricot kernel oil)

학 명 : Prunus armeniaca

주산지 : 지중해 연안, 캘리포니아, 남아프리카, 호주, 중국

주성분 : 올레인산, 리놀산의 triglyceride, Vit A, B_1, B_2

특　성 : 살구씨로부터 냉각 압착법으로 추출한다. 엷은 노란색이며 무취이다. 아몬드 오일과 거의 비슷하다. 스윗아몬드에 비해 점성이 덜하다. 비타민 A와 미네랄이 풍부하여 모든 타입의 피부에 적용 가능하다. 특히 페이셜용으로 사용하면 좋다. 100% 캐리어 오일로 사용한다. 포화지방산의 비율이 적기 때문에 저온에서도 투명한 액체상태를 유지한다.

효　능 : 토코페롤 함유로 조기 노화피부, 주름, 민감성 피부, 건성, 미백, 습진, 피부연화, 항균, 혈액순환촉진 등

③ 아보카도(Avocado oil)

학　명 : Persea americana

주산지 : 멕시코, 남아메리카

주성분 : 올레인산, 리놀산, Vit A, B_1, B_2

특　성 : 점성이 강하고 짙은 녹색이며 약간의 향이 있다. 지방 함유량이 많아 피부 유연효과가 우수하며 마사지 오일로 효과적이다. 독특한 과일향이 나며, 다른 오일과 잘 섞인다. 비타민과 레시틴, 프로틴이 풍부하다. 점성이 강해 약 20% 정도로 타 캐리어 오일과 혼합해서 사용한다.

효　능 : 건조와 건선 및 습진으로 인한 가려움증 완화, 보습작용이 탁월하여 건성피부, 노화피부에 좋다. UV에 의한 탈수, 민감 피부, 발뒷꿈치가 갈라지는 경우에도 좋다.

단　점 : 산화되기 쉬우므로 냉장 보관해야 한다.
저온에서 혼탁해지고 점성이 증가하나 다시 온도를 올리면 투명해진다.

④ 이브닝 프라임로즈(Evening primrose oil)

학　명 : Oenothera biennis

주산지 : 칠레

주성분 : 리놀산 70%, 감마-리놀렌산 10%

추출법 : 용매인 핵산을 사용하여 추출

특　성 : 달맞이꽃의 씨로부터 추출한다. Gamma lomoleic acid가 풍부(10%)하여 혈중 콜레스테롤 수치를 낮추며, 피부재생에도 탁월한 효과가 있다.
개봉 후 3개월안에 사용한다. 타 캐리어오일과 10%정도로 희석하여 사용한다.

효　능 : 호르몬 분비조절(생리전증후근, 갱년기 장애, 예민한 가슴관리 등), 항혈전작용, 항염증작용, 아토피성 피부염 증상완화, 비듬, 상처치료 등에 효과가 있다.

단　점 : 빛이나 열, 습도, 공기의 산소에 쉽게 산패되므로 냉암소에 보관한다. 끈적이므로 가벼운 오일과 혼합하여 사용하면 좋다.

⑤ 캐스터(Caster oil)

학　명 : Ricinus communis

주산지 : 인도, 브라질

주성분 : ricinoleic acid, triglyceride

효능과 특성 : 알콜에 잘 녹는 성질이 있고 피부에 대한 자극이 없고 알러지를 유발시키지 않는다.

단　점 : 특이한 냄새

⑥ 그레이프 씨드(Grape Seed oil)

학　명 : vitis vini fera

주성분 : γ -linoleic acid, Vitamine, Portein

특　성 : 포도씨로부터 솔벤트 추출법으로 추출한다. 흡수력이 뛰어나고 점성이 낮다. 다량의 리놀릭산과 소량의 비타민 E가 함유되어 있어 피부연화작용이 뛰어나다.

콜레스테롤이 없으며, 유분이 적어 사용감이 가볍고 냄새가 없고 피부에 쉽게 흡수된다. 아몬드오일과 혼합하여 사용하면 좋다.

효　능 : 수렴, 피부 토닝, 모든타입의 피부에 사용가능하나 화농성여드름 피부에는 사용을 피한다.

⑦ 호호바(Jojoba oil)

학　명 : Simmondsia chinensis

주산지 : 미국 서남부와 멕시코 북부의 건조지대

주성분 : 미네랄, 단백질, 식물성 왁스, 미리스틱산

특　성 : 식물의 콩으로부터 추출하며 입자가 곱다.

화학적으로 일반 식물유처럼 트리글리세리드 구조를 하지 않고 왁스(Wax) 구조를 하고 있어 부패하지 않고 10℃이하에서 응고 된다.

피부의 피지와 지방산의 조성이 유사하므로 피부 친화성이 좋고 흡수, 침투성이 좋아 모공 속의 노폐물을 잘 용해시키고 지방을 유화시켜 체외로 배출하고 지성피부에 효과적이다. 일반적으로 10~50% 용량으로 타 베이스오일과 혼합하여 사용한다. 악건성피부의 경우 100% 캐리어 오일로 사용한다. 오일 점성이 가장 낮은 오일로 모든 피부타입뿐 아니라 두피 마사지용으로도 사용된다.

효　능 : 체지방 감소, 셀룰라이트 감소, 여드름, 습진, 피부연화, 건성피부, 건선, 살균, 류마티스 관절염, 진통, 자외선차단, 노화방지, 피부재생 등의 효과가 있다.

⑧ 마카다미아 넛(Macadamia nut oil)

학　명 : Macadamia mtegrifolia

주성분 : 올레인산, 팔미트레인산

효능과 특성 : 노화피부의 팔미트레인산의 보충, 건성피부에 좋다

⑨ 올리브(Olive oil)

학　명 : Olea europaea

주산지 : 지중해 연안, 북아메리카, 이탈리아

주성분 : 비타민, 올레인산, 리놀산의 트리글리세리드

효능 및 특성 : 자외선 20% 차단, 선탠 시 물집이 생기지 않고 골고루 태운다. 진정효과, 상처, 염증에 효과적이다.

단　점 : 끈적임이 강하다. 노화와 건성피부에 블렌딩에 첨가하여 사용한다.

⑩ 로즈힙(Rosehip oil)

학　명 : Rosa canina, Rosa rubiginsa 등

주산지 : 칠레, 페루

주성분 : Vit C. Vit A. 불포화지방산

특　성 : 식물의 열매로부터 솔벤트 용매 추출법으로 추출한다. 골든 레드칼라이며 냉장보관한다. 비타민이 풍부하다. 트랜스 레티노익 산이 들어있어 재생효과가 뛰어나며 지나치게 사용하면 피부에 자극을 유발한다. 20% 정도로 타 캐리어 오일과 혼합하여 사용한다.

효　능 : 피부 재생효과, 잔주름 예방 및 개선, 멜라닌 색소 생성억제 효과, 모세혈관

감소 효과, 흉터, 임신선 예방, 상처치료, 화상, 습진 등에 효과가 있다. 여드름 피부에는 주의를 요한다.

⑪ 윗점(Wheat germ oil)

학 명 : Triticum vulgare

주산지 : 미국 중서부

주성분 : Vit A. B. E. Octa cosanol

특 성 : 담황색의 투명한 색깔이며 향이 풍부하다. Vit. E가 다량 함유되어 있어 항산화 작용이 뛰어나 브랜딩오일의 보존기간을 연장하고 근육조직에 축적된 젖산의 비율을 낮춘다. 비타민 B복합체와 레시틴, 피토스테롤, 단백질 등이 함유되어 있다.

효 능 : 근육조직에 축적된 젖산 감소. 건선의 치유, 임신선과 흉터의 감소, 세포재생 및 탄력을 촉진한다.

단 점 : 끈적임이 강하고 강한 냄새가 난다. 고단백질 함유로 인한 알레르기 반응을 일으킬 수 있으므로 반드시 패치 테스트 후 사용한다.

⑫ 해바라기(Sunflower Seed oil)

주성분 : Vit A. E. 레시틴

특 성 : 비타민A와 E가 많이 함유되어 보습효과가 뛰어나고 부드럽다.

효 능 : 모든피부에 적합하나 특히 지성이나 여드름피부에 좋다. 가려움, 당김, 붓기 진정, 노화예방, 영양공급에 효과적이다.

⑬ 보리지(Vorige oil)

주성분 : 필수지방산, GLA

특 성 : 필수지방산의 함유량이 풍부하고 피부세포를 강화해 노화를 막아준다. 이브닝프라임로즈 오일의 2배 이상의 감마리놀렌산(GLA)를 포함하고 있다.

효 능 : 피부에 활력, 윤기, 탄성을 주고 습진 치료에도 효과적이다.

단 점 : GLA는 매우 불안정한 물질이므로 산패하기 쉬워 냉암소에 보관하여야 한다.

⑭ 동백(camellia oil)

특 성 : 동백나무 열매에서 추출한다. 강한 냄새는 없고 피부에 침투성이 높기 때문

에 끈적거리지 않는다. 올레익산(Oleic acid)이 풍부하여 항산화 작용과 보습력이 우수하다. 실크같이 부드러운 감촉이 있고 모든 피부타입에 사용한다.

효 능 : 재생, 미백, 항산화 효과, 아토피, 모발케어에도 효과적이다.

⑮ 연꽃(lotus flower oil)

특 성 : 연꽃향기는 심신을 안정시킨다. 각종 독성물질에 대한 중화작용이 우수하다. 특히 유해산소를 중화시키는 작용이 뛰어나다.

효 능 : 여드름, 습진, 부스럼, 노화방지, 피부유연, 보습, 독성물질 중화, 피부 트러블 완화 효과가 있다.

⑯ 녹차씨(Green tea seed oil)

특 성 : 녹차씨로부터 추출한다. 불포화지방산이 풍부하다. 녹차에서 얻어지는 가장 유용한 성분인 카테킨이 약 3배가량 함유되어 있다. 사포닌과 탄닌, 비타민이 풍부하다.

효 능 : 피부친화력, 보습, 유연, 진정, 살균, 미백에 좋다.

11

플로랄 워터

수증기 증류법으로 허브에서 에센셜 오일을 추출할 때, 오일과 분리되어 나오는 증류액이다. 이 증류액을 여러 차례 재증류하면 최상의 플로랄 워터가 만들어 진다. 에센셜 오일보다 순하고 부드러우며, 허브의 수용성 활성 성분과 이온화된 오일 성분이 소량 들어 있다.

보통 1ℓ 당 0.2g 정도 들어 있어 화장수로 사용했을 때 피부 자극이 거의 없다. 옛날부터 피부관리나 상처를 소독하고 치료하는데 활용되었으며, 에센셜 오일에 비해 자극이 적고 사용감도 부드러워 스킨 대용으로 널리 사용되고 있다.

① 로즈 워터(Rose waters)

신선한 장미 향 그대로인 로즈워터는 보습작용으로 건조, 노화, 예민, 생기를 잃은 피부에 적당하다. 쿨링 작용과 매우 부드러운 수렴작용으로 마스크, 스팀, 습포 등으로 사용하며 기존 화장품에 첨가하여 사용하기도 한다.

진정작용이 뛰어나고 지친 피부를 활성화시키며, 모든 피부 타입에 잘 맞고 수렴효과가 뛰어나며 특히 염증성, 민감성 피부에 좋다. 눈이 아프거나 자극을 받았을 때 거즈에 로즈워터를 적셔 눈꺼풀 위에 올려놓으면 증상이 완화된다.

가장 좋은 워터 블랜딩은 로즈워터, 라벤더, 카모마일을 동일한 비율로 섞는것으로 다양한 피부타입에 사용할 수 있다.

적용피부 : 건조, 노화, 예민, 칙칙한 피부

② 라벤더 워터(Lavender waters)

모든 피부타입에 다 적용할 수 있으며 기존 화장품에 섞어 사용했을 때 달콤한 향과 함께 피부에 쿨링 효과가 있다.

피부 진정효과가 뛰어나 햇빛에 그을린 피부나 남성 면도 전, 후에 얼굴에 감염 예방 효과가 있고 프리세이빙 또는 애프터세이빙 대용으로 사용 가능하다.

습진, 건성, 염증성 피부에도 도움이 되며, 심리적으로 불안한 상태를 진정시키고 호흡기 감염에도 효과적이다.

적용피부 : 정상피부와 모든 피부타입, 아토피, 진정, 햇빛, 재생, 아기피부

여름피부손상예방 : 뜨거운 햇볕에 장시간 노출되어 손상된 피부에 진정작용이 탁월하므

로 보습제를 바르기 전에 라벤더워터를 피부에 뿌려주면 좋다.

메이크업리무버&크린저 : 면 솜에 적셔 메이크업 리무버 또는 클렌저로 사용 가능하다.

베이비케어 : 아이들의 불안정한 기분을 달래고 수면을 유도할 수 있도록 아이들의 방이나 이부자리, 엄마 옷에 뿌려 사용 할 수 있다. 아이를 위한 최고의 블랜딩은 캐모마일 워터와 1:1로 혼합하여 아이의 기저귀 발진 및 엉덩이 닦는데 사용하면 좋다.

③ 캐모마일 워터(Chamomile waters)

달콤한 사과 향이 특징인 캐모마일 워터는 민감성, 뾰루지, 붉은 피부에 진정효과가 있어 스킨케어로 널리 사용된다. 메이크업 리무버, 클렌저, 토너로 다양하게 사용할 수 있다.

염증이나 민감성 피부에 탁월한 효과가 있고 아기들에게도 안심하고 사용할 수 있는 안정적인 워터이다. 햇빛에 그을린 피부를 진정시키고 코 점막의 증상을 완화시키는 작용도 한다. 잠이 오지 않을 때 사용하기도 한다.

네놀리 워터(오렌지 꽃 워터)와 혼합하여 사용했을 때 지성 피부에 좋으며 위치헤즐 워터와 혼합하여 사용했을 때 노화피부에 좋고, 라벤더 또는 제라늄 워터와 혼합하면 건조한 피부에 좋다.

아이들의 기저귀 발진과 예민 피부에 사용할 수 있다.

적용피부 : 예민, 건성, 정상, 아기 피부

베이비케어 : 기저귀 발진, 땀띠 난 부위에 스프레이로 분사하거나 습포, 아이가 밤에 울고 보챌 때 아이 방과 이불에 가볍게 분사, 아이의 물수건 또는 티슈에 캐모마일 워터로 적셔 사용하시면 아이의 예민한 피부에 좋다.

피곤한눈 : 면 솜에 캐모마일 워터를 적셔 눈에 올려놓고 마를 때까지 충분히 습포한다.

애완동물 케어 : 다양한 스트레스 상황(여행 전, 동물병원 방문)에 사용하면 진정효과가 있다.

④ 콘플라워 워터(Cornflower waters)

피부에 쿨링 효과로 처진 피부에 토닝 작용을 하며 예민한 목과 앞가슴을 단단하게 해주며, 건조하고 생기를 잃은 피부에 좋다. 마스크, 로션, 크림, 토너, 메이크업 리무버 등에 첨가하거나 보습크림을 바르기 전에 스킨으로 사용할 수 있다.

로즈워터와 혼합하여 눈에 습포해 주면 눈가 주름 예방 및 감소에 좋으며 피부의 강장효과를 얻을 수 있다.

건조한 날씨에 또는 밀폐된 기내에서 미스트 대용으로 얼굴에 뿌려주면 보습효과를 얻을 수 있다.

적용피부 : 예민, 건성, 정상 피부

피곤하고 부은 눈(공기오염과 컴퓨터 작업) : 면 솜을 콘플라워 워터로 충분히 적신 후 양 눈 위에 올려놓고 마를 때까지 습포한다.

베이비케어 : 해열 효과가 있어 열을 내리는데 도움이 된다.

갱년기 여성 스킨케어 : 갱년기 여성에게서 자주 나타나는 발적에 규칙적으로 얼굴에 뿌려서 예방하거나 진정시킬 수 있다.

⑤ 네롤리 워터(Neroli waters)

수렴 효과로 예민하고 민감한 피부, 지성 피부에 우수한 스킨케어 제품으로 사용하며 매우 건조한 피부는 피하도록 한다. 피부의 탄력을 회복시켜 주며, 라벤더나 로즈워터와 혼합하여 사용하면 좋다. 오렌지 꽃 워터 단독으로 또는 로즈워터와 혼합하여 뾰루지와 같은 자극 받은 피부에 우수한 토너로 사용할 수 있다. 무 자극 천연향수로도 사용한다.

적용피부 : 지성피부, 예민 피부, 노화 피부, 피부재생

사무실 또는 기내에서와 같이 밀폐된 공간에서 미스트로 수시로 얼굴과 목에 뿌려주면 보습효과를 얻을 수 있다.

⑥ 위치헤즐 워터(Which hazel waters)

가벼운 나무 향과 함께 달콤한 허브 향으로 여성들뿐만 아니라 남성들에게도 사랑을 받는 위치헤즐은 스킨케어에 널리 사용한다. 클렌징 후 위치헤즐 워터를 뿌리면 수렴작용과 함께 젊은 피부를 유지하는데 도움이 된다.

적용피부 : 여드름피부, 지성피부, 노화피부, 남성용(소독·살균·수렴), 안면부종

발 또는 다리가 붓는 경우 : 위치헤즐 워터로 습포해 주면 이완효과를 얻을 수 있다.

목이 쉬고 아플때 : 위치헤즐 워터로 가글링하면 좋다.

피부에 정맥이 두드러져 나타난 경우 : 수렴작용이 있는 위치헤즐 워터로 습포한다.

슬리밍(몸매) 관리 : 비만관리에 좋은 슬리밍 마사지 스프레이 또는 안티셀룰라이트 마사지 오일을 바르기 전에 위치헤즐 워터로 해당 부위에 바르고 마사지 한다. 운동을 병행하면 보다 효과적이다.

⑦ 일랑일랑 워터(YlangYlang waters)

거칠고 건조한 피부에 영양과 수분을 공급해 생기있는 피부로 만들고, 피지샘을 조절해 지성, 건성 피부에 좋으며 진정효과가 있다.

적용피부 : 여드름, 지성피부(피지샘조절/밸런스 조절), 건성피부, 모발케어

⑧ 버가못 워터(Burgamot waters)

거칠고 건조한 피부에 영양과 수분을 공급하고, 소독작용 특히 여드름이나 트러블 피부에 좋다.

적용피부 : 생기, 트러블, 여드름 피부

⑨ 쟈스민 워터(Jasmin waters)

피부의 탄력을 높여주고 모든 피부에 유효하며 건조해서 손상된 피부나 민감성 피부의 진정, 회복에 효과적이다. 향이 은은하고 우아하며 기분을 밝게 해준다.

적용피부 : 예민, 건조, 탄력, 노화 피부, 진정

⑩ 로즈마리 워터(Rosemary waters)

처지고 피곤하며 생기를 잃은 피부를 자극해 활성화시키며, 마른버짐이나 가려움증 등 피부 트러블 개선에 효과가 높다. 순환개선과 수렴효과도 좋다.

적용피부 : 모공확장피부, 탄력, 수렴, 탈모

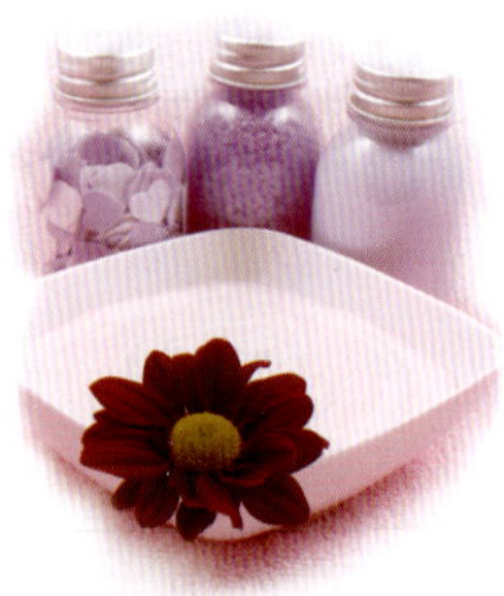

12

첨가물

1) 히아루론산

피부의 진피층에 존재하는 뮤코다당류의 핵심 추출물로 탄력섬유(엘라스틴)와 교원섬유(콜라겐) 사이에 존재하는 보습효과가 가장 뛰어난 성분이다. 히아루론산은 수분결합 능력이 뛰어나 피부의 수분을 증가시켜 촉촉하고 생기있는 피부로 가꾸어주며 진피 조직의 기능을 강화하고, 피부의 혈행을 촉진함으로써 영양공급, 노폐물의 제거가 원활하여 피부의 노화를 예방한다.

2) 비타민A

순수한 비타민A인 레티놀은 피부 깊숙이 침투해 새로운 세포가 생성될 수 있도록 하고, 멜라닌 세포를 체외로 배출시키는 등 화이트닝에 큰 역할을 한다. 또한 모공을 수축시키고 피부결을 부드럽게 한다.

3) 비타민C

피부 구성 단백질인 콜라겐의 합성을 촉진하고 색소침착의 원인인 멜라닌 색소의 합성을 억제해 피부를 맑고 아름답게 가꾸어 준다. 또한 항산화작용이 뛰어나 노화를 방지하는 효과가 탁월하다.

4) 비타민E

자외선이나 공해 물질로부터 피부가 손상되는 것을 막아주고 혈액순환을 개선해 화장수나 에센스에 많이 사용된다. 미백효과와 함께 항산화작용이 뛰어나 노화를 방지하고 산패를 막아 천연방부제로도 사용된다.

5) 엘라스틴

진피에 있는 신축성 있는 탄력 섬유 단백질로 처진 피부에 탄력과 생기를 부여하고 피부를 탱탱하고 윤기있게 유지시켜 준다. 엘라스틴은 자외선에 약해 자외선에 조사되면 쉽게 파괴되어 깊은 주름을 만들기 때문에 자외선 차단제를 매일 바르는 것이 중요하다.

6) 콜라겐

콜라겐은 섬유성 단백질로 세포와 세포사이를 연결하는 역할을 한다. 인체내에서 조직의 형태를 유지하는 기능을 수행하고 보습력이 뛰어나다. 섬유성 단백질로 피부를 부드럽게 하며, 주름생성을 억제하고, 재생을 촉진시켜 피부를 탱탱하게 가꾸어 준다.

7) 코엔자임 Q10

우리 몸속에 존재하여 세포의 에너지 생산을 촉진시켜 활성산소를 제거하는 조효소로서 코엔자임 Q10이 부족하면 여러 가지 기능에 지장을 일으켜 심부전, 퇴행성 뇌질환, 근육통, 만성치주염 등 다양한 질병을 유발한다고 알려져 있으며 특히 피부노화의 원인이 된다.

8) 글리세린

올리브 오일과 같은 식물성 오일에서 추출하는 성분으로 수분을 흡수하는 수분결합 능력이 탁월해 모이스처라이저에 주로 사용되는 보습제이고 피부가 수분을 유지 하도록 도와준다. 식물성 아카시아 등에서 추출된 것으로 화장품과 비누에 사용된다.

13 점증제

1) 쟁탄검

쟁탄검 : 3~5%

사탕수수에서 추출한 천연성분의 점증제로 온도에 따른 변화가 적어 젤화가 쉽게 일어난다. 찬물에는 잘 안풀려 시약용 스푼으로 덩어리를 풀어가면서 섞어주면 된다. 일단 물에 다 풀리기만 하면 점도가 금방 생기기 때문에 조금씩 첨가하면 점도를 조절하기가 편하다. 단점으로는 천연검이라서 미생물에 오염되기가 쉬워 화장품을 만들때에는 천연방부제인 비타민 E를 첨가하면 안정적으로 사용할 수 있다. 또한 크림이나 로션의 발림성을 높이기 위해 사용할 때는 마지막에 단계에서 소량만 첨가하는 것이 좋다.

2) 천연셀룰로오즈

천연셀룰로오즈(Hydroxyethyl Cellulose) : 0.5~1%

화장품의 점도를 높이고 발림성도 좋게하는 역할을 한다. 점도가 높은 성분으로 필름막 형성 능력이 좋으며 점착력을 높이고 화장품의 볼륨감과 매끄러움을 증대시키는 역할을 한다. 또한 기름때 주변에 콜로이드를 형성하여 때를 깨끗하게 제거하는 역할도 하며 필링제품에도 사용된다. 워터류의 온도를 40도 정도로 가열한 다음 셀룰로오즈를 첨가하여 섞은 후 2~3시간 정도 방치하면 젤화가 자연스럽게 일어난다.

3) 하이셀

하이셀 : 0.1~1%

식물에서 추출한 천연셀룰로오즈를 주원료로 한 분말 형태의 점증제로 워터에 하이셀을 첨가한 후 온도를 40~45도 정도로 가열하면 점도가 생긴다. 가열하지 않고 실온에서 하루 정도 두어도 젤화가 이루어지기는 하나 약하게 뭉쳐지듯이 젤이 형성되므로 가열하여 주는 것이 좋다.

4) 메칠셀룰로오즈

메칠셀룰로오즈(Sodium Carboxymethyl Cellulose=CMC) : 0.5~1%

찬 물에 섞으면 잘 풀리지 않고 덩어리로 뭉쳐지는 듯 하나 가끔 저어주면서 하루정도 실온에 두면 풀어져 젤이 형성된다. 점도는 잰탄검과 비슷하다. 빠른 점도 형성을 원하면 글리세린에 첨가해서 잘 섞어준 후 물을 조금씩 넣으면서 저으면 잘 풀어져 젤 상태가 된다.

5) 카보머

카보머 : 0.1~2%

잰탄검과는 달리 합성검으로 천연성분은 아니지만 일반적으로 화장품에 들어가는 점증제의 재료로 많이 사용되며 피부에 자극이 거의 없고 젤화가 잘 일어난다. 모든 재료를 다 넣은 후 마지막에 점도를 맞추어도 되지만 워터의 일부를 따로 계량하여 카보머를 섞은 후 점도를 조정하면서 다른 재료와 섞어주는 것이 좋다. 가열할 필요는 없지만 열을 가한 제품에 사용할때에는 60도 이하로 온도가 떨어졌을 때 첨가하는 것이 좋다. 소량으로도 젤 형성이 잘되며 에센스의 점도로는 0.2~0.3%정도가 좋다.

6) 카보폴 프리젤

카보폴 프리젤 : 1~50%

카보머를 미리 젤리상태로 만들어 놓은 것으로 용량조절하기가 쉽다. 워터에 5% 정도의 카보폴 프리젤을 첨가한 후 스푼으로 잘 풀어 준다. 카보머와 마찬가지로 가열할 필요가 없으며 60도 이하일 때 첨가하는 것이 좋다.

7) 젤라틴

젤라틴 : 0.2~0.5%

천연단백질인 콜라겐을 뜨거운 물로 처리하여 얻어지는 유도 단백질로써 주로 에센스 등 다소 묽은 제형의 제품에 사용되는 점증제이다. 물의 온도를 60도 이상 가열한 다음 1%정도의 젤라틴을 넣고 잘 녹인다. 녹은 수용액을 냉장보관하면 젤리 타입이 된다. 물에 젤라틴을 먼저 첨가 후 온도를 높혀서 녹여 사용하는데 작고 하얀 덩어리가 생기지 않도록 충분히 저어 주어야 한다.

TIP 젤화를 위해 점증제를 녹일 때에 강력한 블렌더로 돌리면 점증역할을 하는 연결고리를 끊어버리기 때문에 물처럼 풀어진다. 단, 화장품용 미니 블렌더를 잠깐만 사용하는 것은 괜찮다.
점증제는 종류에 따라 사용법이 다르므로 특성에 맞도록 구분하여 사용하는 것이 좋다.

14

알로에 베라(Aloe Vera)

1) 알로에 베라 겔의 점도를 유지하기 위해 점증제가 포함된 젤 타입

알로에 베라 겔에 Glyceryl Polymethacrylate를 첨가한 것으로 가열 하거나 첨가물을 넣은 후에도 젤 상태가 그대로 유지된다. 크림이나 로션류의 화장품을 만들 때 별도의 점증제 없이도 쉽고 편하게 만들 수 있다. 흔히 알로에 베라, 알로에 베라 겔, 알로에 베라 젤, 알로에 모이스트 등으로 불린다.

2) 알로에 베라 겔 99%에 천연방부제를 조금 첨가한 젤 타입

약간의 점도를 가지고 있으나 화장품을 만드는 과정에서 풀어지기 쉽다. 점성이 있는 화장품을 만들 때는 잿탄검 등의 점증제를 첨가하여야 한다. 알로에 베라, 알로에 베라 겔, 알로에 베라 젤 등으로 표기된다.

3) 액상타입(알로에 베라 겔과 증류수 1:1)

액상으로 플로럴워터처럼 사용되며 스킨이나 로션 크림의 워터류에 사용된다. 크림이나 로션과 같은 제형의 화장품을 만들때에는 점도를 위해 점증제를 같이 사용해야 한다. 알로에 베라, 알로에 베라 겔, 알로에 베라 워터, 알로에 베라 겐, 알로에 베라 쥬스 등으로 표기된다.

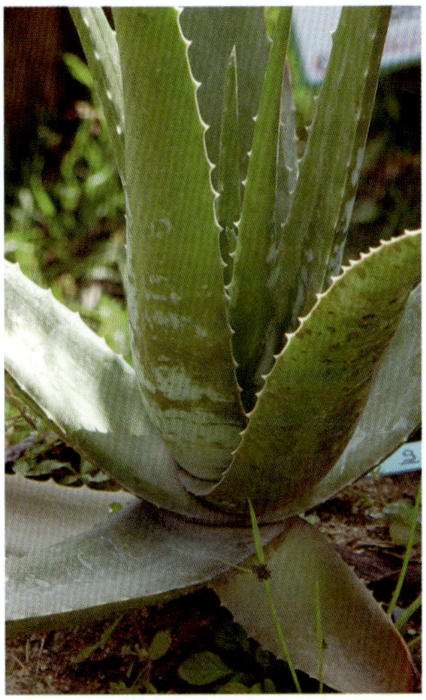

15

계면활성제

1) 계면활성제의 정의

계면활성제는 수용액 속에서 물질의 표면에 흡착하여 표면장력을 저하시키는 물질이다. 즉 물하고도 친하고 기름하고도 친한 성질을 가진 물질을 말한다. 천연 계면활성제로는 유카시데게라, 비누풀, 대두나 난황에서 얻어지는 레시틴 등이 있다. 계면활성제는 사용용도에 따라 유화제, 가용화제, 분산제, 세정제 등이 있다. 먼저 유화제는 크림이나 로션과 같이 물과 기름이 잘 혼합되도록 하는 물질로 올리브 유화 왁스, 칸데릴라 왁스 이멀시파잉 왁스, 몬타 왁스, 레시틴 등이 있다. 가용화제는 물에 녹지 않는 기름 등을 물에 잘 녹도록 하는 물질로 솔루빌라이저, 올리브리퀴드 등이 있다. 분산제는 파운데이션이나 마스카라 등에서 고체입자를 물에 균일하게 퍼질 수 있도록 분산시켜주는 물질이며 세정제는 비누와 같이 오염물질을 제거해주는 물질을 말한다.

2) 계면활성제의 분류

계면활성제는 물에 녹았을 때 이온화되는 것에 따라 이온성과 비이온성으로 분류되며 종류는 크게 4가지로 나뉜다.

① 음이온성 계면활성제 : 세정력이 좋고 거품이 잘나는 성질로 비누, 샴푸, 클렌징 폼 등에 많이 사용된다. LES, CDA SLS, SLES 등이 있다.

② 양이온성 계면활성제 : 살균 소독작용이 크고 정전기 방지작용이 있어 헤어린스나 헤어트리트먼트 등에 사용된다. 합성세제의 주원료인 ABS가 있다.

③ 양쪽성 계면활성제 : 세정력과 거품성은 약하지만 피부에 대한 안전성이 뛰어나서 저자극샴푸나 베이비샴푸 등에 많이 사용된다. 코코베타인, 애플워시 등이 있다.

④ 비이온계성 계면활성제 : 기포성은 좋지 않으나 세정력을 높고 피부자극이 적어서 가용화제, 유화제 등으로 많이 사용된다.

TIP 피부자극은 양이온성 〉음이온성 〉양쪽성 〉비이온성 순이고, 세정력은 음이온성 〉양쪽성 〉양이온성, 비이온성이다. 순식물성 음이온 계면활성제로는 LES, ALS, DLS 등이 있다. 인체에 유해하지 않으며 자연상태에서 빠르게 분해되므로 천연샴푸를 만들 때 많이 이용된다. 석유부산물의 화학적인 합성으로 만들어진 음이온 계면활성제는 SLS, SLES, DEA가 있으며 강한 세정력이 있으나 피부자극이 심하고 잠재성 발암물질이면서 환경호르몬을 유발하는 물질로 알려져 있다.

16

허브 추출방법

허브의 유효성분을 추출하는 방법으로 인퓨전, 팅크쳐, 데콕션, 허브 식초 등이 있다.

인퓨전(infusion)은 식물성 오일에, 팅크쳐(tincture)는 알콜에, 데콕션(decoction)은 워터에, 허브 식초는 식초에 허브를 넣어 그 유효성분을 추출하는 방법이다.

1) 인퓨전(infusion)

허브를 식물성오일(호호바, 올리브, 해바라기씨유 등)에 일정기간 침출하여 지용성 유효성분을 추출하는 방법으로 항염증 작용과 항진균 작용이 뛰어나며 상처난 피부나 점막을 치유하고 보호하는 작용이 있다. 특히 아토피용 제품을 만들 때 많이 사용되는 카렌듈라는 유효성분을 인퓨즈드 방식으로 많이 추출한다.

① 카렌듈라 허브를 유리병의 1/3~1/2 정도 채워준다. 생 허브의 경우 수분이 함유되어 있어 산패되기 쉽기 때문에 건조허브를 많이 사용한다.

② 호호바오일을 허브가 오일에 완전히 잠기게 가득 부어준다. 잠기지 않고 위쪽에 허브가 떠있으면 곰팡이가 생길 수 있다.

③ 오일의 온도가 높아져 유효성분의 추출이 더 잘 되도록 하기 위해 햇볕이 잘 드는 곳에 두고 수시로 흔들어 주면서 2주간 숙성시킨다.

④ 2주 숙성 후 체나 커피필터, 거즈 등으로 거른다.

⑤ 깨끗하게 거른 오일을 소독한 용기에 담아 냉장보관 한다.

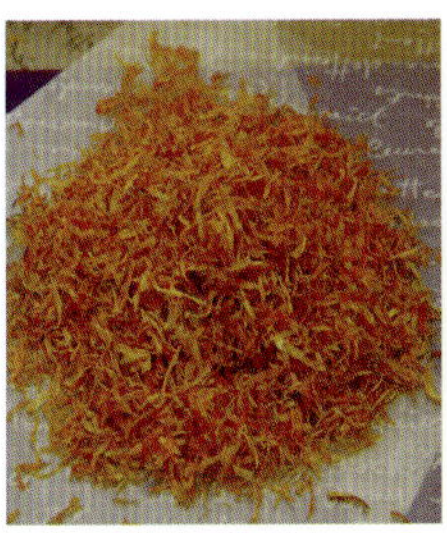
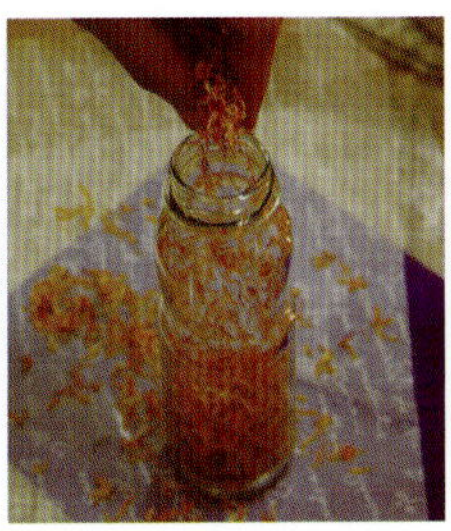
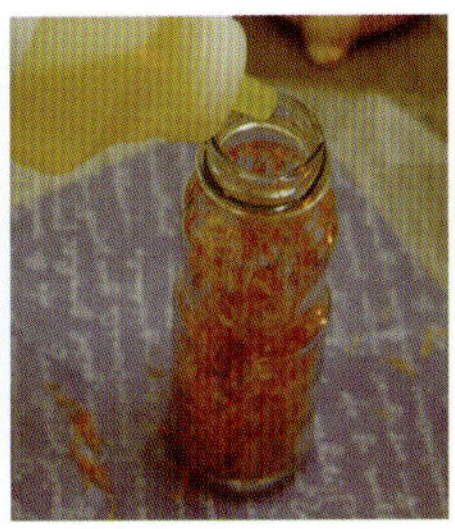
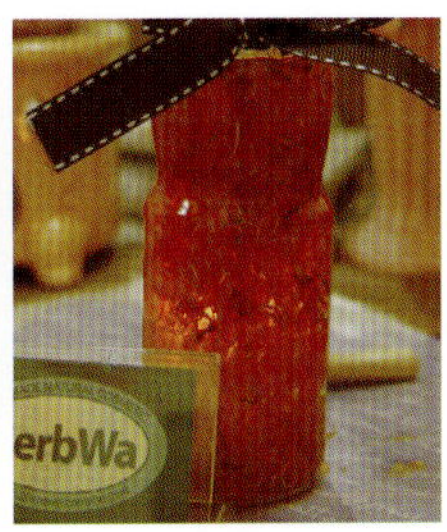

2) 팅크쳐(tincture)

알콜에 담가 허브의 유효성분을 추출해 내는 방법으로 허브의 수용성 성분과 지용성 성분을 모두 추출할 수 있다. 사용하는 알콜은 소주, 청주, 백포도주, 보드카, 에탄올 등이 있다.

① 보드카, 에탄올 : 알콜도수 40~90도에서 허브의 유효성분 추출이 가장 잘 된다. 그러나 피부에 자극이 많으므로 화장품을 만들 때는 희석해서 사용하는 것이 좋다. 레몬이나 허브 잎 등을 이용한 제품을 만들 때 가장 많이 사용한다.

② 소주 : 알콜도수 22~30로 추출하고자 하는 허브가 건조한 상태일 때는 25도 전후의 일반소주를 사용한다. 단, 과일이나 야채 등 물기가 많은 재료일 때에는 30도 정도의 과실주용 소주를 사용하는 것이 좋다.

③ 청주, 백포도주 : 알콜도수 10~14로 자체에 천연분해효소들이 많아 각질제거, 미백효과, 유연효과와 수렴효과를 얻을 수 있다. 그러나 추출효과는 적다. 생녹차잎은 과실주용 30도 정도의 소주를 5~10% 정도의 비율이 좋고, 건 녹차잎은 2~3% 정도를 넣는 것이 적당하다.

만드는 방법

1 유리병을 소독한다.

2 유리병에 레몬이나, 허브 등 추출할 재료를 넣는다.

3 재료가 잠기도록 알콜을 부어준다.
건조하고 서늘한 장소에서 유효성분이 더 잘 우러나도록 수시로 흔들어준다.

4 한달 정도 숙성 후 고운 체, 커피 필터, 거즈 등으로 걸러준다.
완성된 팅크쳐는 알콜 함유량이 높기때문에 상온보관이 가능하다.

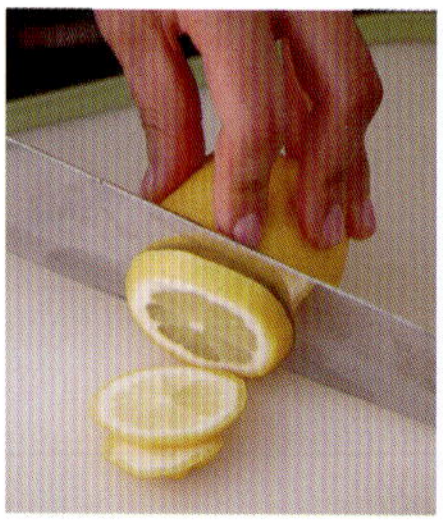
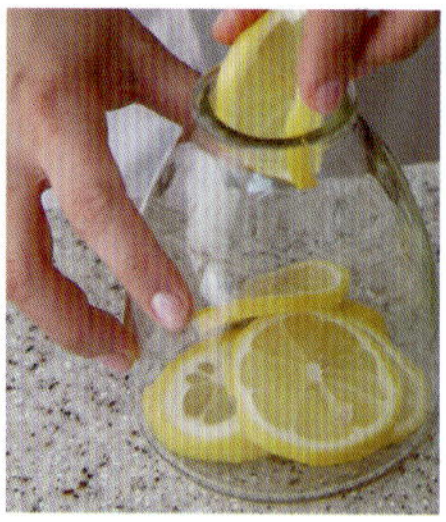
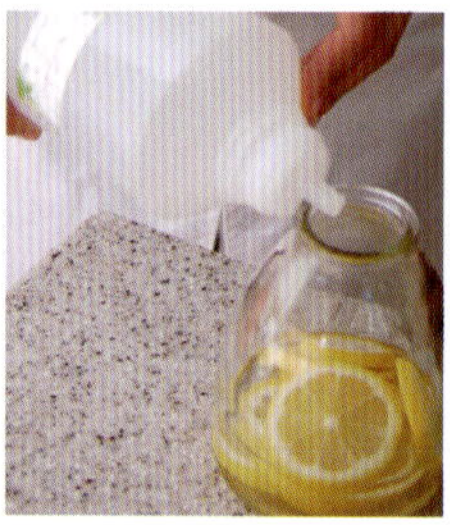
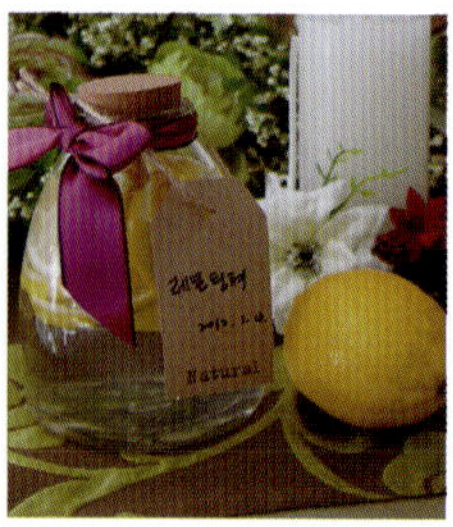

3) 데콕션(decoction)

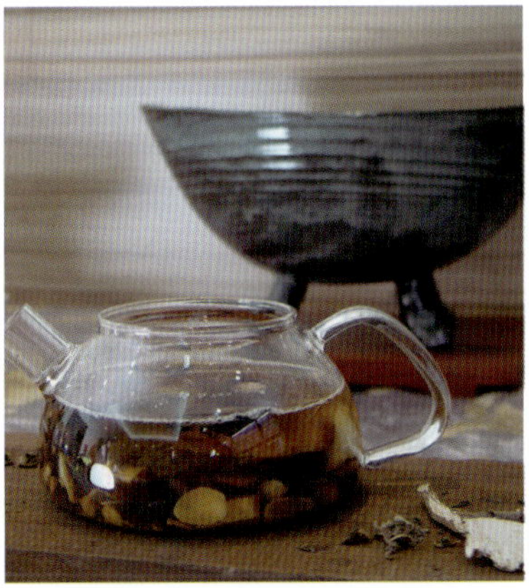

허브나 한방재료 등을 물에 넣고 끓여 유효성분을 추출해내는 방식이다. 허브추출 방식 중 가장 손쉬운 방법이지만 가열로 인해 재료의 유효성분을 파괴시킬 수 있고 지용성 성분은 추출이 잘 안되는 단점이 있다. 또한 인퓨젼이나 팅크쳐에 비해 보존기간이 짧다.

만드는 방법

1 한방재료나 허브를 용기에 넣는다.
2 끓인 정제수에 허브가 잠기도록 부어준다.
3 뚜껑을 닫고 10~20분 정도 방치한 후 허브를 걸러낸다.
4 유효기간이 짧으므로 냉장보관 하고 1주일~2주일 이내로 사용한다.
자몽씨추출물이나 로즈마리추출물을 첨가하면 보존기간을 늘릴 수 있다.

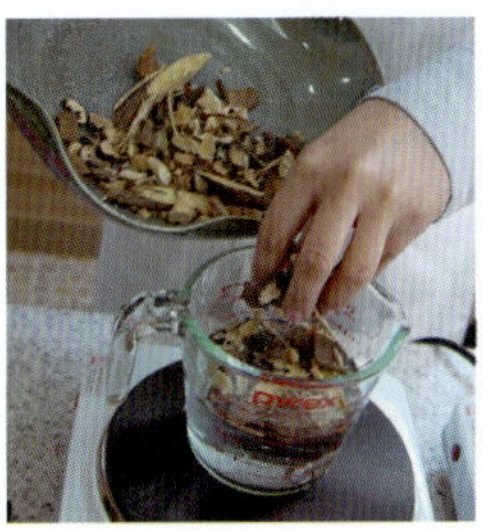

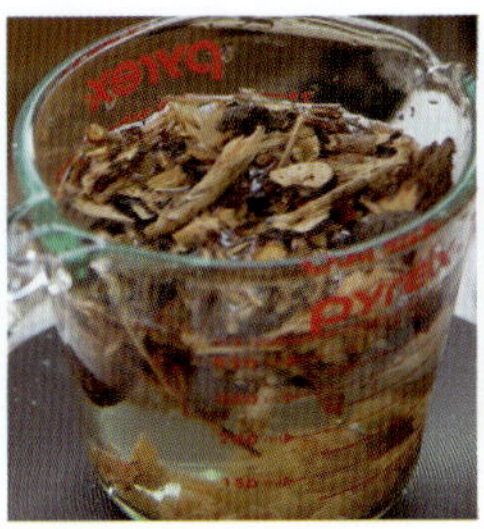

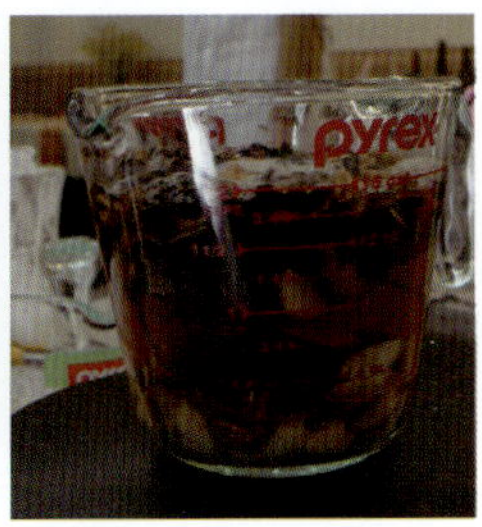

4) 허브식초

허브식초는 팅크쳐의 일종으로 식초를 용매로 사용한다.
수렴효과가 있는 아스트리젠트와 두피와 모발에 좋은 린스로 많이 사용된다.

만드는 방법

1 적당한 용기에 허브를 1/3정도 채우고 식초를 가득 부어준다.

2 뚜껑을 닫고 그늘지고 서늘한 곳에 보관하며 2주간 숙성시킨다.
한번 씩 병을 흔들어 유효성분의 추출되도록 한다.

3 2주 후에 허브를 깨끗하게 걸러내서 상온에서 보관하며 사용한다.

〈응용방법 1〉 – 허브식초 린스

샴푸 후 헹굼물에 20~30cc 정도의 허브식초를 부어 머리를 헹구고, 한번 더 헹구어 준다.

〈응용방법 2〉 – 아스트리젠트

① 로즈제라늄에센셜오일 1방울, 라벤더에센셀오일 2방울과 올리브퀴드 1g을 계량해서 잘 섞어준다.

② 로즈워터 40g, 라벤더워터 40g, 로즈마리식초 15g를 넣는다.

③ 글리세린 4g을 넣고 잘 섞는다.

④ 라벨링하고 냉장보관하여 사용한다.

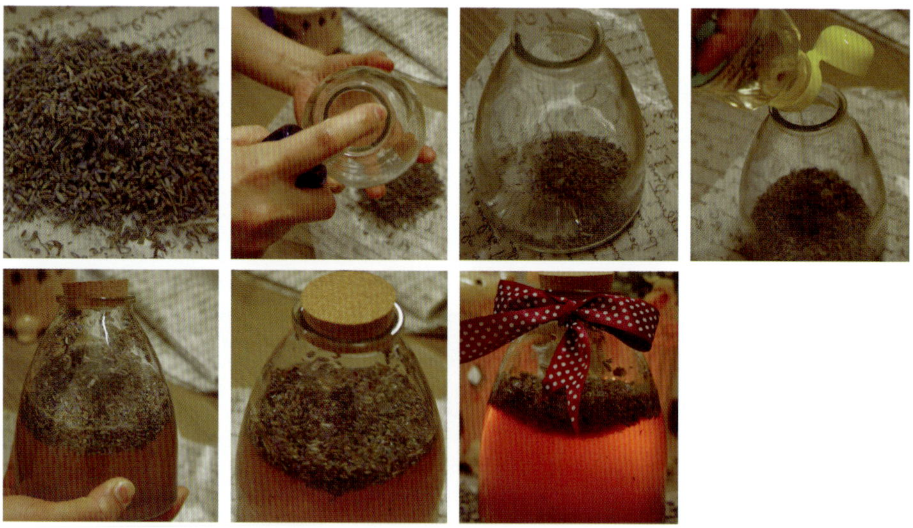

17

천연화장품 만들기 위한 필요한 도구들

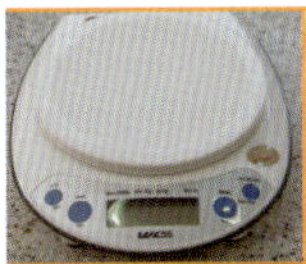

전자저울

1g~2kg, 최소 계량단위는 반드시 '1g'이하를 사용하는 것이 좋다. 매 계량시 정확한 측정을 위해 항상 '0'점에 맞추어 계량한다.

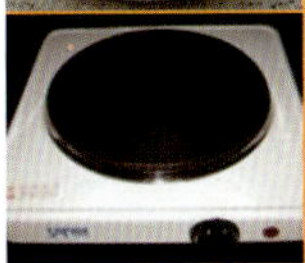

핫플레이트

가열하는 도구이다. 가열할 때 가스렌지로 중탕을 하거나 전자렌지를 이용해도 된다.

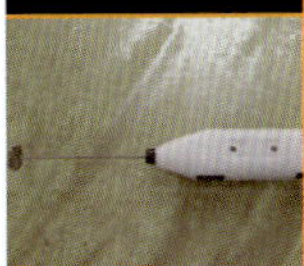

핸드블렌더

재료들을 섞거나 비누의 트레이스를 내는데 필요한 도구로 화장품용과 비누용으로 반드시 따로 사용하여야 한다. 가성소다나 가성가리가 묻은 비누용 블렌더로 화장품을 만들면 피부에 자극을 줄 수 있다.

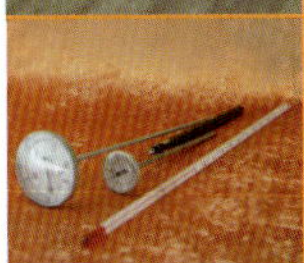

온도계

온도계도 화장품과 비누용으로 따로 사용하여야 한다. 온도를 확인하는 끝부분이 동그란 원형 온도계와 흔히 볼 수 있는 막대 온도계가 있다.

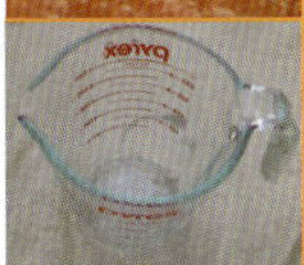

내열성 유리용기

흔히 '파이렉스'라 불리는 유리용기로 직접 가열해도 파손이 되지 않는 내열성 용기를 사용한다.

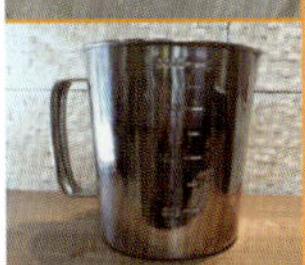

스텐레스컵

내열성 유리용기와 마찬가지로 화장품을 만들 때 재료들을 섞거나 직접 가열하기 위한 도구이다. 가열시 유리용기에 비해 온도가 빨리 올라가는 장점이 있다.

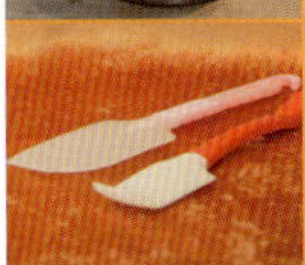

실리콘주걱

흔히 '알뜰주걱'이라 불리는 도구로 재료들을 남김없이 긁어 낼 수 있다. 크기가 다른 두 개를 작은 것은 화장품용, 큰 것은 비누용으로 반드시 구분해서 사용한다.

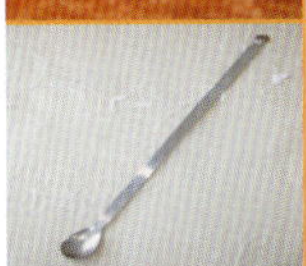

시약스푼

'계량스푼' 또는 '시약스푼'이라 불리는 도구로 재료를 섞거나 소량의 재료를 첨가할 때 편리하다. 양쪽에 크기가 다른 스푼이 달려있으며 큰 스푼으로 한스푼은 1g 내외, 작은스푼은 0.1~0.13g 정도가 된다.

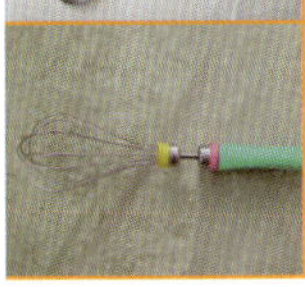

거품기

화장품을 만들 때 물과 기름을 섞어 유화를 시킬 때 사용하는 도구로 핸드블렌더와 번갈아 사용한다. 특히 화장품을 만들때는 가능하면 블렌더 보다는 거품기로 저어주는 것이 질감이 좋다.

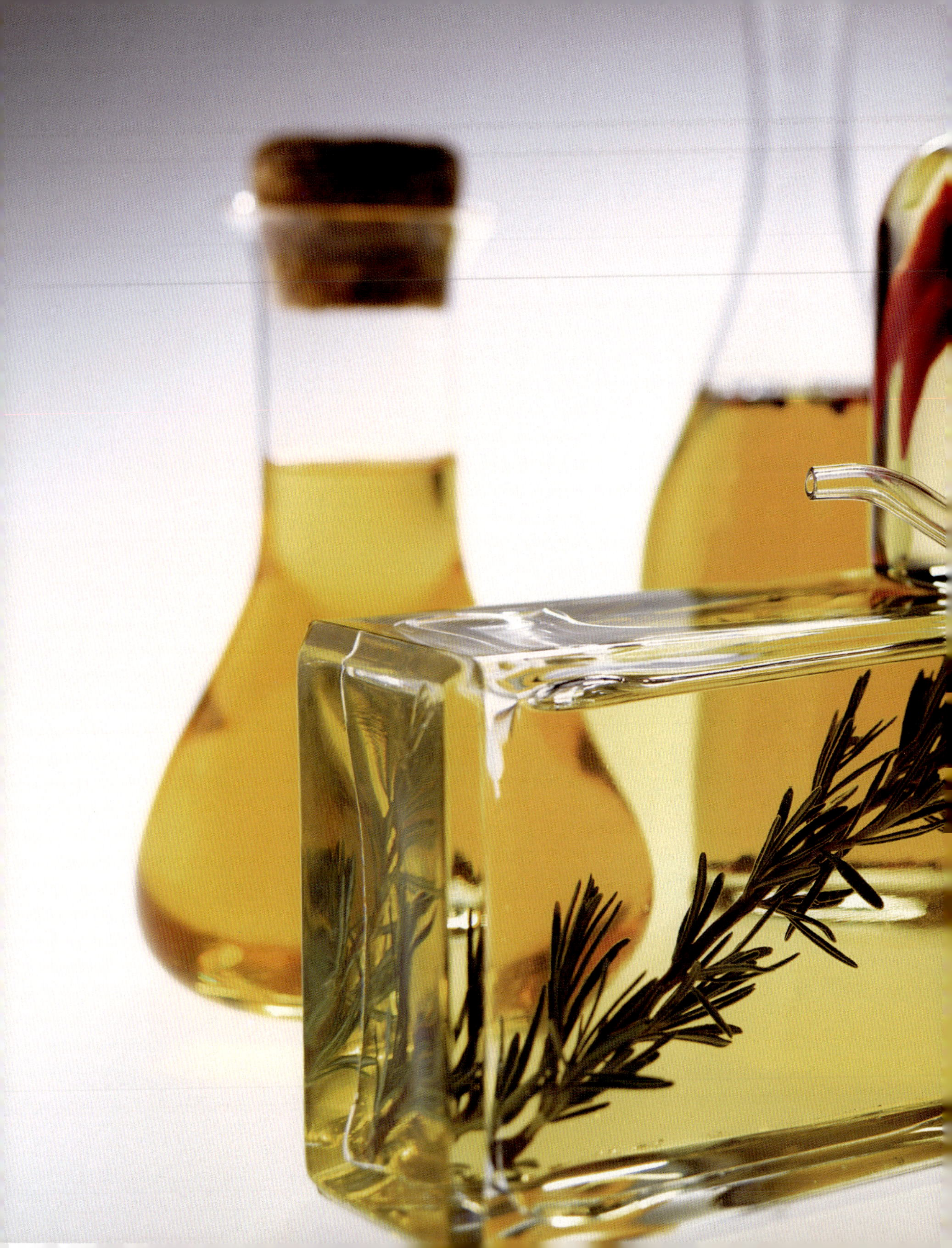

제 2 편

스킨·로션 만들기

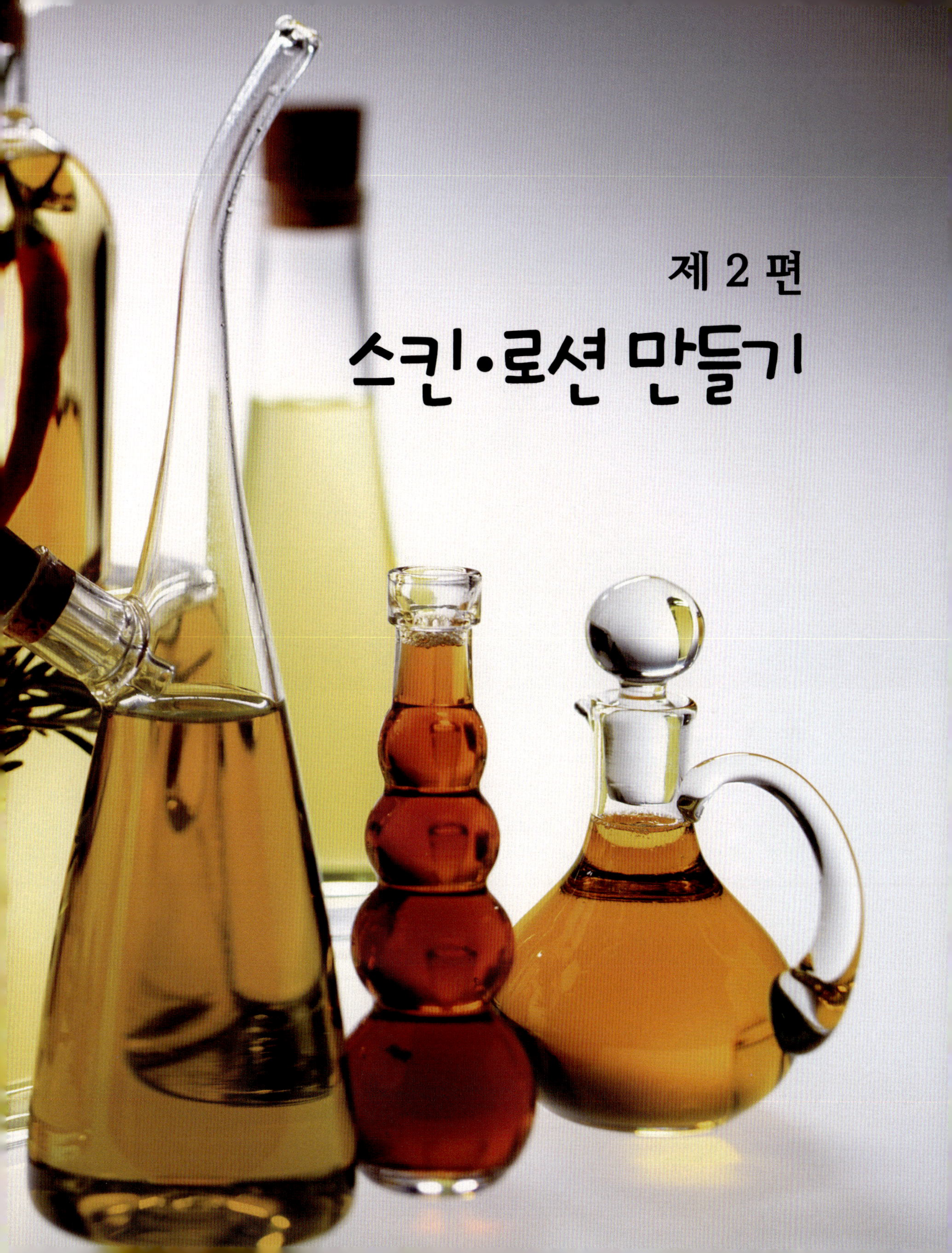

핸드로션

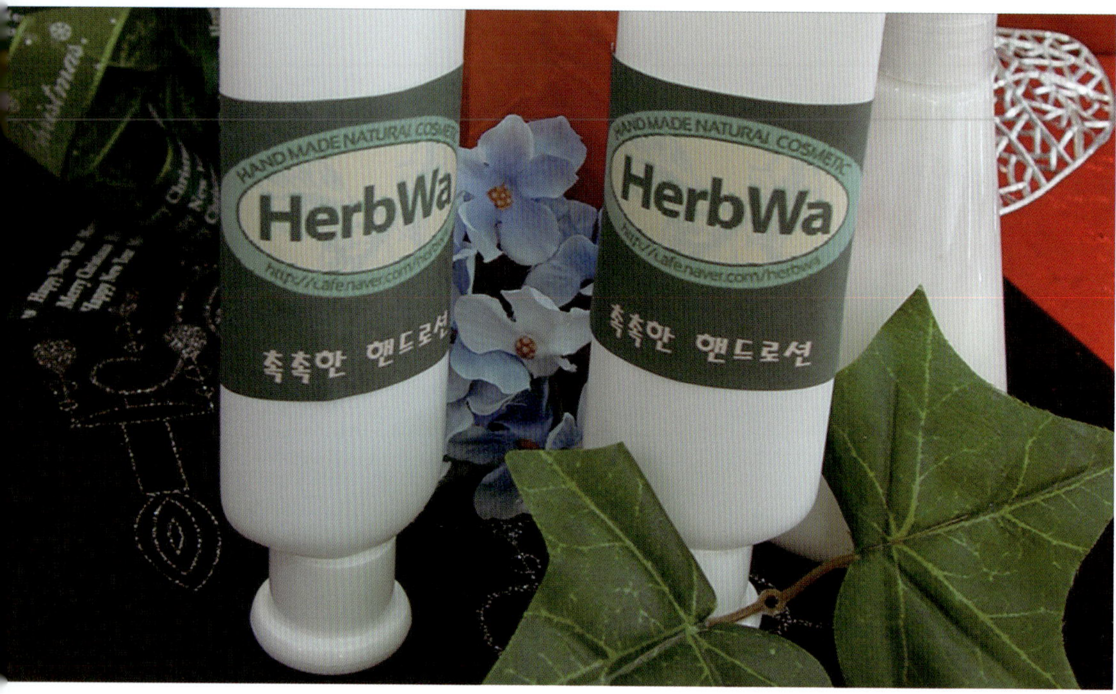

사용 재료

워터류 : 로즈워터 30g, 라벤터워터 25g

오일류 : 올리브오일 10g, 로즈힙 5g, 시어버터 5g, 호호바 6g

유화제 : 올리브유화왁스 6g

첨가물 : 글리세린 4g, 히아루론산 3g, 비타민E 1g

에센셜오일 : 로즈제라늄 4방울, 일랑일랑 4방울, 라벤더 4방울

Tip

좋은 핸드로션의 조건

향이 은은하게 오래가야 한다.

발림성이 좋아야 한다 - 호호바 오일은 피지와 유사한 구조로 이루어져 피부친화성이 매우 뛰어나다.

끈적임이 없어야 한다.

보습력이 좋아야 한다.

만드는 방법

1 오일류와 유화제를 계량하여 70도 정도로 가열한다.

2 워터류도 70도 정도의 온도로 가열한다. – 계열의 온도가 비슷해야 유화가 잘 일어난다.

3 오일에 로즈워터를 넣고 한 방향으로 젓는다. – 가급적이면 핸드블렌더를 사용하지 않고 손으로 젓는 것이 질감이 좋다.

4 온도가 40도 미만이 되면서 유화가 진행되면 에센셜 오일과 첨가물을 넣어서 섞는다. – 온도가 너무 높으면 향이 빨리 증발되므로 40도 정도로 낮아진 후 첨가한다.

5 에탄올로 소독한 용기에 담아서 냉장보관 한다. – 제품명, 제조일자, 첨가된 에센셜 오일을 적어 라벨링 한다.

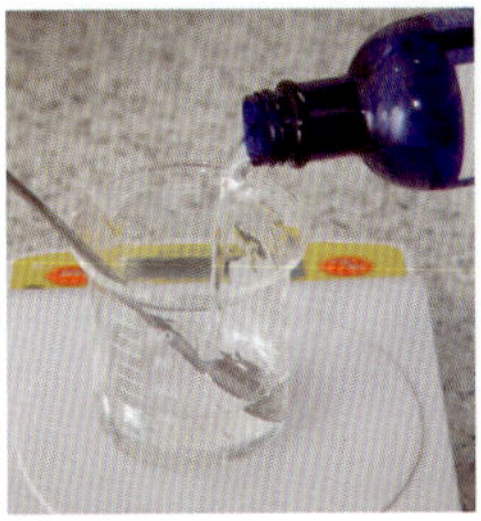
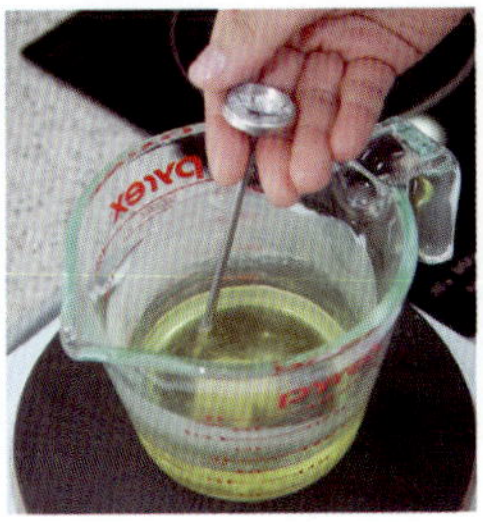
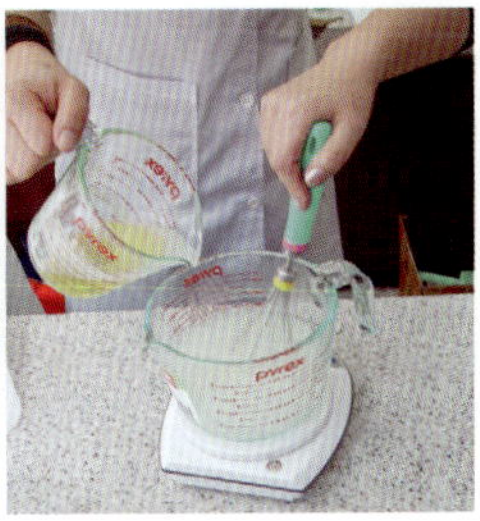
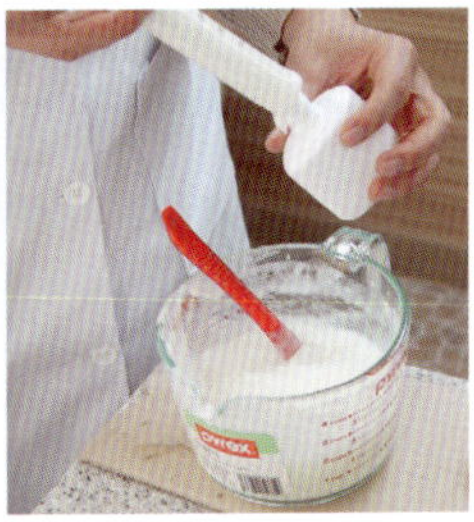

Tip

화장품을 만들 때 가장 만들기 까다로운 제형이 바로 로션타입이다.
로션타입의 화장품은 크림타입에 비해 농도가 묽어서 유화시키는 동안 유층과 수층이 분리되는 현상이 자주 발생한다. 이러한 현상이 일어나지 않게 하려면 유층과 수층의 온도가 70도 정도로 비슷할 때 혼합하는 것이 좋다.
로션타입의 화장품을 만들때는 유층(오일)을 10~15%정도, 수층(물)을 80~85%, 유화제를 3~5% 정도의 비율로 하는 것이 가장 이상적이다. 유층에 수층을 붓는 것이 유화가 잘 일어난다.

2

메이크업베이스 겸용 썬로션

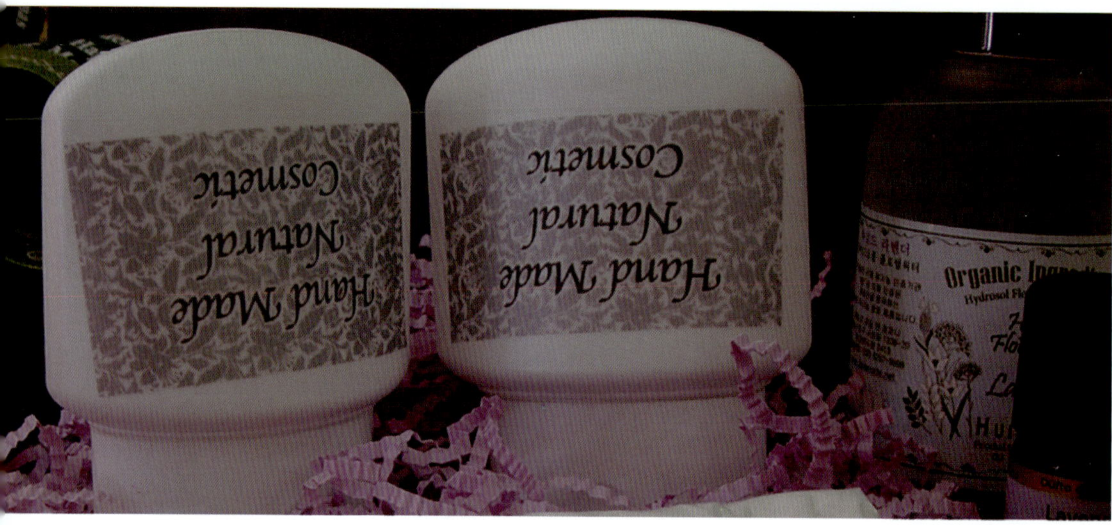

••• 자외선도 차단하면서 메이크업베이스까지 겸할 수 있는 로션이다. 티타늄디옥사이드를 사용해 자외선을 차단하고 피부톤을 한층 밝게 보이게 하는 효과도 얻을 수 있다.

사용 재료

워터류 : 캐모마일워터 45g, 라벤터워터 20g

오일류 : 호호바 5g, 시어버터 2g, 올리브유 6g

유화제 : 올리브유화왁스 5g

첨가물 : 티타늄디옥사이드 2g, 비타민E 1g, 디메치콘 1g

에센셜오일 : 로즈제라늄 3방울, 라벤더 2방울

Tip

캐모마일워터는 트러블을 완화시키는 효과가 좋아 아토피로션이나 크림에 많이 쓰이고 민감한 피부나 햇볕에 그을린 피부를 진정시키는데 좋으며, 라벤더워터는 자외선에 과도하게 노출된 피부의 화끈거리는 열감을 줄여주는데 탁월한 효과가 있다. 올리브오일과 시어버터는 자외선 차단 기능을 갖고 있어 티타늄디옥사이드의 양을 줄이면서 효과적인 자외선 차단제품을 만들 수 있어 썬제품에는 필수적으로 들어가는 오일이다. 그밖에 천연성분으로 자외선 차단효과를 가진 다른 재료로는 아보카도오일, 알로에베라겔, 검은참깨오일, 감초추출물, 상백피추출물 등이 있다.

만드는 방법

1 내열용기에 워터류를 계량하여 가열한다.

2 내열용기에 오일류와 유화제를 계량하여 가열한다.

3 가열하면서 온도가 70도 정도가 되면 워터류를 10ml정도 남겨두고 오일류가 담긴 용기에 넣고 잘 섞어준다(가열온도는 만드는 사람마다 조금씩 다른데 너무 낮은 온도가 아니라면 오일계열과 워터계열의 온도차가 10도 이내이면 유화가 일어나는데 문제가 없다).

4 유화가 어느 정도 일어나 생크림 정도의 점도가 되면 남겨둔 워터에 티타늄디옥사이드를 넣고 따로 녹인 후 유화된 제품에 첨가한다(티타늄디옥사이드를 가루상태로 넣어도 되지만 녹지않고 남는 덩어리가 생길 수 있으므로 녹여서 넣는것이 좋다).

5 나머지 첨가물(비타민E, 디메치콘)을 첨가하고 온도가 40도 이하로 떨어지면 에센셜오일(로즈제라늄, 라벤더)을 넣고 섞는다.

6 소독한 용기에 넣어 라벨링 한 다음 냉장보관 하고 3개월 내로 사용한다.

Tip

SPF(sun protection factor 자외선 차단지수)는 UVB를 차단하는 지수이다. 평상시에는 SPF15정도를 사용하고, 여름철 야외활동이나 스키장 등에서는 SPF30 이상을 여러 번 덧발라 주는것이 좋다.
티타늄디옥사이드는 UVA, UVB 산란효과가 있는 광물의 일종으로 자외선차단에 가장 핵심적인 역할을 하는 성분이다. 자외선을 차단하는 효과가 높고 발한을 억제해 피부에 투명감을 부여한다. 산화 아연과 함께 사용하면 자외선 차단지수(SPF)가 더 높아지지만 티타늄디옥사이드만으로도 일반 생활자외선은 차단할 수 있다. 여름철에는 총량의 10~15%정도, 겨울철에는 2%~3% 정도 넣은 것이 좋다. 집에서 쓰지 않는 파우더가 있으면 총량의 3%정도 첨가하면 메이크업베이스 겸용으로 사용가능하다.

3

튼살예방 바디로션

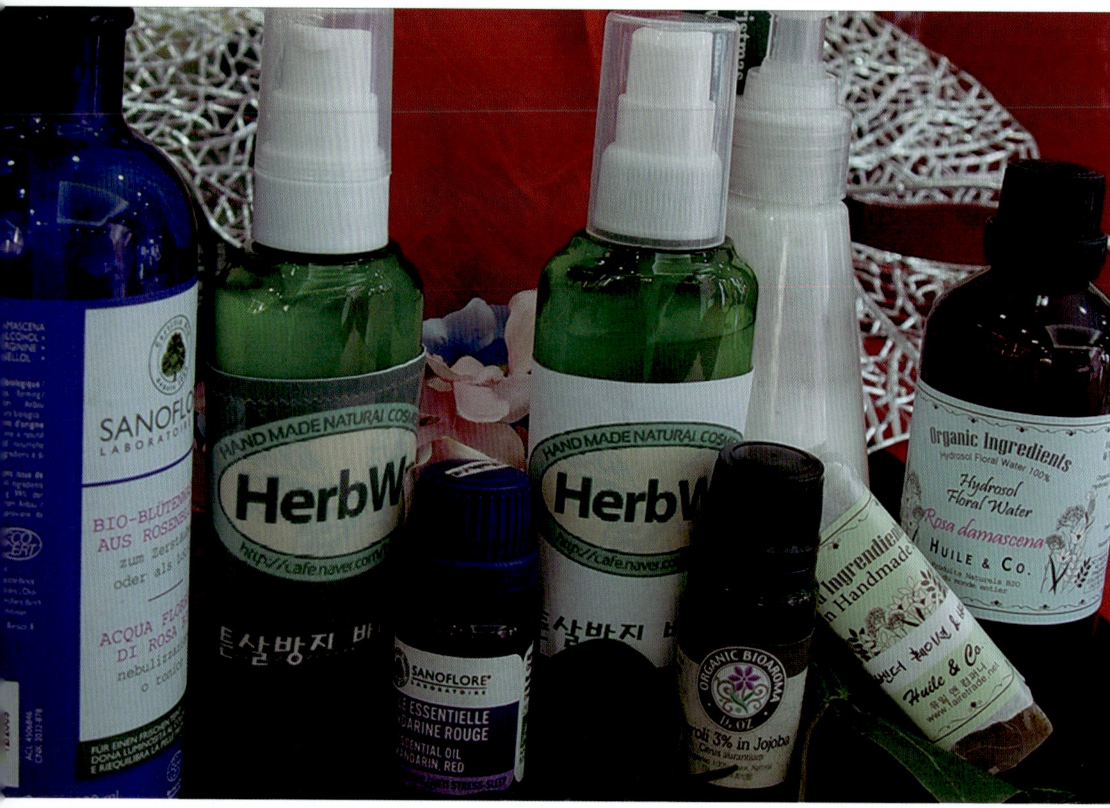

••• 튼살예방용으로 만든 피부재생력이 좋은 로션으로 임산부나 성장기 청소년이 사용하면 좋다. 임산부용은 아로마 에센셜오일은 첨가하지 않는 것이 좋다. 청소년들이 사용할 때는 재생에 좋은 라벤더와 만다린을 각10방울씩 첨가하면 된다.

사용 재료

워터류 : 네롤리워터 160g

오일류 : 호호바 15g, 에뮤 10g, 시어버터 8g, 스윗아몬드 7g

유화제 : 올리브유화왁스 10g, 세틸알콜 2g

첨가물 : 히아루론산 4g, 글리세린 5g, 스쿠알렌 3g, 비타민E 2g

에센셜오일 : 라벤더 10방울, 만다린 10방울(임산부는 에센셜오일을 첨가하지 않는 것이 좋다)

만드는 방법

1 워터류를 계량하여 가열한다.

2 오일류와 유화제를 계량하여 가열한다.

3 가열하면서 온도가 70도 정도가 되면 워터류를 오일류에 천천히 부으면서 섞는다.

4 유화가 어느 정도 일어나 생크림 정도의 점도가 되면 나머지 첨가물을 첨가 한다.

5 청소년용은 온도가 40도 이하로 떨어지면 에센셜오일을 넣고 섞는다.(임산부는 만다린 에션셜 오일만 사용한다.)

6. 소독한 용기에 넣어 라벨링 한 다음 냉장보관 하고 3개월 사용한다.

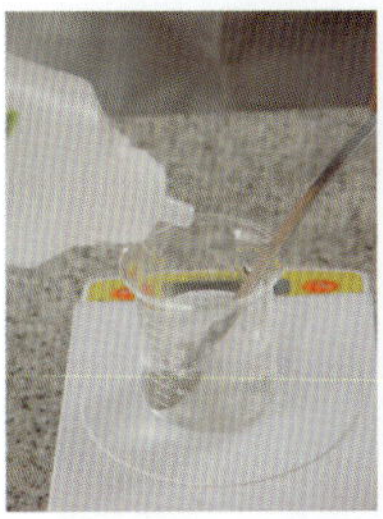
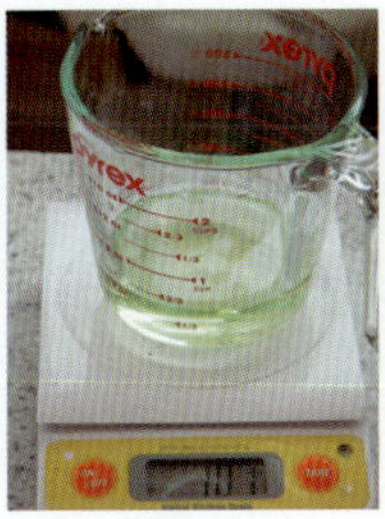
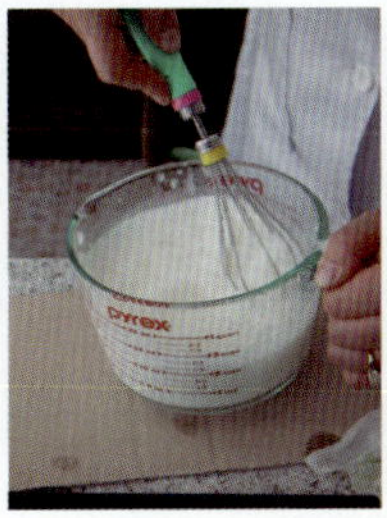
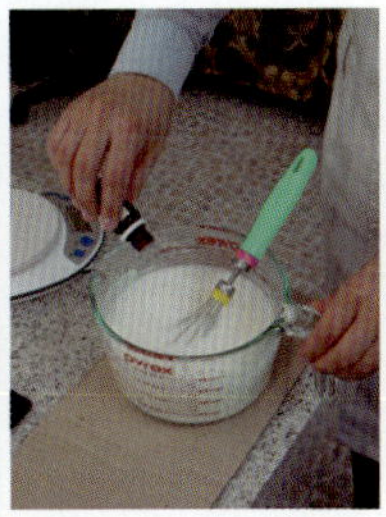
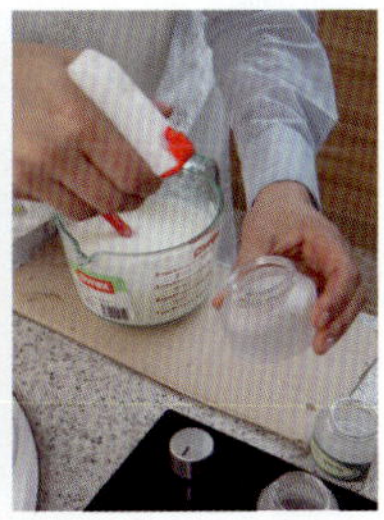

Tip

오일들만 블렌딩해서 튼살방지 마사지오일로 사용해도 된다.
임신중에는 에센셜오일을 사용하지 않는다. 일반적으로 임신5개월 지나면 괜찮다고는 하지만 특수한 목적이 아니라면 가급적 사용하지 않는 것이 좋다.
플로럴워터는 에센셜오일을 추출하면서 만들어지는 수용액으로 허브의 유효한 성분이 물속에 녹아 있어 에센셜오일과는 다른 효능이 있다. 임신중에 사용해도 가장 안전한 허브인 네롤리워터를 사용하였으며 플로랄워터 대신 증류수를 사용해도 된다.
호호바오일 인간의 피지와 구조가 비슷하여 피부친화력이 높고 피부건조와 노화를 방지하고 보습작용이 탁월하며 세포재생을 촉진시키는 역할을 한다.
에뮤오일은 햇볕에 의한 화상에서부터 타박상까지 폭넓게 사용되며 항염증작용, 보습, 상처치유작용이 뛰어나다. 특히 여드름 흉터, 아토피성 피부염, 건선, 튼살예방 효과가 뛰어나다.
스윗아몬드 오일은 흡수력이 좋고 습진, 건성피부, 건선 등에 효과적이며 보습력이 뛰어나다.

4

여드름 로션

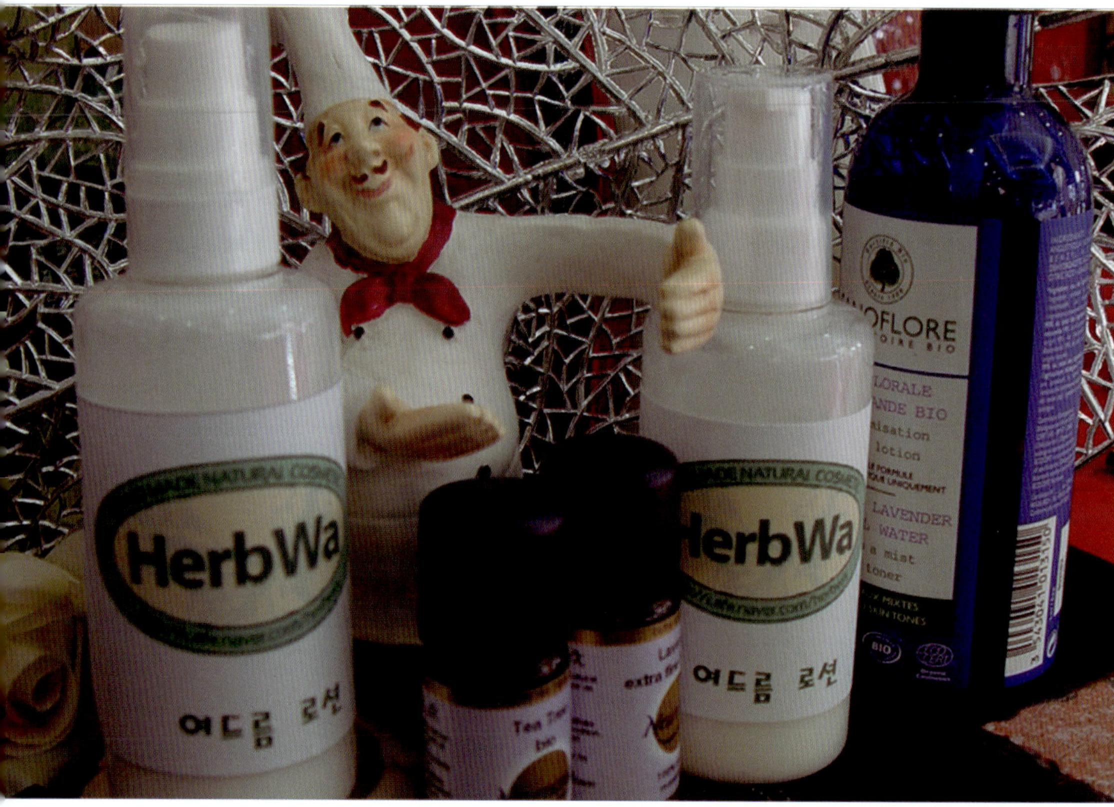

••• 여드름이라고 피부에 아무것도 바르지 않으면 피부가 건조해지고 보습이 되지않아 오히려 피지선을 자극하여 더욱 피지분비가 많아진다. 따라서 피부내부는 매우 건조하고 피부표면은 피지가 많이 분비되어 번들거리고 모공을 막아 여드름을 악화시키게 된다. 수분을 공급하고 피지분비를 억제하며 수렴효과가 있는 산뜻한 여드름 로션을 만들어 보자.

사용 재료

워터류 : 라벤더 80g, 위치헤이즐 10g

오일류 : 호호바오일 5g, 에뮤오일 3g, 해바라기오일 3g

유화제 : 올리브유화왁스 5g, 세틸알콜 2g

첨가물 : 녹차추출물 3g, 히아루론산 3g, 글리세린 2g, 판테놀 1g, 비타민E 1g

에센셜오일 : 티트리 4방울, 라벤더 2방울, 쥬니퍼베리 2방울

만드는 방법

1 워터류를 계량하여 가열한다.

2 오일류와 유화제를 계량하여 가열한다.

3 가열하면서 온도가 70도 정도가 되면 워터류를 오일류에 천천히 부으면서 섞어준다.

4 유화가 어느 정도 일어나 생크림 정도의 점도가 되면 나머지 첨가물을 첨가 한다.

5 온도가 40도 이하로 떨어지면 에센셜 오일을 넣고 섞는다.

6 소독한 용기에 넣어 라벨링 한 다음 냉장보관 하고 3개월 사용한다.

Tip

라벤더 워터는 모든 피부에 적합하며 보습, 진정효과가 있다. 특히 여드름피부의 상처에 재생효과가 좋다.
위치헤이즐 워터는 수렴효과가 뛰어나고 지성피부나 염증성 피부에 좋으며 아스트리젠트 효과도 있다.
에뮤오일은 인간의 피부지방성분에 함유되어 있는 물질인 트리글리세라이드가 100%로 이루어져 있으며 올레인산이 풍부해 흡수력이 매우 좋은 오일로 항염증효과, 보습효과, 여드름 흉터나 튼살에 좋은 오일이다.
해바라기오일은 진정효과가 있고 여드름을 유발하지 않는 오일로 피부보호막을 형성한다.
티트리는 항진균, 항염증 효과가 탁월하여 여드름, 화상, 습진, 비듬 등에 효과가 좋다.
라벤더는 허브의 여왕으로 불리며 진정, 재생, 중화작용이 있다.
쥬니퍼베리는 지성피부에 좋으며 해독작용, 진정작용이 있다.

5

토마토 화이트닝 로션

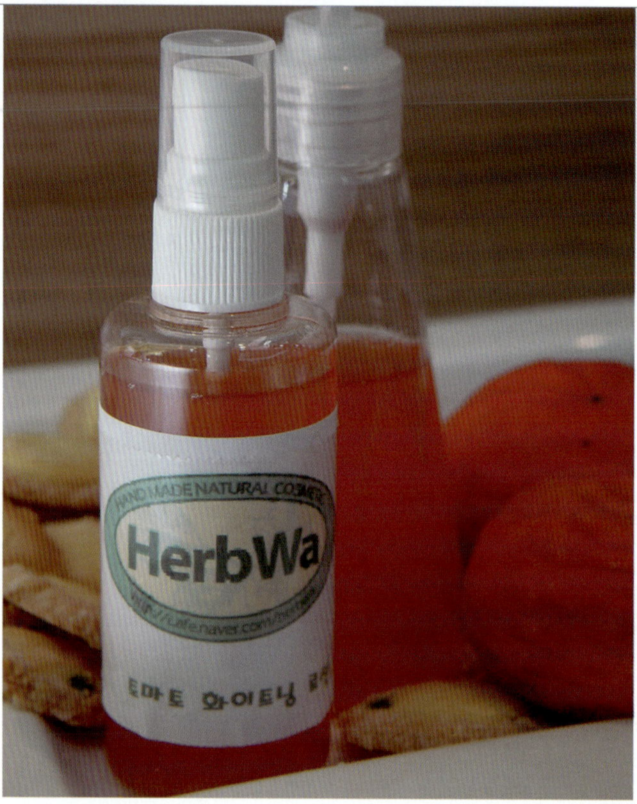

••• 토마토는 비타민, 미네랄, 구연산이 풍부하여 보습력과 항산화력이 좋고 미백작용이 뛰어나다. 특히 토마토는 붉은 빛깔을 내는 리코펜 성분이 많이 함유되어 있어 자외선과 유해산소에 의한 피부노화를 예방해준다.

사용 재료

워터류 : 로즈워터 40g, 네롤리워터 35g

오일류 : 호호바오일 8g, 로즈힙 5g, 에뮤오일 3g

유화제 : 올리브유화왁스 6g

첨가물 : 토마토추출물 5g, 히아루론산 2g, 글리세린 3g, 비타민E 1g

에센셜오일 : 제라늄로즈 2방울, 라벤더 2방울

만드는 방법

1 워터류에 토마토추출물을 넣고 60~70도로 가열한다.

2 오일류와 유화제를 60~70도로 가열한다.

3 두 재료의 온도차가 10도 이내로 비슷해지면 워터류에 오일류를 붓고 섞는다.

4 유화가 일어나면 나머지 첨가물을 넣는다.

5 온도가 40도 이하로 떨어지면 에센셜 오일을 넣고 가볍게 섞는다.

6 에탄올로 소독한 용기에 담고 라벨링 한 후 냉장보관 한다.

Tip

로즈 워터는 진정작용이 뛰어나고 건조하고 거친피부에 영양과 수분을 공급해 매끄럽고 생기있는 피부로 되돌려 준다. 모든 피부타입에 잘 맞고 특히 염증성, 민감성 피부에 좋다.

네롤리 워터는 피부에 탄력을 회복시켜주며 건조하고 민감한 피부, 노화피부에 좋다.

로즈힙 오일은 비타민 A, C, E가 풍부하며 주름을 개선하고 화상, 습진, 흉터 치료에 사용된다. 특히 세포재생과 콜라겐 생성에 효과가 있어 아이크림, 노화피부에는 꼭 사용하는 오일이다.

보통은 유화시 오일류에 워터류를 붓지만 워터류에 오일류를 부어 유화를 시키게 되면 훨씬 뛰어난 보습력과 산뜻한 발림성의 특징을 가질 수 있으나, 유화가 잘 일어나지 않는 단점이 있다.

6

제라늄 보습 로션

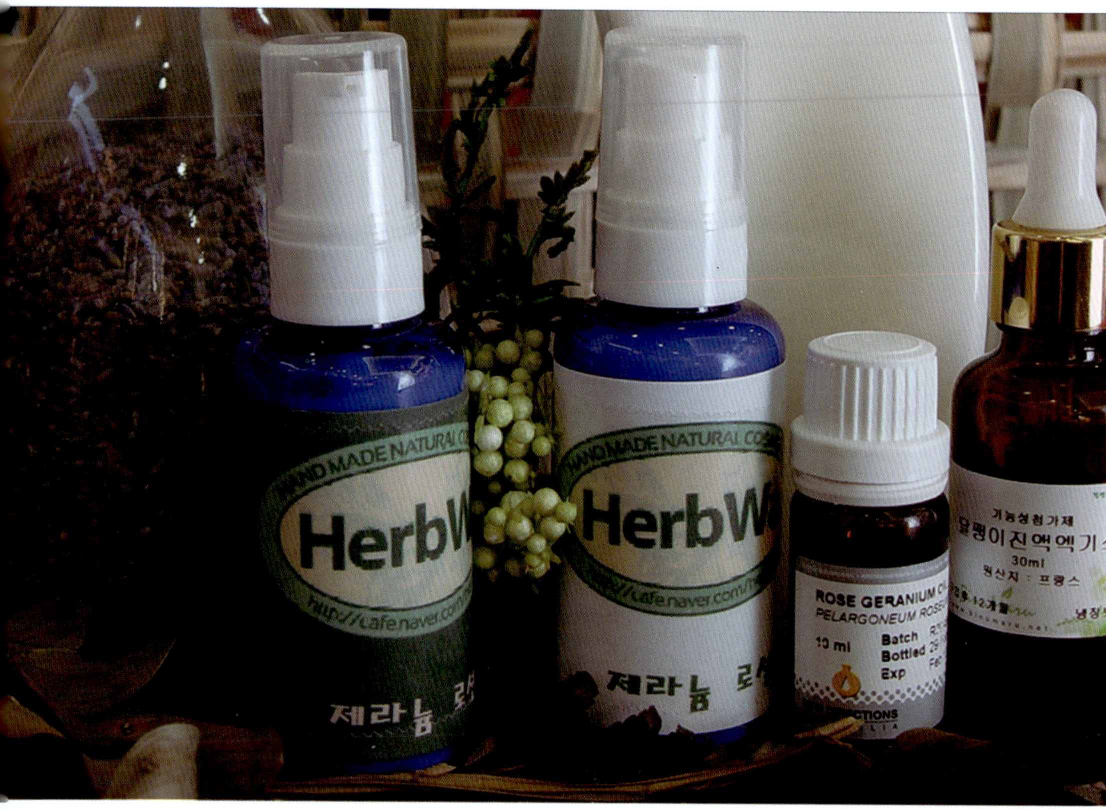

••• 피부가 건조하고 푸석푸석 해졌다면 제라늄 로션을 사용해 보자. 제라늄 로션은 수분을 공급하고 콜라겐 생성을 도와 피부를 윤기있게 가꾸어준다. 순하고 부드러워 바르는 느낌도 상당이 좋은 로션이다.

사용 재료

워터류 : 로즈워터(또는 증류수) 75g

오일류 : 호호바오일(비정제, 골드) 10g, 스윗아몬드 7g

유화제 : 올리브유화왁스 6g

첨가물 : 콜라겐 3g, 히아루론산 3g, 글리세린 3g, 비타민E 1g

에센셜오일 : 제라늄로즈 3방울, 라벤더 3방울

만드는 방법

1 용기에 오일과 유화제를 담고, 다른 용기에는 워터를 계량해서 둘다 60~70도 정도로 가열한다. 대부분의 유화제(올리브유화왁스, 몬타왁스, 이멀시파잉왁스 등)는 60도 정도가 되면 녹는다. 유화제가 녹으면 가볍게 흔들어 완전히 녹인다.

2 오일류와 워터의 온도가 60~70도 정도 되면 오일류에 워터를 부어서 섞는다.

3 에센스보다 조금 묽은 정도의 점도가 되면 첨가물을 모두 넣고 가볍게 섞는다.

4 온도가 40도 정도로 떨어지면 에센셜 오일을 넣고 다시 한번 더 저어준다.

5 완성된 로션은 냉장고에 바로 넣지 말고 상온에서 반나절 정도 숙성시킨 후 냉장보관 한다. 로션의 온도가 내려가면서 점도가 조금씩 올라가서 원하는 점도가 완성된다.

Tip

오일에 워터를 섞는 것을 'w/o(water in oil)방식'이라 하는데 건성피부나 가을, 겨울철에 사용할 로션이나 크림에 사용되는 기법이다. 반대로 워터에 오일을 섞는 것을 'o/w(oil in water)방식'이라 하고 가벼운 느낌이 든다. 여드름피부나 지성피부용 제품을 만들때 사용되는 기법이다.

제라늄은 식물성 여성호르몬 성분이 함유되어 있어 여성들에게 좋은 오일로 모든 피부타입에 사용할 수 있고 피지 분비의 발란스를 맞추어 준다. 특히 라벤더와 잘 어울리는 향으로 같이 사용하면 시너지 효과를 낸다.

7

베이비 로션

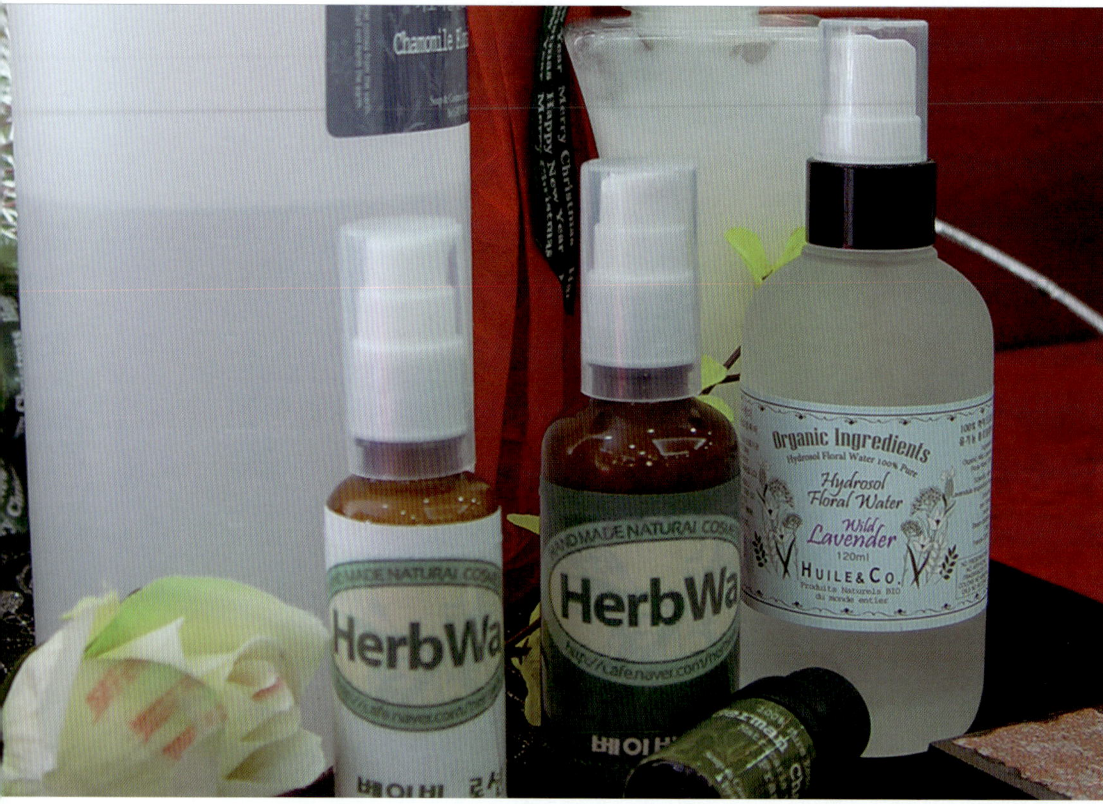

••• 연약한 아기 피부를 위해 부드럽고 흡수력이 좋은 베이비로션을 만들어 보자. 아토피를 예방하고 면역력을 높여주는 천연화장품으로 우리 아기를 건강하게 키우자.

사용 재료

워터류 : 증류수 50g, 캐모마일 워터 30g

오일류 : 호호바오일(정제, 화이트) 10g, 아보카도오일 7g

유화제 : 올리브유화왁스 4g

첨가물 : 히아루론산 2g, 비타민E 1g

에센셜오일 : 라벤더 1방울

만드는 방법

1 용기에 오일과 유화제를 담고, 다른 용기에는 워터를 계량해서 둘다 60~70도 정도로 가열한다. 유화제가 녹으면 가볍게 흔들어 완전히 녹인다.

2 오일류와 워터의 온도가 60~70도 정도 되면 오일류에 워터를 부어서 섞는다.

3 에센스보다 조금 묽은 정도의 점도가 되면 첨가물을 모두 넣고 가볍게 섞는다.

4 온도가 40도 정도로 떨어지면 에센셜 오일을 넣고 다시 한번 더 저어준다.

5 완성된 로션은 냉장고에 바로 넣지 말고 상온에서 반나절 정도 숙성시킨 후 냉장보관 한다. 로션의 온도가 내려가면서 점도가 조금씩 올라가서 원하는 점도가 완성된다.

Tip

아보카도 오일은 점성이 강하고 영양이 풍부하며 피부 깊숙이 침투하며 비타민 A, B, D, E와 레시틴, 불포화지방산, 팔미틴산 등을 함유하고 있는 영양오일로 피부 연결 조직과 콜라겐 재생 효과가 있어 건성 및 노화피부, 습진피부에 효과적이다.

라벤더는 비교적 안정적인 오일로 캐모마일과 같이 아기에게 사용해도 된다. 베이비 마사지용 오일에 1방울 넣어 사용하면 아기를 정서적으로 안정시키고 면역력을 높여준다.

8

여드름 스킨

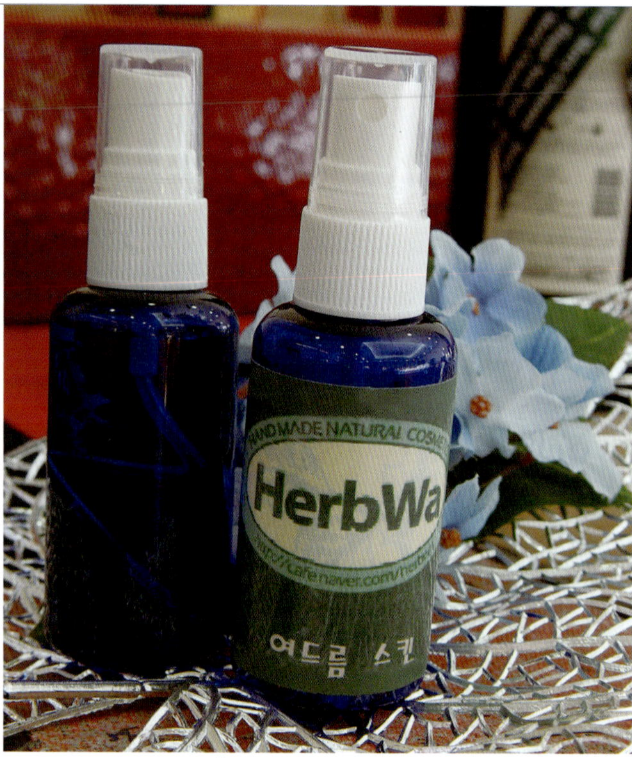

어성초나 삼백초처럼 항균효과가 뛰어난 한약재를 사용하여 여드름 치료에 효과적인 스킨을 만들었다. 한약재를 우려내는 데콕션 기법을 이용하였다.

사용 재료

1) 데콕션재료

워터류 : 증류수 100g

한약재 : 삼백초 5g, 감초 5g

2) 스킨재료

워터류 : 녹차팅크쳐 40g, 삼백초와 감초 데콕션 50g, 알로에베라 10g.

첨가물 : 히아루론산 2g, 글리세린 2g, 자몽씨추출물 1g, 올리브리퀴드 3방울

에센셜오일 : 라벤더 1방울

만드는 방법

1 삼백초 5g과 감초 5g을 증류수 100g에 넣고 중탕으로 우려낸다.
한약재를 우려낼 때 감초를 같이 사용하면 한약재로 인한 독성을 중화하고 감초 자체로도 여드름이나 염증을 완화하는 효과가 있다.

2 20분 정도 약한 불로 우려낸 후 거즈나 커피 필터로 거른다. 두 세번 반복해서 걸러 찌꺼기가 남지 않도록 한다.

3 깨끗하게 소독한 용기에 녹차 팅크쳐, 삼백초와 감초 우린물, 알로에베라를 넣는다.

4 나머지 첨가물을 넣는다.

5 라벨링 한 후 반드시 냉장고에 보관하고 3개월 이내에 사용한다.

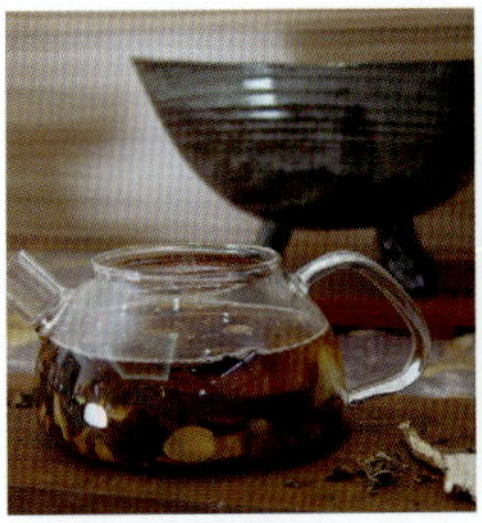
데콕션

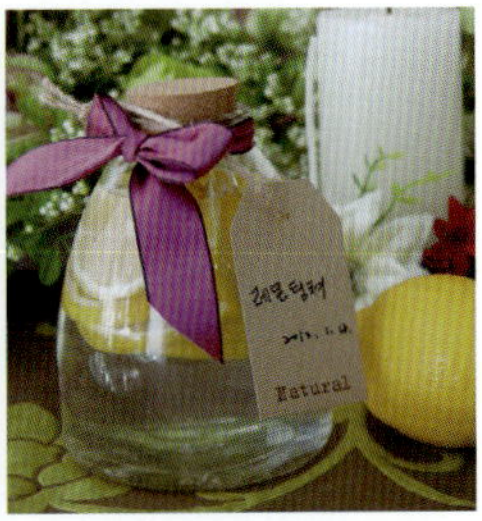
팅크쳐

9

녹차팅크쳐 스킨

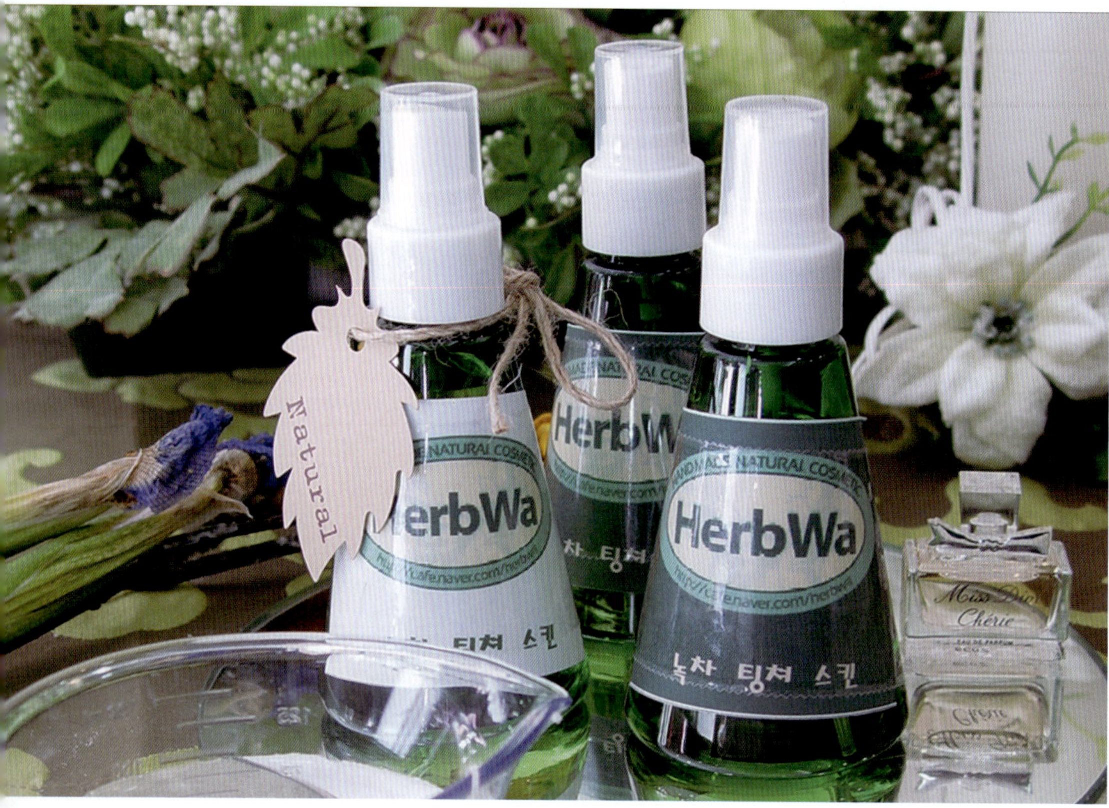

사용 재료

워터류 : 녹차팅크쳐(과실주에 담궈 한달이상 우려낸 것) 30g, 로즈워터 70g

첨가물 : 히아루론산 5g(혹은 글리세린 3g), 비타민E 5방울, 올리브리퀴드 10방울

Tip

녹차는 비타민A, 비타민C, 비타민E를 많이 함유하고 있으며 녹차의 떫은 맛을 내는 탄닌성분은 모공을 수축하는 수렴작용을 한다. 미백효과가 탁월하고 피부톤을 전체적으로 맑게 한다.

만드는 방법

1 깨끗하게 소독한 용기에 녹차팅크쳐와 로즈워터를 담는다.

2 나머지 첨가물을 넣는다.

3 라벨링 한 후 반드시 냉장고에 보관하고 3개월 이내에만 사용한다.

Tip

팅크쳐(tincture)는 알콜에 담궈 유효성분을 추출해 내는 방식으로 재료의 수용성성분과 지용성성분을 모두 추출할 수 있고 알콜이 들어가기 때문에 유효기간이 길다는 장점이 있다. 알콜도수가 강할수록(보드카, 에틸알콜 등) 추출작용이 강하다. 비교적 알콜도수가 낮은 청주나 백포도주는 그 자체에 천연 분해효소들이 많아 과일이나 채소(레몬, 사과)등을 팅크쳐할 때 좋다. 알콜은 휘발되면서 수분을 빼앗는 성질이 있기 때문에 반드시 보습제(히아루론산, 글리세린, 세라마이드 등)를 첨가하여야 한다.

10

레몬스킨

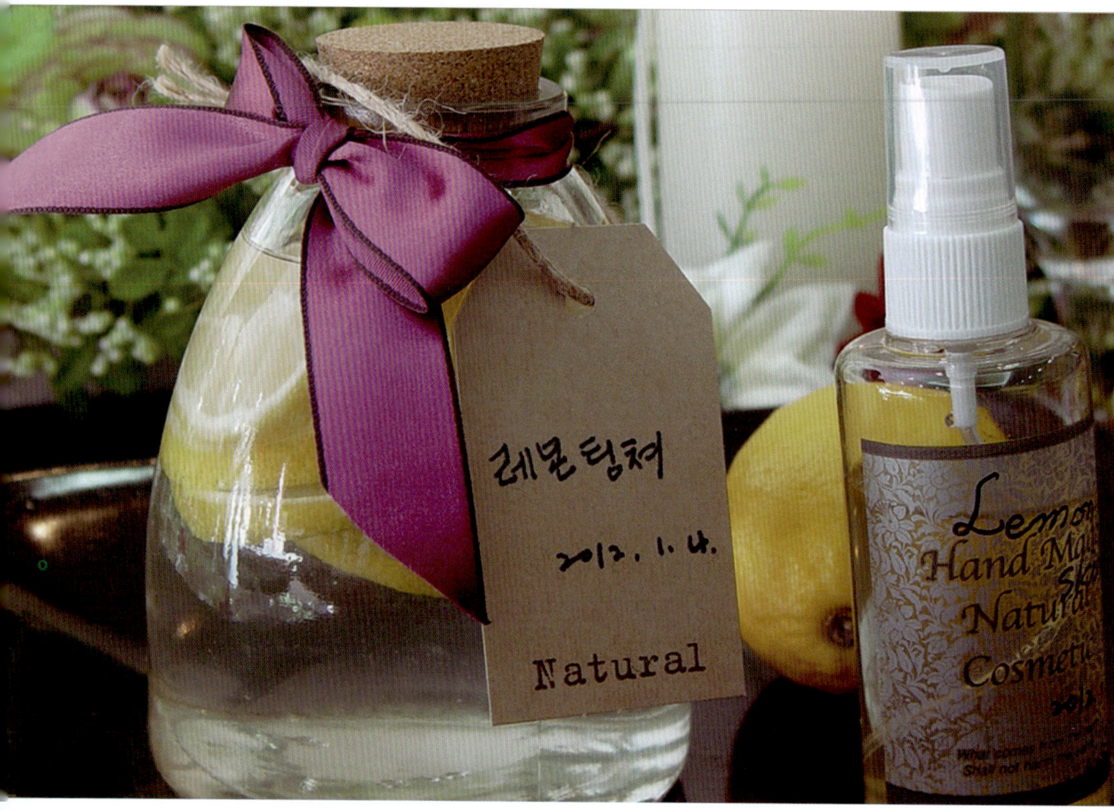

사용 재료

워터류 : 레몬팅크쳐(청주에 담궈 한달이상 우려낸 것) 30g, 네롤리워터 70g

첨가물 : 히아루론산 5g(혹은 글리세린 3g), 비타민E 10방울

만드는 방법

1 깨끗하게 소독한 용기에 레몬팅크쳐와 네롤리워터를 담는다.

2 나머지 첨가물을 넣는다.

3 라벨링 한 후 반드시 냉장고에 보관하고 3개월 이내에만 사용한다.

Tip

레몬은 미백 효과가 뛰어나며 수렴효과도 있다. 팅크쳐를 만들 때 하루에 한번정도 병을 흔들어 주면 영양소들이 더 잘 우러난다. 광과민성이 있어서 저녁에만 사용해야 한다.
팅크쳐의 비율이 너무 높으면 피부를 오히려 더 건조하게 만들 수 있으므로 총량의 30%를 넘지 않는다.

11

트러블 완화 한방 스킨

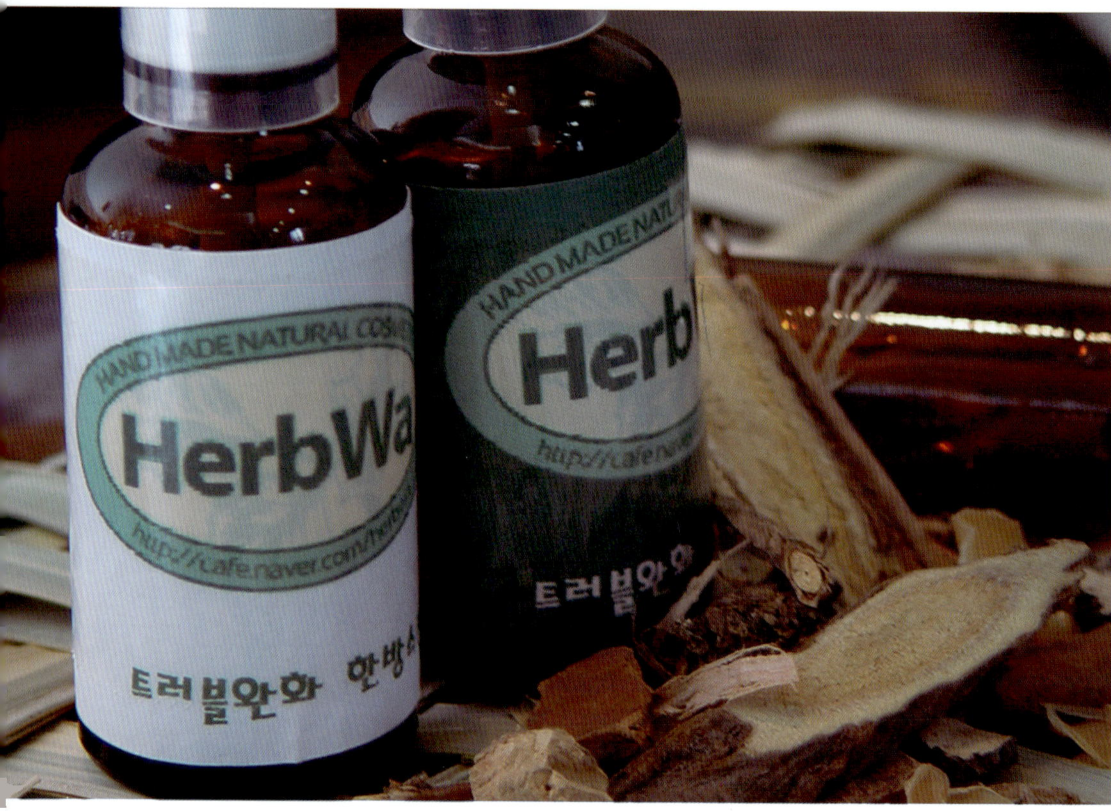

••• 지성피부와 피부 트러블, 탄력을 잃은 노화피부에 좋은 한방스킨이다. 어성초, 삼백초, 카렌듈라, 감초, 율무, 녹두, 다시마 등을 우려낸 데콕션을 사용하였다.

사용 재료

데콕션재료 : 한약재료(어성초, 삼백초, 카렌듈라, 감초, 율무, 녹두, 다시마) 50g, 정제수 500g

워터류 : 한약재데콕션 90g, 녹차팅크쳐 10g

첨가물 : 글리세린 2g, 히아루론산 2g, 비타민E 1g

에센셜오일 : 라벤더 2방울, 티트리 2방울

만드는 방법

1 여러 가지 한방재료 50g을 흐르는 물에 깨끗하게 씻는다.
2 증류수 500g에 한방재료를 모두 넣고 뚜껑을 덮고 끓인다.
3 끓기 시작하면 5분 정도 더 끓인 후 불을 끄고 1시간 정도 그대로 둔다.
4 체나 거즈로 한약재 찌꺼기가 남지 않도록 여러번 거른다.
5 공병에 나누어 담아 냉동실에 넣어서 모두 냉동보관 한다.
6 사용할 양만큼 상온에서 해동한다.
7 에탄올로 소독한 용기에 담고 녹차팅크쳐를 넣는다.
8 첨가물을 넣는다.
9 에센셜 오일을 넣고 흔들어서 섞는다.
10 라벨링 한 후 냉장보관 한다.

Tip

녹차팅크쳐는 수렴작용이 있어 피부의 탄력을 높여주며, 첨가물과 에센셜오일 등이 잘 섞이게 도와준다. 팅크쳐를 넣지 않으면 아로마 에센셜 오일을 첨가할 때 물과 기름은 섞이지 않기 때문에 유화를 위해 가용화제(솔루빌라이져, 올리브리퀴드 등)를 넣어주어야 한다. 이때 첨가하는 가용화제는 에센셜 오일량의 두배 정도 넣으면 된다. 예를 들어 라벤더 2방울, 티트리 2방울의 에센셜 오일을 넣었다면 올리브리퀴드는 8방울 정도를 넣으면 된다. 스킨을 만들 때 워터류 95~97%, 보습제 3~5%가 가장 이상적인 비율이다.

12

레드와인 스킨

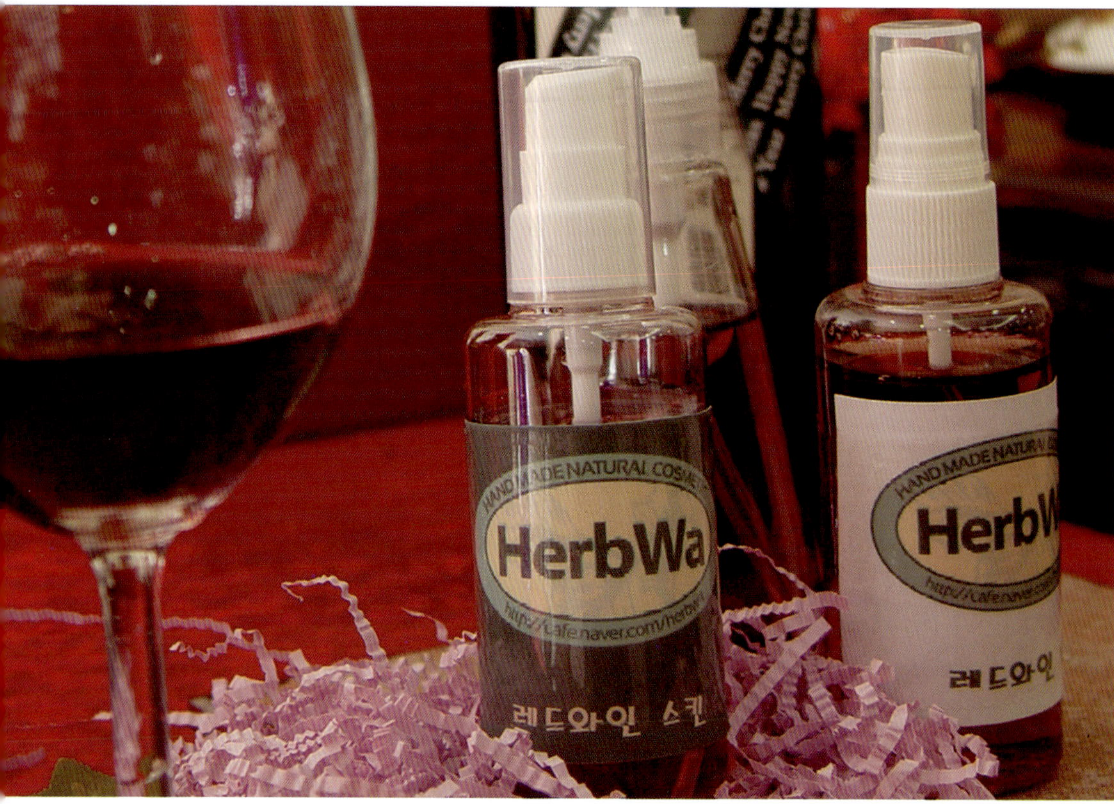

••• 프랑스에서는 오래전부터 와인을 이용한 미용법이 발달 하였는데 와인을 이용해 세안을 하면 피부를 탄력있고 아름답게 가꿀 수 있었다고 한다.

사용 재료

워터류 : 로즈워터 85g, 레드와인 10g

첨가물 : 히아루론산 2g, 콜라겐 2g, 비타민E 1g, 올리브리퀴드 10방울

만드는 방법

1 로즈 워터와 레드 와인을 계량한다.

2 첨가물을 넣는다.

3 흔들어 상온에 4시간 정도 숙성시킨 후 냉장보관하고 3개월 이내에 사용한다.

Tip

로즈워터와 레드와인의 향이 어우러져서 향이 굉장히 좋기 때문에 에센셜 오일을 따로 넣지 않아도 된다.
레드와인에 포함된 폴리페놀 성분이 세포의 재생력을 높여서 주름을 예방하고 아래로 처지는 현상을 방지해준다.
또한 와인에 있는 AHA성분과 젖산성분이 피부의 묵은 각질 및 노폐물을 제거해 부드럽고 맑은 피부로 가꿔준다.

13

알로에 보습 스킨

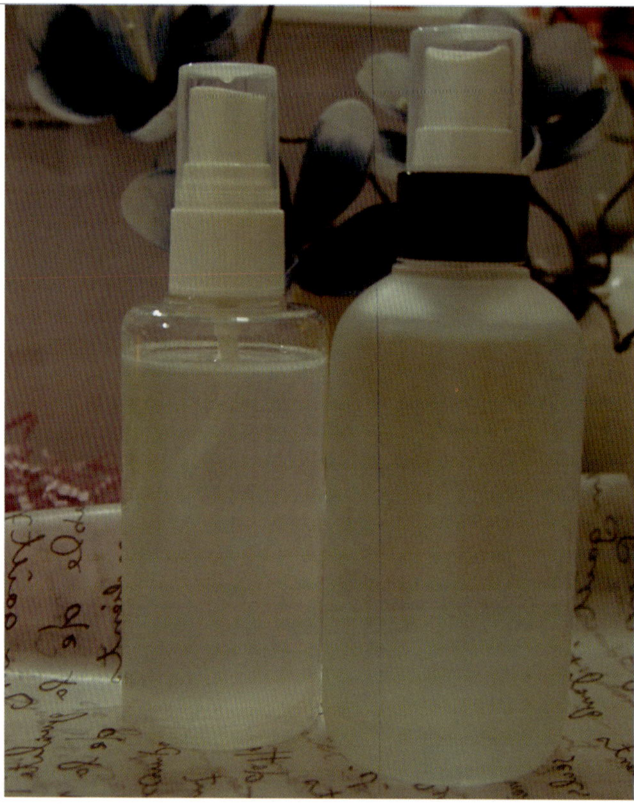

알로에는 순하고 효과 좋은 보습 재료이다. 미백효과도 뛰어나지만 자극으로부터 피부를 진정시키고 보호해주기 때문에 자칫 깨지기 쉬운 피부 균형을 지켜준다. 가격도 싸고 구하기도 쉬운 알로에베라를 이용한 스킨으로 햇볕에 그을린 피부에 스킨으로도 사용하고, 미스트처럼 사용해도 좋다.

사용 재료

워터류 : 알로에베라워터 40g, 로즈워터 60g

첨가물 : 히아루론산 3g, 비타민E 10방울

만드는 방법

만드는 방법이 매우 간단하다.

1 플로럴워터와 알로에베라워터를 6:4의 비율로 섞는다.

2 글리세린과 비타민E를 첨가한다.

3 라벨링 한 후 냉장보관 한다.

Tip

알로에는 고대로부터 '신비의 물질', '하늘의 축복'이라 불리던 인류 최초의 약초이다.
알로에는 건성피부와 지성피부를 중성화하고 피부진정과 탁월한 보습효과가 있어 화장품 원료로 많이 사용된다.
또한 염증을 완화하고, 여드름, 햇볕에 그을린 피부를 진정시키고 세포의 재생 및 피부균형 회복을 도와 피부를 촉촉하고 아름답게 가꾸어 준다.

14

오이 진정 미백 스킨

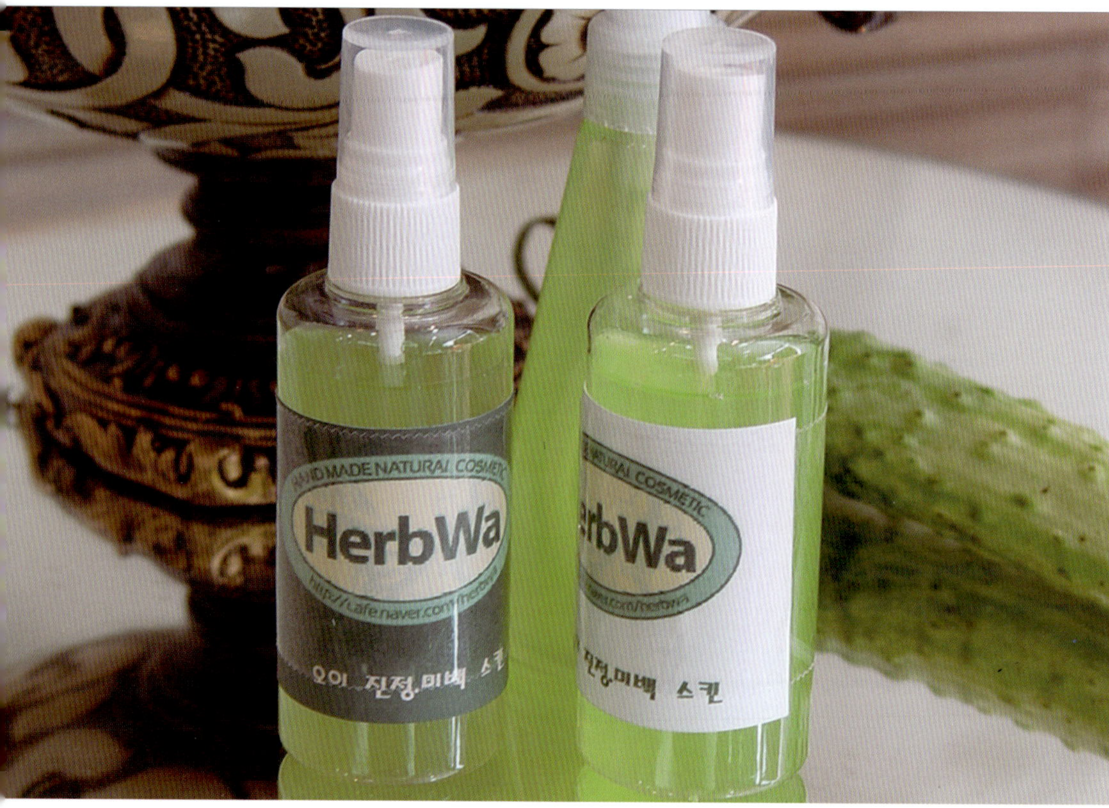

••• 오이는 열을 내리고 피부에 수분을 공급하며 여드름이나 뾰루지 등의 피부트러블을 완화하는 효과가 탁월하다. 또한 비타민C가 풍부해 미백효과가 좋은 것으로 알려져 있다. 가격에 대한 부담도 없고 만들기도 간편한 오이를 이용한 스킨으로 무더운 여름을 시원하게 보내자.

사용 재료

워터류 : 증류수 50g

첨가물 : 판테놀 1g, 히아루론산 3g, 로즈마리추출물 5방울

기타 : 중간크기 오이 2개

만드는 방법

1 오이 2개를 깨끗이 씻은 후 감자칼로 껍질을 벗긴다.(오이에 대한 트러블이 있는 경우에만 껍질을 벗겨 사용한다.)

2 강판으로 오이를 간 후 나중에 정제수를 첨가한다.

3 깨끗한 거즈에 여러 번 걸러 찌꺼기가 들어가지 않도록 한다.

4 첨가물을 넣은 후 깨끗이 소독한 용기에 담아서 냉장보관하고 1개월 이내에 사용한다.

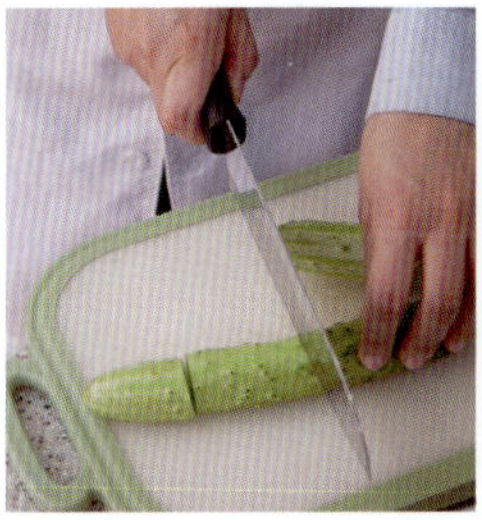

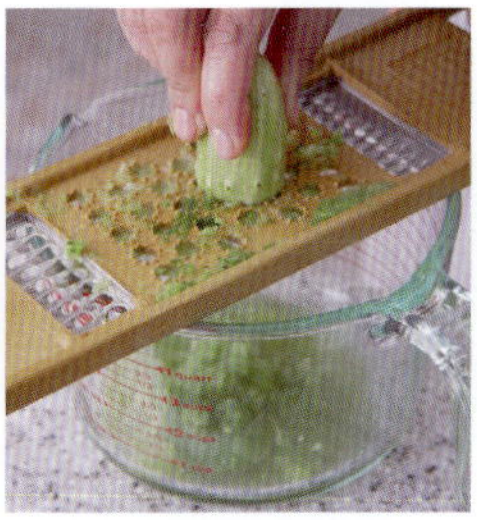

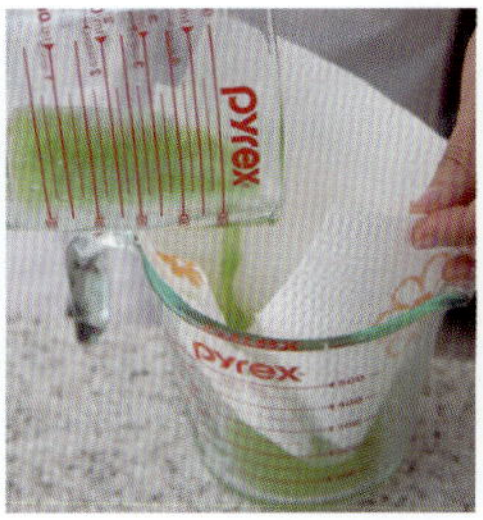

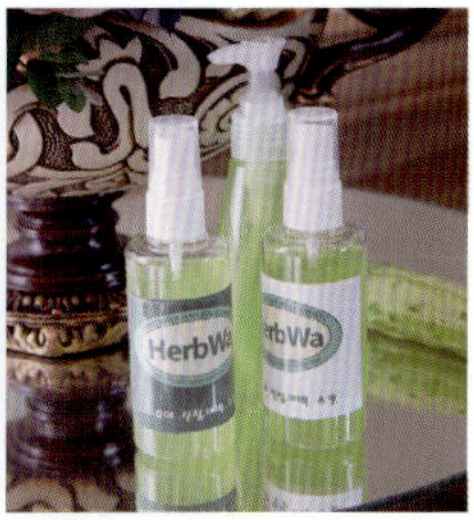

Tip

오이는 90% 이상이 수분으로 이루어져 있으면서도 칼륨, 비타민C, 무기질 등이 풍부하다. 특히, 비타민C가 풍부해서 햇빛에 그을리거나 자외선에 손상된 피부를 진정시키고 보습효과가 탁월하다. 오이색소 성분중 엽록소는 비타민C와 함께 피부에 작용하여 피부를 윤택하게 하고 미백과 보습효과를 주며 혈액순환을 촉진하고 안색을 밝게 한다. 오이의 상큼한 향이 좋아서 따로 에센셜오일은 첨가하지 않았다.

보존기간을 늘리고 싶으면 무수에탄올을 5cc 정도 넣는다. 무수에탄올이 들어가면 보존기간도 늘리면서 시원한 청량감을 줄 수 있다.

15

코엔자임 Q10 탄력 스킨

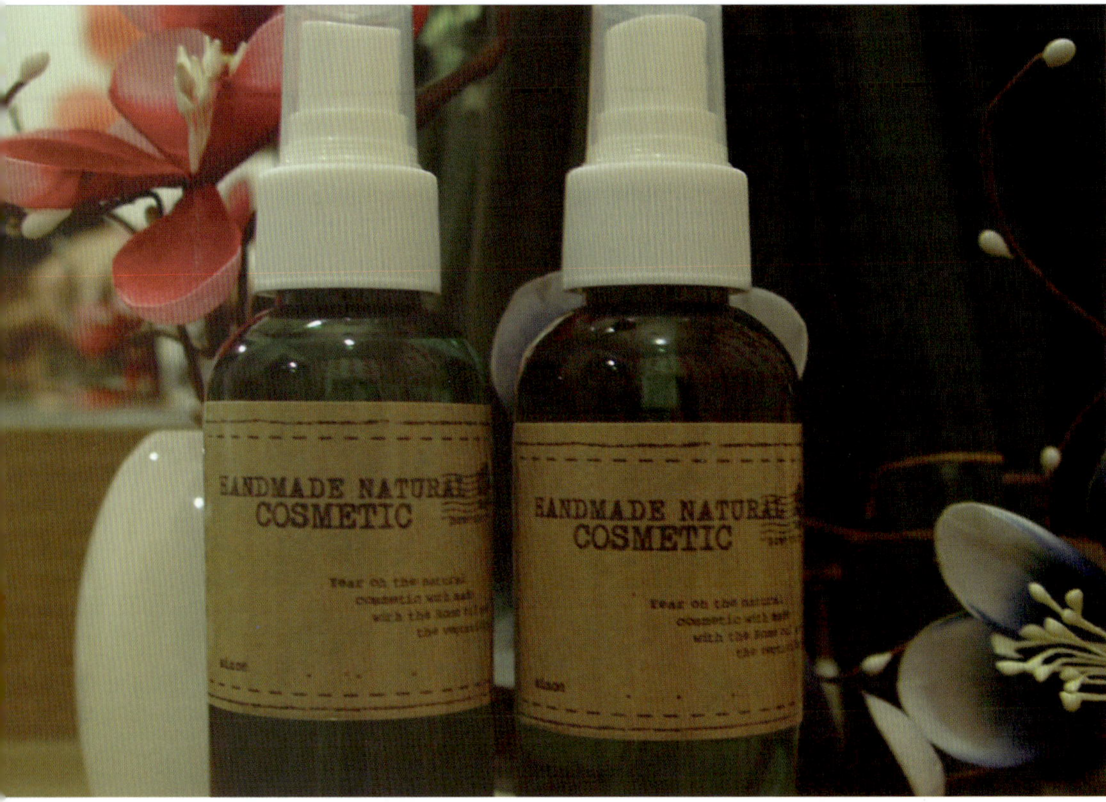

••• 건성피부나 노화피부를 위해 탄력을 높여주고 항산화작용으로 노화를 방지하며 피부톤을 밝게 해주는 코엔자임Q10 스킨을 만들어 보자.

사용 재료

워터류 : 로즈워터 95g, 코엔자임Q10(수용성) 5g

오일류 : 호호바오일(골드) 1g, 로즈힙오일 1g

유화제 : 올리브리퀴드 4g

첨가물 : 콜라겐 1g, 글리세린 3g, 비타민E 1g

에센셜오일 : 네롤리 2방울, 로즈제라늄 2방울

만드는 방법

1 호호바오일과 로즈힙오일 및 에센셜 오일을 넣어 후 섞는다.

2 올리브리퀴드를 넣은 후 오일들과 잘 섞이도록 20~30초 정도 저어준다.

3 로즈워터를 넣는다.

4 코엔자임Q10과 나머지 첨가물들을 넣고 섞는다.

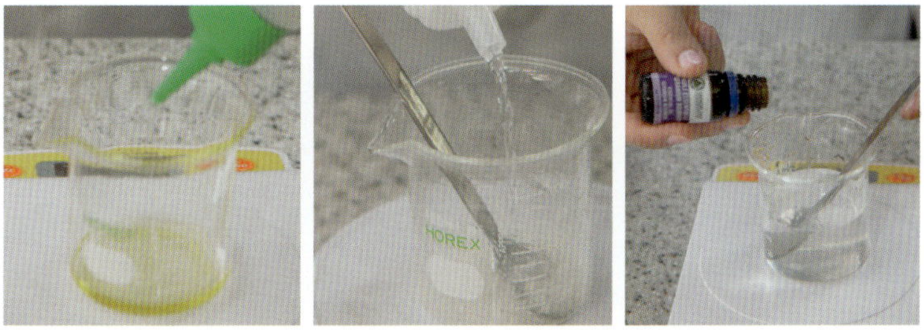

Tip

코엔자임Q10은 몸에 존재하는 보조효소로서 효소의 작용을 도와 세포내 에너지 생성을 촉진하고 활성산소를 제거하여 노화를 방지하는 강력한 항 산화제 성분이다.

가만히 두면 오일이 분리되어 층이 생기므로 사용 전에 흔들어서 사용한다.

네롤리는 모든피부에 사용할 수 있으며, 피부탄력을 개선하는데 효과적이다. 매혹적인 꽃향으로 로즈제라늄과 같이 사용하면 여성에게 잘 어울리는 조합으로 고급스런 향과 함께 피지분비를 정상화시켜주는 역할을 한다.

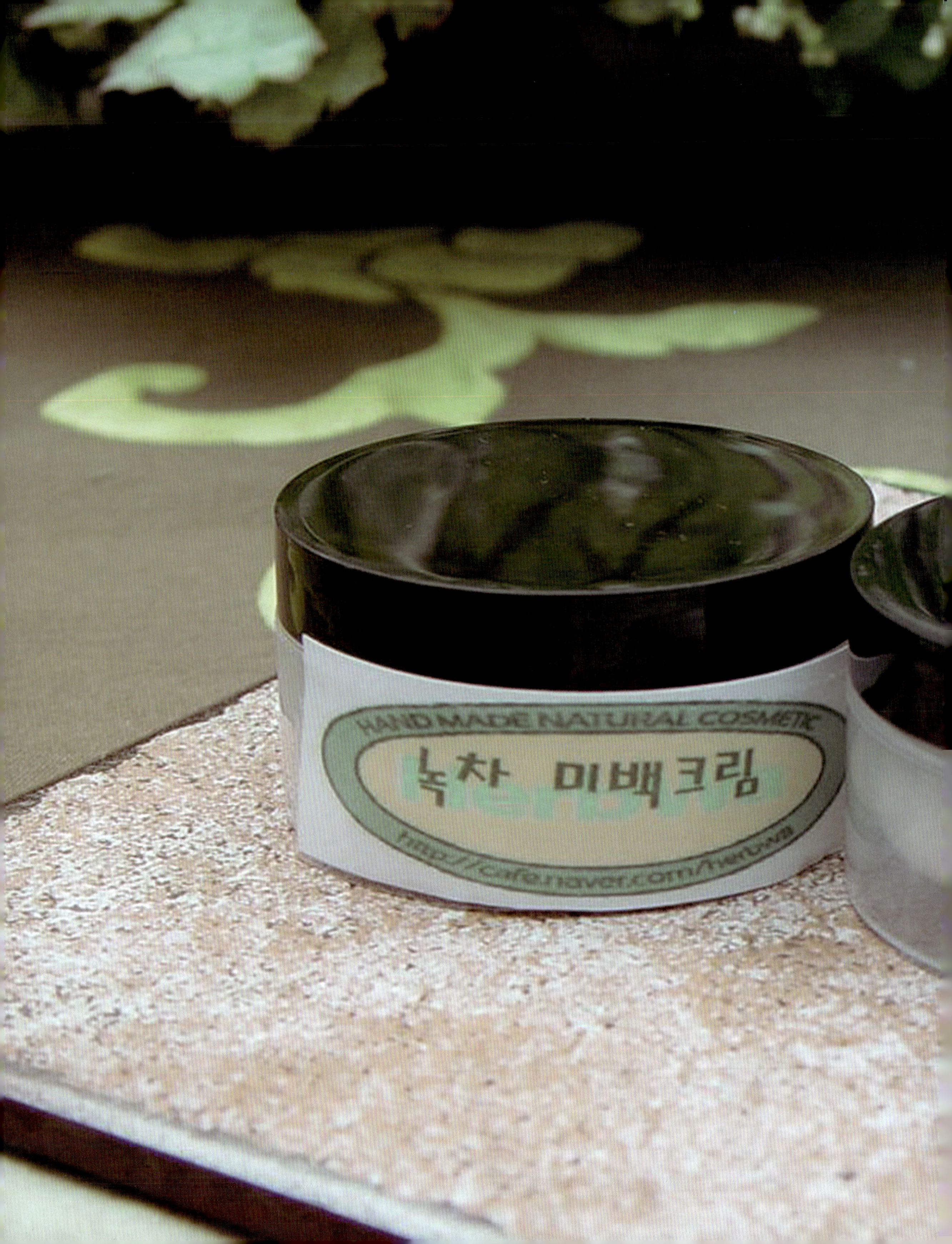
HAND MADE NATURAL COSMETIC
녹차 미백크림
http://cafe.naver.com/herbwa

제 3 편

크림 만들기

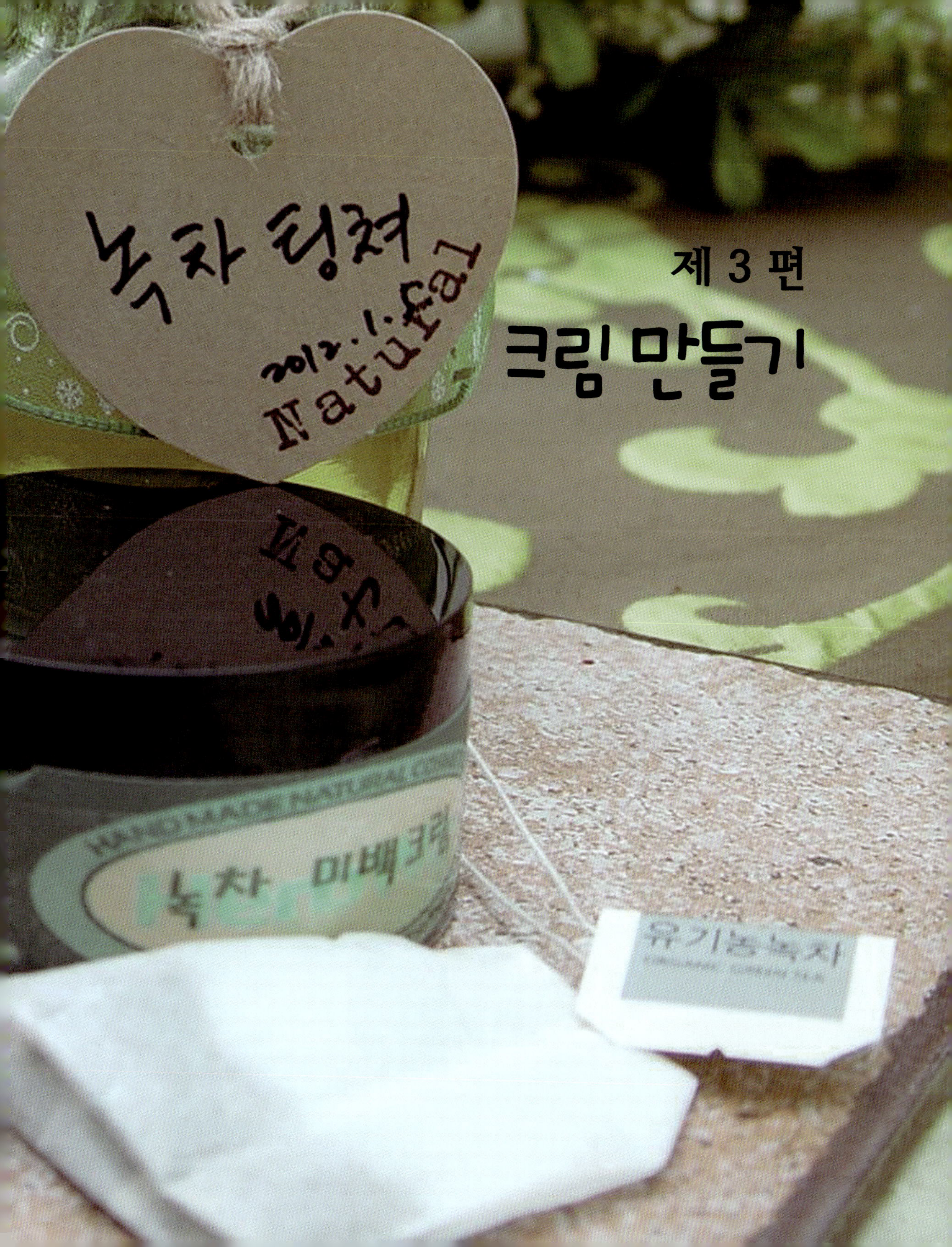

진주 미백크림

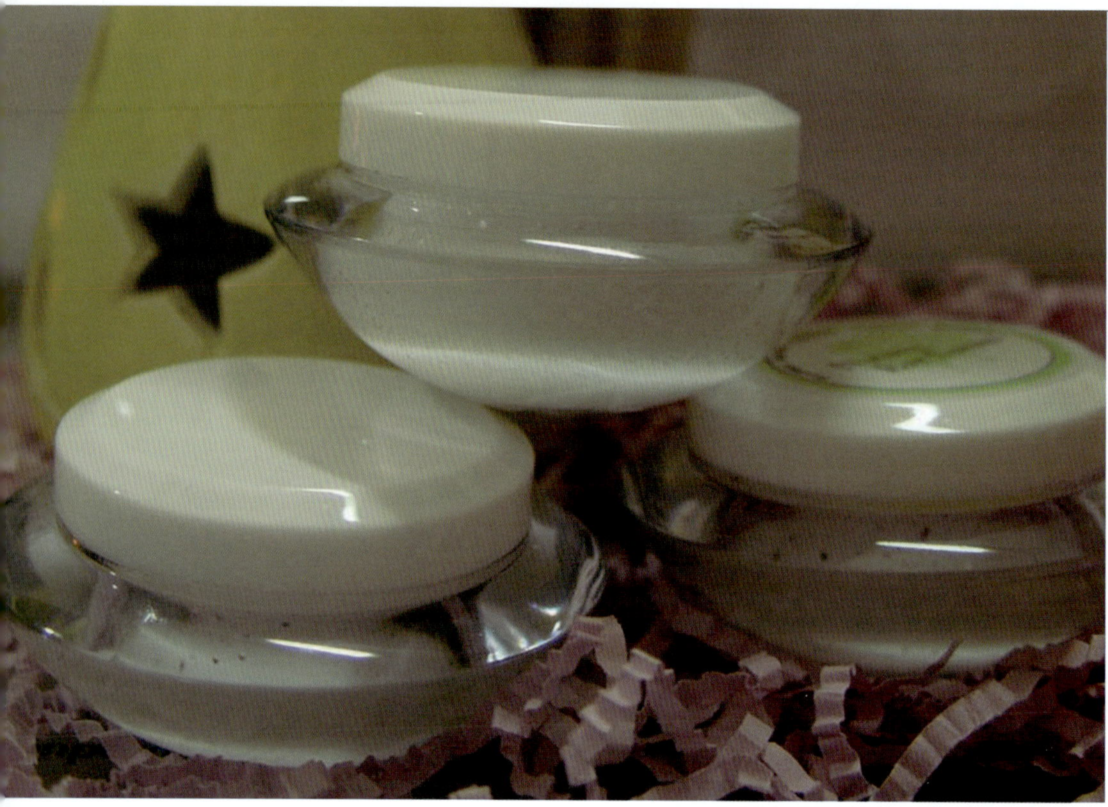

진주는 20여종의 각종 미네랄과 생리활성 물질을 함유하고 있어 인체의 흡수가 빠르며, 3000년전부터 클레오파트라, 양귀비 등 동서양을 막론하고 미인들의 미용재료로 사용되어 왔다. 특히 미백효과가 탁월한 것으로 잘 알려져 있다. 진주를 이용한 미백크림으로 피부미인에 도전해보자.

사용 재료

워터류 : 로즈워터 50g

오일류 : 로즈힙오일 5g, 호호바오일 4g, 윗점오일 3g

유화제 : 이멀시파잉왁스 2g, 몬타왁스 1g

첨가물 : 아카시아콜라겐 2g, 진주가루 1g, 글리세린 3g, 비타민E 1g

에센셜오일 : 프랑킨센스 2방울, 로즈제라늄 3방울

만드는 방법

1 워터류와 오일류의 재료들을 계량한 후 각각 70도 정도로 가열한다.

2 두 계열의 온도차가 10도 이내가 되면 오일류에 워터류를 섞는다.

3 10분정도 한쪽 방향으로 저어준다. 화장품용 블렌더로 젓는 것보다 손으로 저으면 크림이 훨씬 부드러워진다.

4 첨가물을 모두 넣고 섞는다.

5 온도가 40도 이하로 떨어지면 에센셜 오일을 넣고 섞는다.

6 에탄올로 소독한 깨끗한 용기에 담는다.

7 라벨링(제조년월일, 에센셜오일 등 명기) 한 후 냉장보관 한다(특히 로즈힙 오일이 들어간 제품은 산패가 잘 일어나니 반드시 냉장보관 하여야 한다).

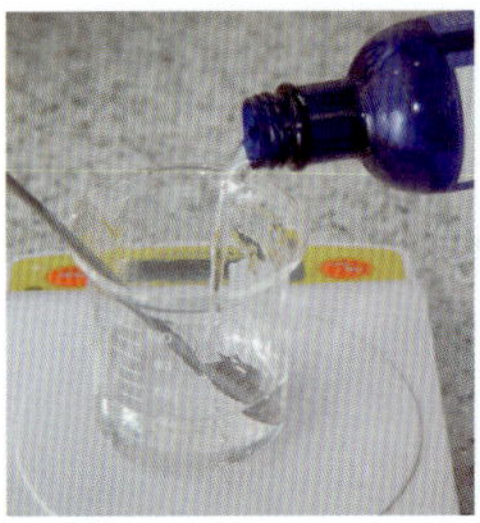
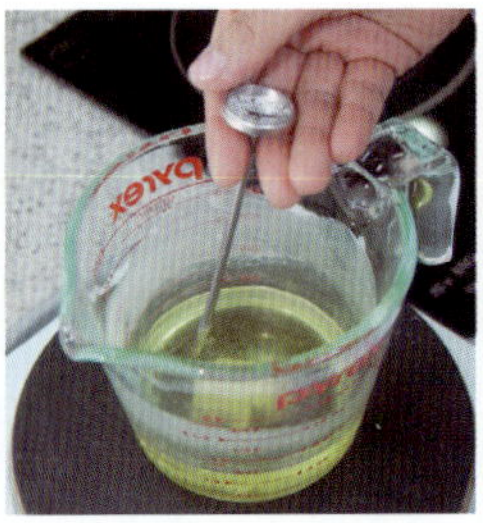
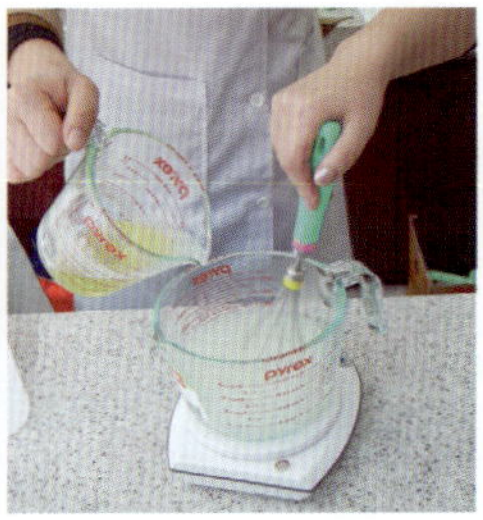
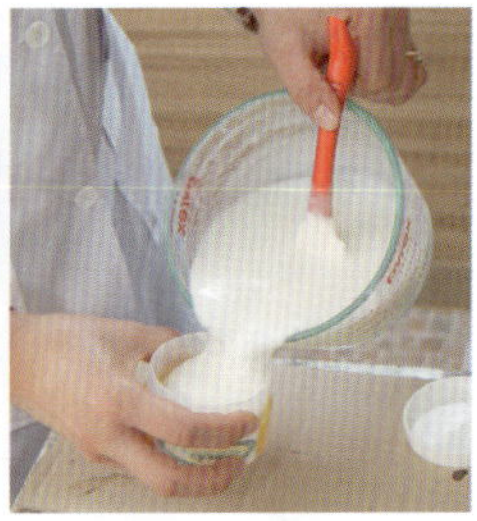

Tip

크림타입의 화장품은 총량대비 오일류 25~30%, 워터류 60~65%, 유화제 7~10%정도의 비율로 만들면 된다. 로즈힙오일은 리놀레익산, 리놀레닉산 등이 풍부해 잔주름을 개선하고 미백, 탄력을 높여주는 효과가 탁월하다. 썬크림, 아이크림의 필수재료이나 산패가 잘 일어나므로 화장품으로 제조한 후 반드시 냉장보관하고 빠른시일안에 사용하는 것이 좋다. 단, 로즈힙오일은 비타민C가 다량 함유되어 있어 미백이나 노화피부에 효과가 좋지만 지성피부에 로즈힙오일을 너무 많이 사용하면 모공을 막아 피부트러블이 생길 수 있으므로 지성피부에는 양을 줄여서 사용한다. 윗점오일은 비타민E의 함량이 특히 높고 비타민B복합체, 레시틴, 파이토스테롤, 단백질 등이 다량 함유되어 있어 보습, 임신선흉터감소, 피부탄력을 높이며 노화, 건성피부에 사용한다. 프랑킨센스 에센셜오일은 달콤한 발삼향으로 심리적으로 안정시켜주며, 주름을 개선하고 탄력을 좋게하여 노화피부에 많이 사용되는 오일이다.
콜라겐은 진피의 구성성분으로 피부탄력에 중요한 역할을 하며 수분친화력이 높아 보습용 화장품에 꼭 사용되는 재료이다.

2

플라센타 크림

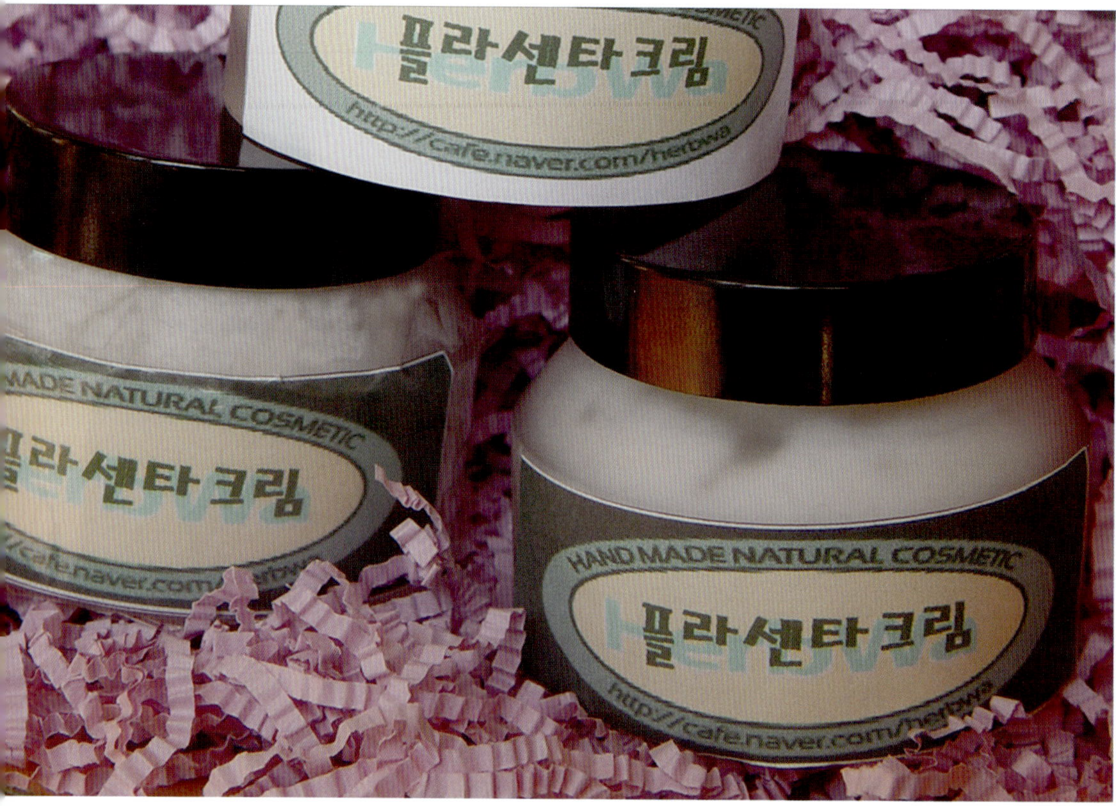

••• 식물성 플라센타는 동물성 태반과 유사한 콩발효에서 얻어지는 천연 성분으로 세포 생성에 중요한 역할을 하는 다수의 줄기세포로 구성되어 있어 피부에 필요한 영양분을 균형있게 공급한다. 식물성 플라센타 재생 크림으로 피부나이를 10년전으로 되돌려 보자.

사용 재료

워터류 : 네롤리워터 70g,

오일류 : 호호바오일 7g, 녹차씨오일 5g, 로즈힙오일 5g

유화제 : 올리브유화왁스 5g

첨가물 : 식물성 플라센타 3g, 아카시아 콜라겐 5g, 글리세린 3g, 비타민E 1g, 로즈마리추출물 10방울

에센셜오일 : 로즈제라늄 5방울, 프랑킨센스 5방울

만드는 방법

1 오일류를 모두 섞고 70~75도 정도로 가열한다.

2 네롤리워터도 70~75도 정도의 온도로 가열한다.

3 온도가 70도 정도일 때 오일에 워터를 넣고 천천히 저어 준다. 두 계열의 온도차가 10도 이상 차이가 나면 유화가 잘 일어나지 않는다.

4 온도가 40도 미만으로 떨어지면 에센셜 오일과 첨가물을 넣어서 섞는다. 에센셜 오일은 방향성이라 온도가 높으면 향이 날아간다. 따라서 좋은 향을 유지하려면 온도가 충분히 내려갔을 때 첨가하는 것이 좋다.

5 에탄올로 소독한 용기에 담아서 냉장보관 한다. 만든 후 바로 사용할 수 있다.

Tip

화장품용 블렌더가 있으면 잠깐만 돌리고 마무리는 반드시 손으로 한다. 블렌더로 오래 돌리면 크림 사이에 기포가 생겨서 푸석푸석한 느낌의 크림이 된다. 블렌더가 없으면 손으로 15분 정도 저어주면 생크림같은 정도의 유화가 일어난다.

유화제의 양이 적거나 블렌딩이 잘 안되어 점도가 조금 낮더라도 만든 후 냉장고에 넣어두면 크림농도의 질감이 형성되니 걱정하지 않아도 된다.

플라센타는 옥수수씨눈에서 얻어낸 식물 추출물로 동물태반의 기능과 동일한 식물계 성분으로 멜라닌 형성을 막아주고 그을린 피부의 색소침착에도 효과가 좋으며 노화된 콜라겐을 젊고 싱싱한 콜라겐으로 대체 시켜주는 기능을 해서 잔주름이나 기미 등과 같은 피부노화 현상을 개선시켜 준다.

콜라겐은 엘라스틴과 함께 피부의 조직을 구성하는 중요한 요소로써 보습과 피부탄력에 관여한다.

3

아이크림

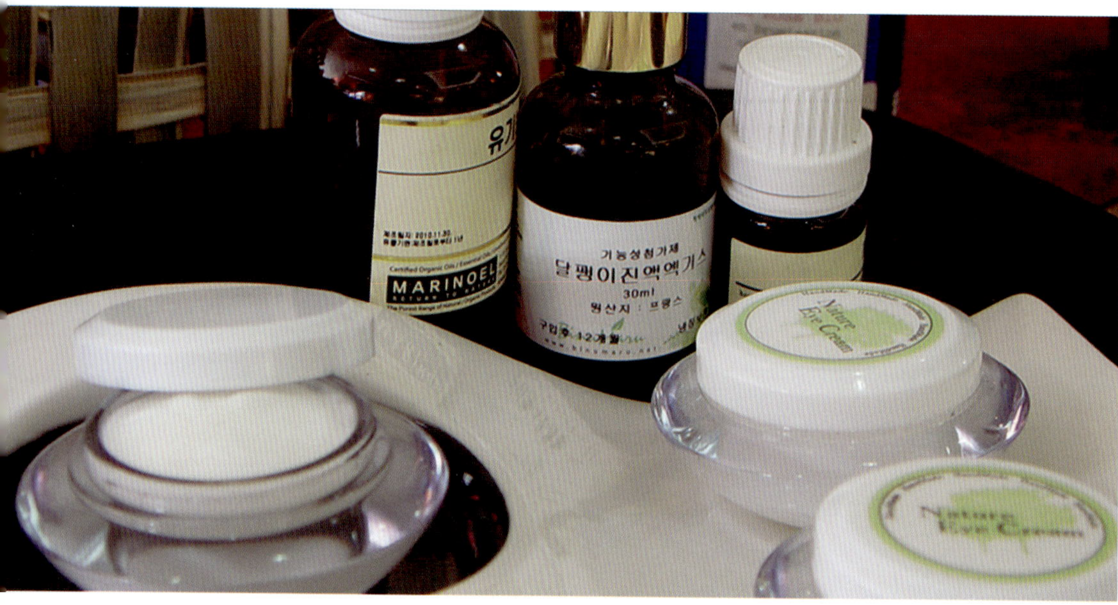

••• 눈가의 탄력, 절대로 포기하지 말자! 꾸준한 관리로 젊은날의 맑고 초롱초롱한 눈매를 되찾아보자.

사용 재료

워터류 : 네롤리워터 25g, 로즈워터 25g, 젤라틴 수용액 10g

오일류 : 로즈힙오일 15g, 에뮤오일 5g, 호호바 오일5g

유화제 : 올리브유화왁스 5g

첨가물 : 콜라겐 2g, 글리세린 2g, 비타민E 1g

에센셜오일 : 네롤리 2방울, 로즈제라늄 2방울

Tip

눈가에 사용될 아이크림에 에센셜오일이 너무 많으면 자극이 될 수 있으니 총 용량의 0.5%이내로만 넣는다. 지성 피부는 로즈힙오일은 7g으로 줄이고 포도씨유를 8g 넣고 만들면 피부에 부담이 없는 지성용 아이크림을 만들 수 있다.

만드는 방법

1 워터류와 오일류의 재료들을 계량한 후 각각 70도 정도로 가열한다.
2 두 계열의 온도차가 10도 이내가 되면 오일류에 워터류를 섞는다.
3 10분정도 한쪽 방향으로 저어준다. 화장품용 블렌더로 젓는 것보다 손으로 저으면 유화의 상태가 훨씬 부드러워진다.
4 첨가물을 모두 넣고 섞는다.
5 온도가 40도 이하로 떨어지면 에센셜 오일을 넣고 섞는다.
6 에탄올로 소독한 깨끗한 용기에 담는다.
7 라벨링(제조년월일, 에센셜오일 등 명기) 한 후 냉장보관 한다(특히 로즈힙 오일이 들어간 제품은 산패가 잘 일어나니 반드시 냉장보관 하여야 한다).

Tip

젤라틴 수용액

젤라틴은 동물의 가죽, 힘줄, 연골 등을 구성하는 천연단백질인 콜라겐을 뜨거운 물로 처리하면 얻어지는 유도단백질의 일종으로 피부에 흡수가 빨라서 직접 콜라겐을 보충할 수 있기 때문에 피부의 신진대사를 촉진시켜 회춘효과를 준다. 또 보습효과가 높기 때문에 노화현상으로 거칠어진 피부를 부드럽게 이완시켜주는 효과가 뛰어나고 색소침착에도 상당한 예방과 치료효과가 있다.

플로럴워터나 증류수 100g을 60도 정도 데운 다음 젤라틴 1g을 넣고 약 1% 정도의 젤라틴 수용액을 만든다. 사용하고 남은 수용액은 냉장보관 한다.

4

세라마이드 보습크림

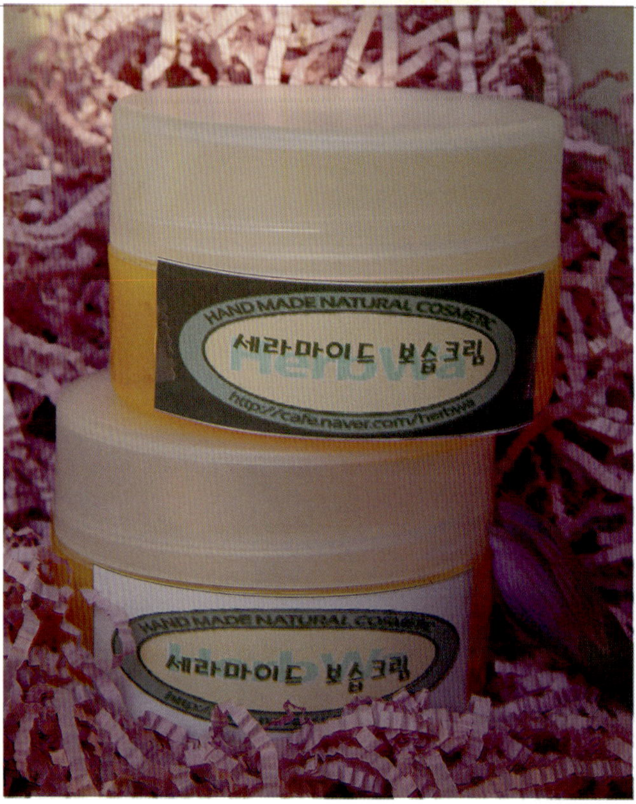

아름다운 피부를 항상 유지하고 싶다면 유·수분을 꾸준히 공급해 주는 것이 중요하다. 세라마이드는 피부의 세포사이에 존재하는 지질 중에서 피부장벽 역할을 수행하는 가장 중요한 물질이다. 세라마이드 크림으로 피부를 튼튼하게 보호하고 아름답게 가꾸어 보자.

사용 재료

워터류 : 네롤리워터 20g, 로즈워터 50g

오일류 : 호호바 오일 10g, 로즈힙 오일 3g, 스윗아몬드 오일 8g, 에뮤 오일 4g

유화제 : 올리브유화왁스 3g, 몬타왁스 2g, 세틸알콜 1g,

첨가물 : 세라마이드 5g, 히아루론산 3g, 글리세린 5g, 비타민E 1g, GSE 5방울

에센셜오일 : 로즈제라늄 5방울, 라벤더 2방울, 로즈마리 2방울

만드는 방법

1 워터류와 오일류의 재료들을 계량한 후 각각 70도 정도로 가열한다.
2 두 계열의 온도차가 10도 이내가 되면 오일류에 워터류를 섞는다.
3 10분정도 한쪽 방향으로 저어준다.
4 첨가물을 모두 넣고 가볍게 섞는다.
5 온도가 40도 이하로 떨어지면 에센셜 오일을 넣고 섞는다.
6 에탄올로 소독한 깨끗한 용기에 담는다.
7 라벨링 한 후 냉장보관 한다.

Tip

호호바오일은 피부타입에 상관없이 모든 피부에 사용할 수 있고 피지성분과 가장 흡사해서 피부에 흡수가 잘 된다. 스윗아몬드 오일은 다양한 종류의 영양분과 단백질을 다량 함유되어 있어 피부침투력이 좋고 피부를 부드럽게 한다. 또한 비타민A와 미네랄 등이 풍부해 손상된 피부에 효과적이며 항산화 효과가 탁월한 비타민B가 다량 함유되어 있다.

세라마이드는 피부조직에서 수분을 보유하여 수분손실을 막고 외부 이물질에 대해 장벽의 기능을 수행하여 피부의 건조함과 민감함을 방어하는 성분이다. 장기적으로 수분이 날아가지 않도록 방어벽을 쌓아서 보습을 해주는 역할을 한다.

5

서시옥용산 미백크림

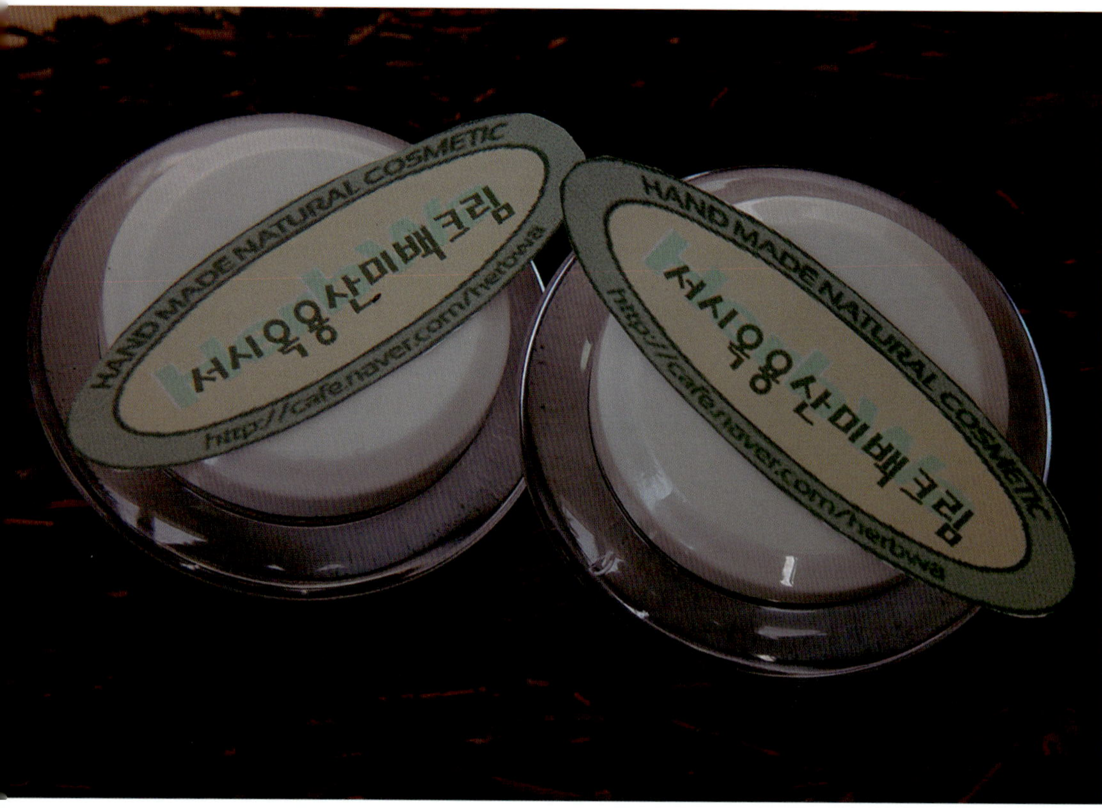

••• 서시옥용산은 녹두, 백지, 백급, 백렴, 백장감, 백부자, 천화분, 감송향, 삼내자, 곽향, 영릉향, 방풍, 고본, 조각자 등 동의보감에 기록된 피부에 좋은 14가지 한약재로 만들어지며, 여드름, 민감피부에 좋고 기미, 주근깨 등 색소침착 피부와 노화로 인해 거칠어지고 안색이 칙칙해지는 피부에도 좋다. 데콕션을 이용한 추출물로 손쉽게 만드는 한방미백크림이다.

사용 재료

워터류 : 로즈워터 32g
오일류 : 호호바오일 8g, 녹차씨오일 2g, 로즈힙오일 4g
유화제 : 올리브유화왁스 4g
첨가물 : 서시옥용산추출물 3g, 히아루론산 2g, 비타민E 1g, GSE 2방울
에센셜오일 : 로즈제라늄 1방울, 프랑킨센스 1방울, 라벤더 1방울

만드는 방법

서시 옥용산을 데콕션한 추출물을 사용하였다.

1 워터류와 오일류의 재료들을 계량한 후 각각 70도 정도로 가열한다.
2 두 계열의 온도차가 10도 이내가 되면 오일류에 워터류를 섞는다.
3 10분정도 한쪽 방향으로 저어준다.
4 유화가 일어나면 첨가물을 모두 넣고 가볍게 섞는다.
5 온도가 40도 이하로 떨어지면 에센셜 오일을 넣고 섞는다.
6 에탄올로 소독한 깨끗한 용기에 담는다.
7 라벨링 한 후 냉장보관 한다.

Tip

녹차씨오일은 녹차씨로부터 추출되며 불포화지방산이 풍부하다. 녹차에서 얻어지는 가장 유용한 성분인 카테킨이 녹차보다 약 3배가량 함유되어 있으며 사포닌, 탄닌, 비타민 등이 많아 피부친화력이 높고 유연작용, 진정작용, 살균작용, 미백작용을 한다.

GSE(Grapefruits Seed Extract, 자몽씨추출물)는 천연방부제로 살균, 소독, 방부제로 사용되며 스킨, 크림, 비누 등에 첨가하면 제품의 보존기간을 늘려준다.

비타민E(토코페롤)는 피부 세포막을 방어하는 중요한 기능을 한다. 피부를 자외선, 오염물질, 노화로부터 막아주는 역할을 하며 피부속 깊이 침투하여 보습과 피부호흡, 신진대사를 촉진시켜주고 주름을 예방하는 효과도 있다. 강력한 항산화작용으로 화장품에 첨가하면 산패를 방지하여 보존기간을 늘려준다.

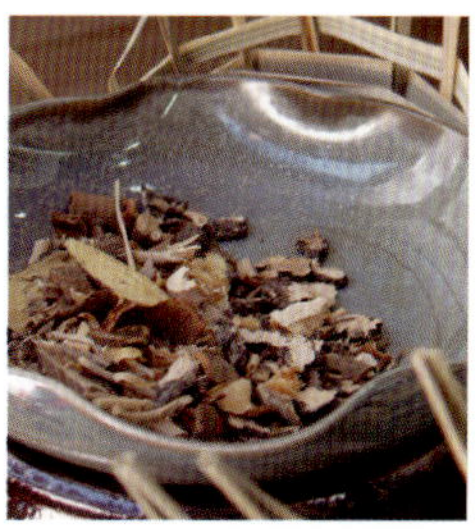

6

레티놀 안티에이징 크림

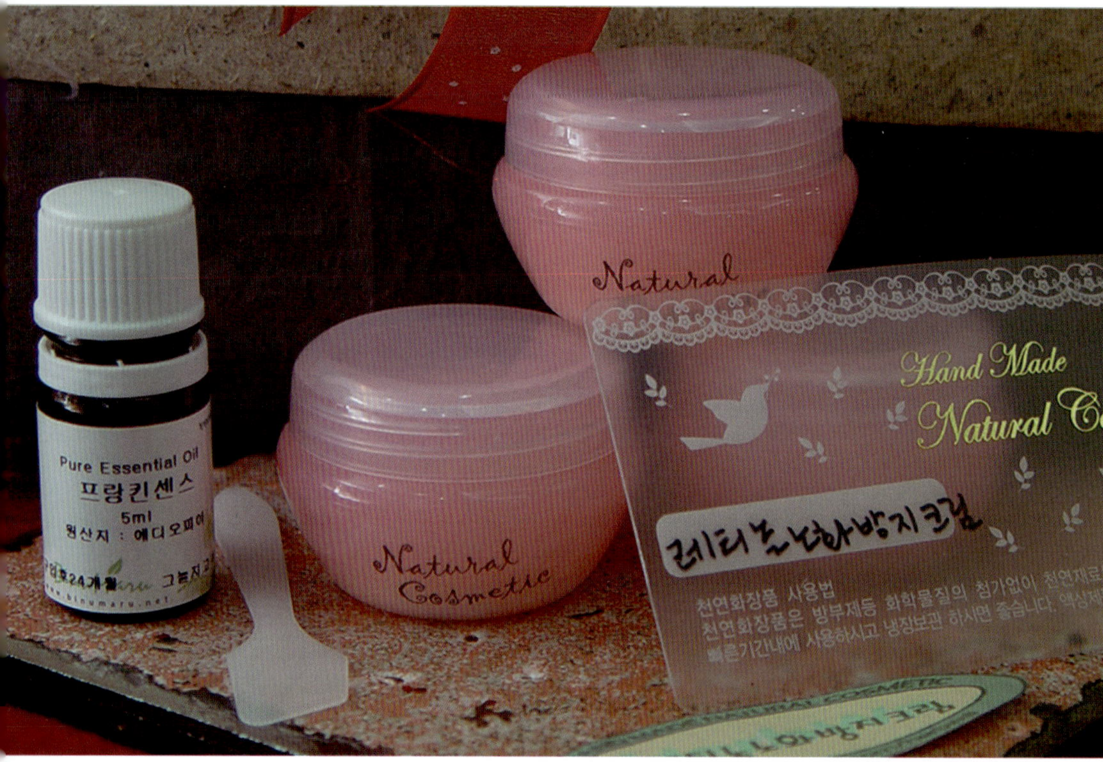

••• 레티놀은 순수 비타민A 성분으로 세포 분화와 콜라겐 합성을 촉진하여 피부 탄력을 증가시키고, 신진대사를 촉진한다. 주름을 예방하고 피부재생 효과가 탁월한 것으로 알려져 있어 시중에 판매되는 모든 안티에이징 제품의 주 원료로 사용되는 재료이다. 시판되는 안티에이징 제품이 상당히 고가인 점을 고려하면 손쉽게 내손으로 만들어 비용도 절약하고 안전한 나만의 화장품을 만드는 즐거움도 덤으로 얻을 수 있다.

사용 재료

워터류 : 로즈워터 10g, 네롤리워터 10g
오일류 : 로즈힙오일 5g, 호호바오일 2g, 에뮤오일 2g
유화제 : 올리브유화왁스 2g
첨가물 : 레티놀 2g, 히아루론산 2g, 비타민E 1g
에센셜오일 : 프랑킨센스 1방울, 라벤더 1방울

만드는 방법

1 워터류와 오일류의 재료들을 계량한 후 각각 70도 정도로 가열한다.
2 두 계열의 온도차가 10도 이내가 되면 오일류에 워터류를 섞는다.
3 10분정도 한쪽 방향으로 저어준다.
4 유화가 일어나면 첨가물을 모두 넣고 가볍게 섞는다.
5 온도가 40도 이하로 떨어지면 에센셜 오일을 넣고 섞는다.
6 에탄올로 소독한 깨끗한 용기에 담는다.
7 라벨링 한 후 냉장보관 한다.

Tip

호호바오일은 호호바나무에서 추출한 액체왁스로 인간의 피지구조와 비슷하여 피부친화력이 높고 피부건조와 착색, 노화를 방지해주며 보습작용이 탁월하며 세포재생을 촉진시키는 역할을 한다.
로즈힙오일에는 오렌지의 약 20배에 달하는 비타민 C가 들어있으며 비타민 A도 많이 풍부하다. 수분 공급에 효과적이며 ph 발란스를 조절해 준다. 또한 필수지방산인 리놀산과 리놀렌산을 다량으로 함유하고 있어서 기미와 주근깨를 없애주며 피부재생효과도 좋다.
에뮤오일은 피부에 흡수성이 좋고 활성물질들을 운반하는 작용을 돕는다. 피부를 부드럽게 유지시켜주고 외부요인의 자극으로부터 보호하며 피부 내 수분 유지에 도움을 준다.

7

클렌징크림

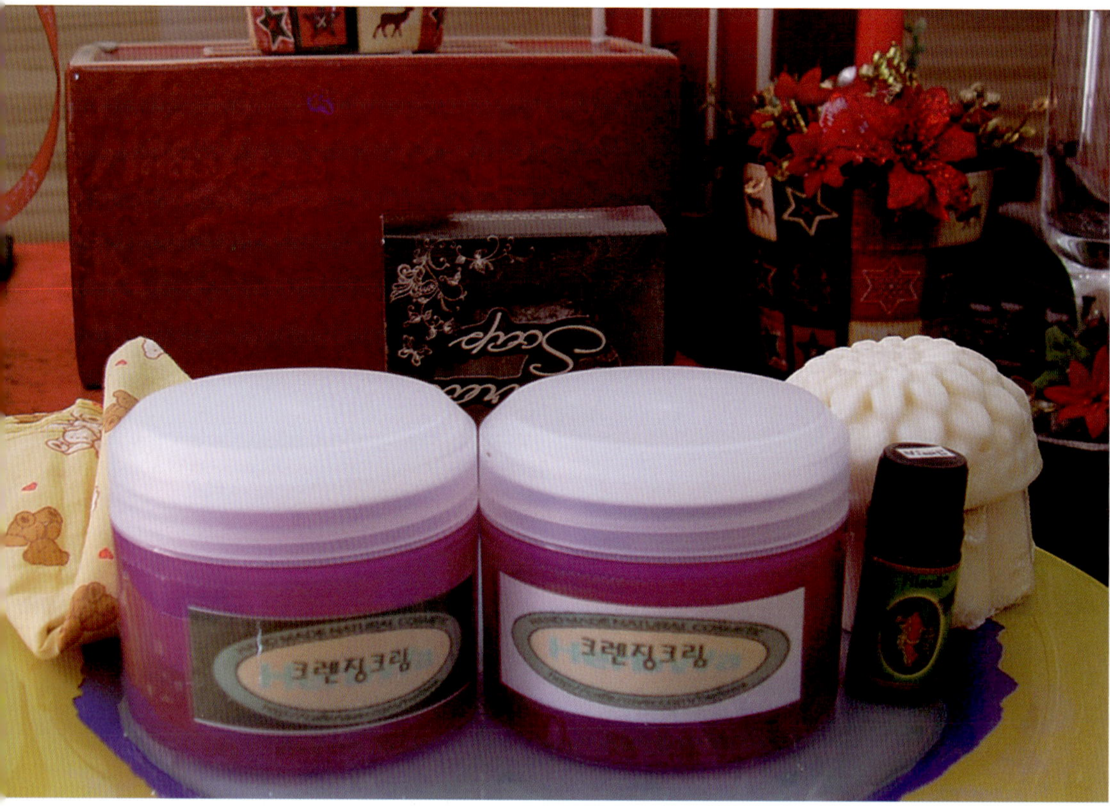

••• 보습력이 뛰어난 스윗아몬드 오일과 미백기능과 각질제거 기능이 있는 상큼한 레몬 팅크쳐를 이용해 클렌징크림을 만들어 보자.

사용 재료

워터류 : 캐모마일워터 50g, 레몬팅크쳐 10g

오일류 : 살구씨오일 10g, 포도씨오일 10g, 스윗아몬드오일 10g

유화제 : 올리브유화왁스 5g

첨가물 : 오트밀가루 5g, 비타민E 2g

에센셜오일 : 레몬 5방울

만드는 방법

1 워터류와 오일류의 재료들을 계량한 후 각각 70도 정도로 가열한다.

2 두 계열의 온도차가 10도 이내가 되면 오일류에 워터류를 섞는다.

3 10분정도 한쪽 방향으로 저어준다.

4 유화가 일어나면 첨가물을 모두 넣고 가볍게 섞는다.

5 온도가 40도 이하로 떨어지면 에센셜 오일을 넣고 섞는다.

6 에탄올로 소독한 깨끗한 용기에 담는다.

7 라벨링 한 후 냉장보관 한다.

Tip

캐모마일워터대신 알로에워터를 사용해도 좋다.
레몬팅크쳐 대신 녹차 팅크쳐를 넣어도 된다.
오트밀은 피부에 수분을 공급해주고 각질제거에 효과적이다. 오트밀 대신에 집에 있는 미숫가루를 넣어도 된다.
처음에는 묽은 로션타입처럼 되지만 오트밀가루를 넣어서 섞어주면 수분을 끌어당겨서 적당한 점도의 크림이 된다.
살구씨오일은 불포화 지방산이 많이 함유되어 있고 토코페롤, 비타민, 미네랄 등이 풍부하며 피부에 쉽게 흡수되어 피부를 부드럽게 하고 윤기와 탄력을 준다.
포도씨오일은 세정 효과가 뛰어나며 물에 잘 녹아 피부에 끈적거림이 없으며 비타민, 미네랄, 철분이 풍부하게 함유되어 있어 노화방지에 좋으며 보습효과도 뛰어나다.

8

수분크림(아쿠아 젤)

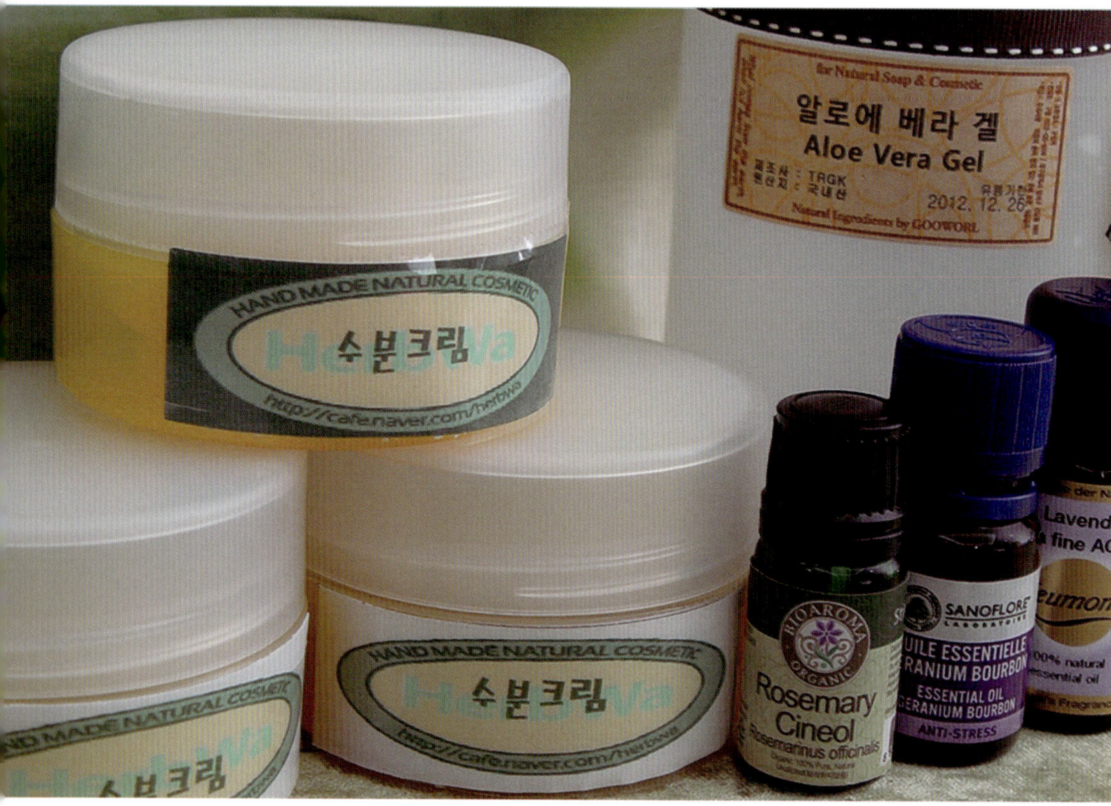

•••알로에 베라 겔을 이용하여 유분감이 적으면서도 촉촉하고 청량감을 느낄 수 있는 수분크림을 만들어 보자.

사용재료

워터류 : 알로에 베라 겔 40g

오일류 : 호호바오일 1g, 로즈힙오일 1g

유화제 : 올리브리퀴드 4g

첨가제 : 글리세린 2g, 세라마이드 1g, 히아루론산 1g, 비타민E 1g

에센셜오일 : 로즈제라늄 1방울, 로즈마리 1방울, 라벤더 1방울

만드는 방법

1 호호바 오일, 로즈힙오일, 비타민E를 각각 계량한다.
2 올리브리퀴드를 넣고 스푼으로 가볍게 저어준다.
(올리브리퀴드는 오일과 알로에베라겔이 잘 섞이도록 해준다)
3 알로에 베라 겔 40g을 넣고 가볍게 섞어준다.
4 크림보다 묽은 에센스 타입을 원하시면 플로럴워터를 1~5g 첨가한다.
5 첨가물을 넣는다.
6 에센셜오일을 넣고 가볍게 섞어준다.
7 에탄올로 소독한 용기에 담고 라벨링 한 다음 냉장보관 한다.

Tip

알로에 베라 겔은 성질이 차고 수분을 공급하는 효과가 뛰어나 여름용 화장품이나 아토피성 피부, 트러블이 있는 피부에 효과적이다. 단 알로에에 함유된 알로인 성분이 알러지반응을 유발할 수 있으므로 반드시 패치테스트를 한 후 사용하는 것이 좋다.

9

코엔자임Q10 아이크림

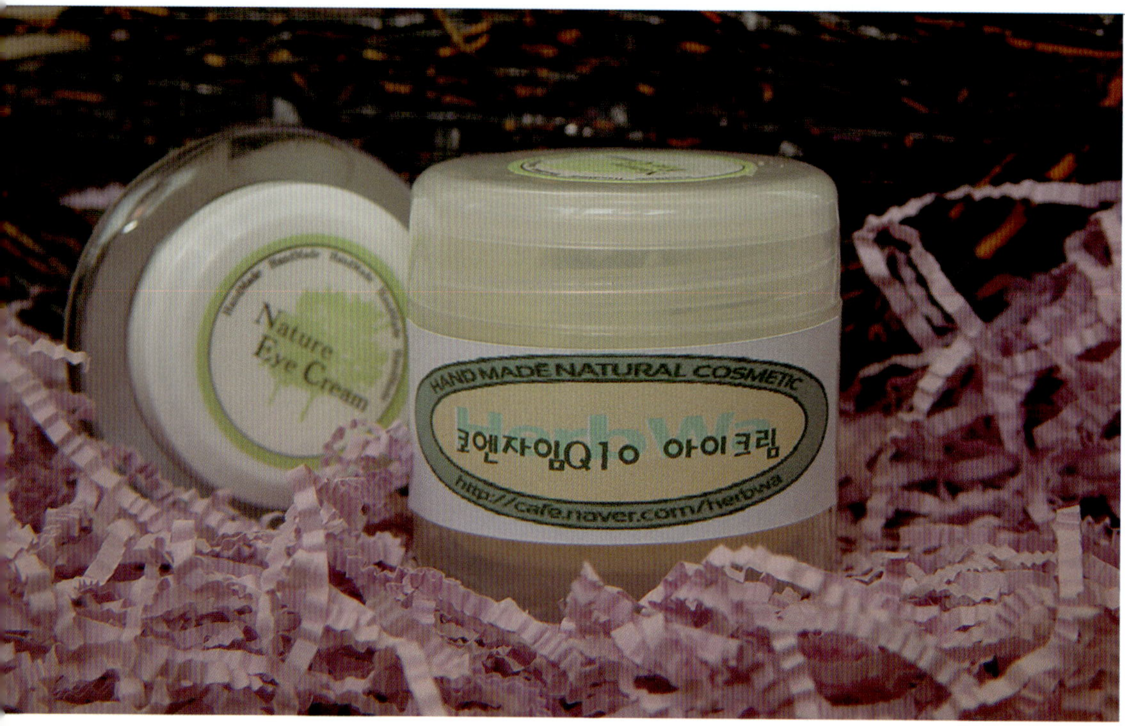

••• 코엔자임Q10은 체내에서 합성되는 조효소로 체내에서 에너지를 만들어 내기 위한 필수 성분으로 비타민과 비슷하게 작용한다고 비타민Q라고도 불린다. 체내 활성산소를 잡아주고 피부를 탄력있게 가꿔주는 필수 성분이다. 레티놀에 민감함 피부라면 코엔자임Q10을 첨가한 아이크림을 만들어보자. 낮에 발라도 되고 얼굴 전체에 가볍게 펴 바르면 피부에 탄력을 주는 영양크림으로도 사용할 수 있다.

사용재료

워터류 : 네롤리워터 10g, 로즈워터 20g

오일류 : 로즈힙오일 7g, 호호바오일 3g, 시어버터 1g, 큐엔자임Q10(지용성,3%) 1g

유화제 : 올리브유화왁스 2g, 이멀시파잉왁스 1g

첨가물 : 글리세린 2g, 콜라겐 1g, 히아루론산 1g, 비타민E 1g

에센셜오일 : 프링킨센스 1방울, 멜리사 1방울

만드는 방법

1 워터류를 계량하여 70도 정도로 가열한다.
2 깨끗한 용기에 로즈힙, 호호바, 살구씨오일을 계량해서 가볍게 섞어준다.
3 코엔자임Q10과 유화제도 넣어 70도 정도로 가열한다.
4 워터류와 오일류가 모두 70도 정도의 온도가 되면 오일류에 워터류를 넣고 섞어준다.
5 준비한 첨가물을 모두 넣고 잘 섞어준다.
6 온도가 40도 이하로 떨어지면 에센셜오일을 넣고 가볍게 저어준다.
7 라벨링한 후 냉장보관 한다.

Tip

이멀시파잉왁스는 코코넛오일에서 추출한 성분의 유화제로 크림과 로션을 만들때 많이 사용한다. 올리브 유화가왁스보다 유화가 잘 일어나지 않지만 사용감과 발림성이 좋아 크림타입의 화장품을 만들때 주로 사용한다. 온도가 낮아지면 유화의 진행이 빨라지므로 약간 낮은 온도에서 유화시키는 것이 좋다. 약간 밀리는 감이 있어 몬타왁스나 올리브 유화왁스와 같이 사용한다.

10

알로에 썬크림

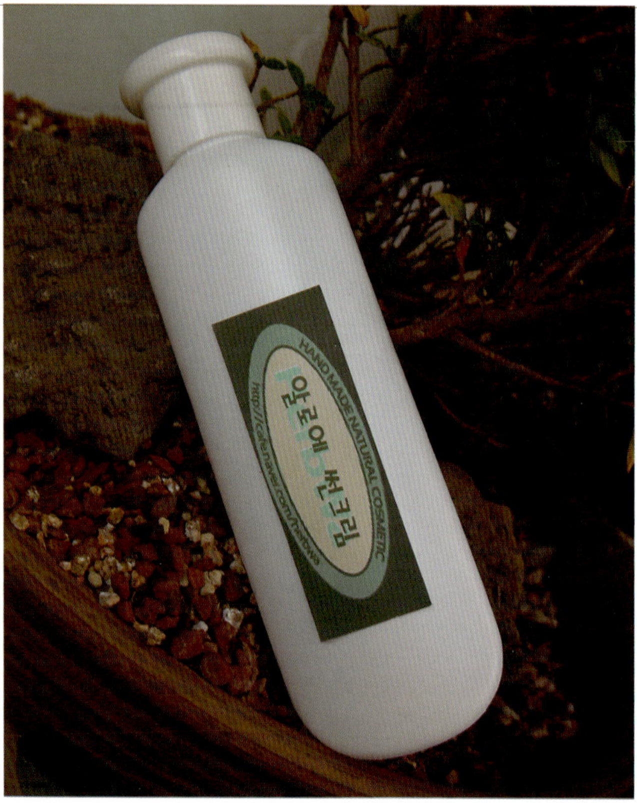

••• 자외선은 피부노화를 촉진하고 각종 피부질환이나 피부암, 기미, 주근깨 등 색소침착을 유발하고 수분을 빼앗아가 피부를 거칠게 한다. 썬크림은 계절과 상관없이 매일 발라야하며 비오는 날에도 바르는 것이 좋다.

사용재료

워터류 : 알로에 베라 워터 70g, 위치헤이즐워터 10g

오일류 : 호호바오일 5g, 올리브오일 5g, 시어버터 4g, 시너메이트 3g

유화제 : 몬타왁스 2g, 이멀시파잉왁스 4g

첨가물 : 티타늄디옥사이드(분말) 2g, 산화아연(액상) 2g, 판테놀 1g, 비타민E 1g

에센셜오일 : 라벤더 3방울, 로즈마리 2방울

만드는 방법

1 용기에 워터류를 담고 60~70도 정도로 가열한다.

2 다른 용기에 오일류와 유화제를 모두 넣고 60~70도 정도로 가열한다.

3 두 계열의 온도가 비슷해지면 오일류에 워터류를 넣고 섞는다.

4 티타늄디옥사이드 분말을 첨가하고 잘 섞어준다.
분말타입이라서 다른 첨가물보다 먼저 첨가하는 것이 좋다.

5 블렌더와 스푼을 번갈아 사용해가면서 티타늄디옥사이드를 골고루 잘 섞어준다.

6 나머지 첨가물을 넣은 후 섞어준다.

7 온도가 40도 이하로 떨어지면 에센셜 오일을 넣고 가볍게 저어준다.

8 소독한 용기에 담고 라벨링 한 후 냉장보관 한다.

Tip

알로에베라는 자외선차단작용은 없지만 자외선에 의한 피부자극을 완화하고 차가운 성질로 자외선 노출로 인한 피부의 열감을 낮춰주는 역할을 한다. 알로에에 부작용이 있으면 로즈워터로 대체하면 된다.
자외선차단을 하는 원료에는 대표적으로 티타늄디옥사이드, 산화아연, 시너메이트 등이 있다. 티타늄디옥사이드와 산화아연을 합해서 5%, 시너메이트 5%를 첨가하면 SPF25 정도 된다.
티타늄디옥사이드는 UVA, UVB 차단효과가 있다. 미네랄의 일종으로 자외선 차단하는 성분 중 가장 천연에 가까운 재료이다. 2~25%까지 첨가할 수 있지만 너무 많이 넣으면 하얗게 밀린다.
산화아연(징크옥사이드)은 UVA, UVB 차단효과가 있는 비화학적 자외선 차단성분으로 햇볕이나 다른 자극으로부터 보호막을 형성해주며 수렴, 방부, 항균효과도 있다. 25%까지 첨가 가능하지만 2~3%정도 첨가해주는 것이 가장 이상적이다. 시너메이트는 UVA, UVB 차단이 가능하며 자외선을 흡수하여 열로 전환시키는 역할을 한다. 여드름을 유발하지 않으며 오일에 잘 녹기 때문에 오일층에 같이 넣어 사용한다. 2~7.5%까지 첨가 가능하고 5% 이내로 사용하는 것이 좋다.

* 자외선 차단효과가 있는 오일

올리브오일, 살구씨오일, 아보카도오일, 달맞이꽃 종자유, 헤이즐넛오일, 호호바오일, 검은참깨오일, 시어버터 등이 있다. 그 외 레시틴, 위치헤이즐워터, 로즈워터, 로즈마리워터, 라벤더워터, 감초추출물 등이 천연자외선 차단효과가 있다.

11

녹차 미백크림

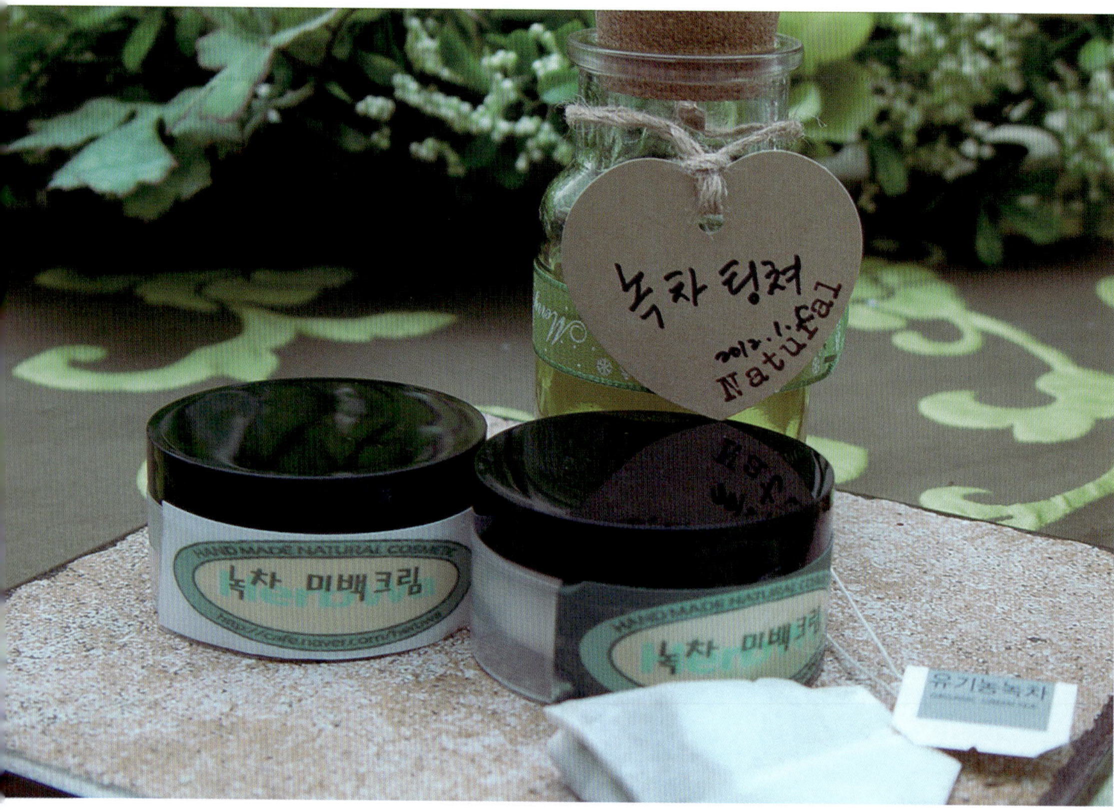

••• 녹차는 비타민C가 풍부하고 녹차에 들어있는 비타민 A, B_2, C, E 등이 체내 유해물질을 제거하는 기능을 한다. 녹차의 카테킨, 폴리페놀, 알부틴 성분이 피부손상의 주요원인인 산화과정을 차단하여 피부를 맑고 촉촉하게 가꾸어 주며 탁월한 미백기능을 한다. 녹차를 이용하여 화사한 피부미인으로 거듭나자.

사용재료

워터류 : 로즈워터 50g, 녹차추출물 10g
오일류 : 녹차씨오일 15g, 호호바오일 8g, 스윗아몬드오일 7g
유화제 : 올리브유화왁스 7g
첨가물 : 글리세린 2g, 히아루론산 3g, 비타민E 1g
에센셜오일 : 네롤리 2방울, 라벤더 1방울

만드는 방법

1 깨끗한 용기에 오일과 유화제를 계량한 다음 60~70도 정도로 가열한다.

2 다른 용기에 로즈워터와 녹차추출물을 계량하고 60~70도 정도로 가열한다.

3 두 계열의 온도가 60~70도 사이에서 비슷해지면 오일류에 워터류를 섞어준다.

4 스푼과 블렌더를 번갈아 가며 저어준다. 사용감을 좋게 하기 위해 마무리는 꼭 스푼으로 저어준다.

5 유화가 되고 나면 첨가물을 모두 넣고 저어준다.

6 온도가 40도 이하로 떨어지면 에센셜오일을 넣고 섞는다.

7 소독한 용기에 담아서 라벨링 한 후 크림이 완전히 식으면 냉장보관 한다.

Tip

녹차씨에는 일반 녹차보다 3배가량 많은 폴리페놀이 함유되어 노화예방에 효과적이고 카테킨성분이 많아서 피지 조절 작용 및 살균작용을 한다. 또한 비타민C의 함유량도 높아서 멜라닌 색소가 생성되는 것을 방지하여 미백효과가 있다.

비정제호호바(골덴)는 영양분이 많아 건성피부나 노화피부에 사용하면 좋다. 단, 민감한 피부에 트러블을 일으킬 수 있으므로 주의하여야 한다.

정제호호바(화이트)는 트러블없이 사용할 수 있어서 지성이나 여드름피부, 민감성용 화장품을 만들 때 많이 사용된다.

12

시어버터 바디크림

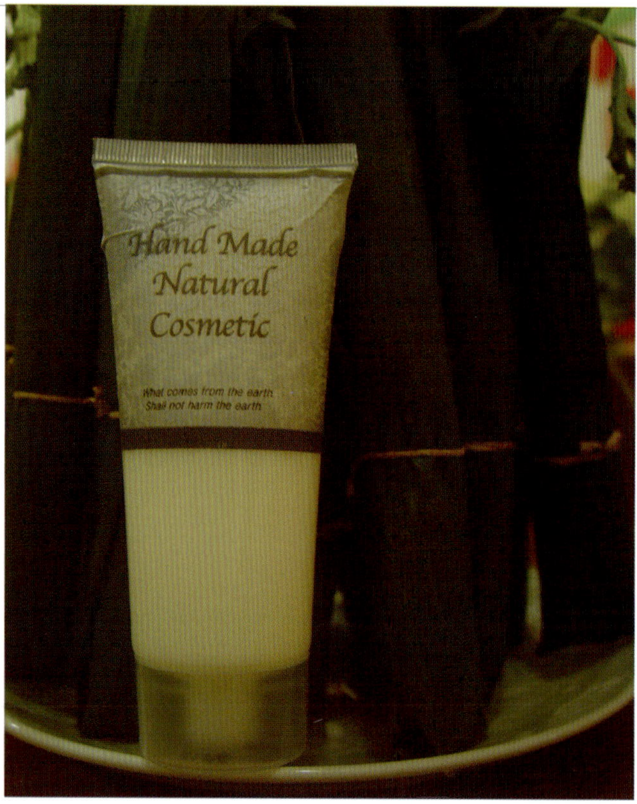

••• 시어버터는 아프리카 건조지역에서 자라는 karitetree의 열매에서 추출하는 버터로 비타민 A, D, E, F를 풍부하게 함유하고 있다. 또한 시나믹산을 함유하고 있어 피부 침투력이 뛰어나며 고체타입이지만 피부에 닿으면 잘 녹고 보습기능이 탁월하여 거칠어진 피부를 촉촉하게 가꾸어 준다.

사용재료

워터류 : 로즈워터 100g
오일류 : 시어버터 40g, 아보카도오일 8g, 스윗아몬드오일 8g
유화제 : 올리브유화왁스 5g, 몬타왁스 2g
첨가물 : 글리세린 2g, 히아루론산 3g, 비타민E 1g
에센셜오일 : 로즈제라늄 8방울, 라벤더 6방울

만드는 방법

1 깨끗한 용기에 오일류와 유화제를 계량하고, 다른 용기에는 로즈워터를 계량하고 둘 다 60~70도 정도로 가열한다.

2 두 계열의 온도가 60~70도 사이에서 비슷할 때 오일에 워터를 넣고 스푼으로 가볍게 섞어준다.

3 첨가물을 모두 넣고 다시 한번 더 섞어준다. 블렌더와 스푼을 번갈아 사용하면서 섞어주고 마지막은 반드시 스푼으로 마무리 한다.

4 유화가 일어나 약간 묽은 크림 정도의 점도가 되고 온도가 40도 정도로 떨어지면 에센셜오일을 넣는다.

5 소독한 용기에 담고 라벨링 한 후 냉장보관 한다.

Tip

아보카도 오일은 다크 그린색의 점성이 강하고 영양이 풍부하며 피부 깊숙이 스며들며 비타민 A, B, D, E와 레시틴, 불포화지방산, 팔미틴산 등을 함유하고 있는 영양오일이다. 피부 연결 조직과 콜라겐 재생 효과가 있어 건성 및 노화피부, 습진 피부에 효과적이고 지성피부는 피부밸런스를 유지시켜준다.

스윗아몬드 오일은 아몬드 열매에서 추출한 오일로 비타민 A, B, E를 함유한 영양 공급 오일이다. 흡수가 빠른 피부보호제로 중·건성 피부에 효과적이고 다른 영양오일이나 에센셜 오일과 섞어 사용하면 뛰어난 블렌딩 효과가 있다.

몬타왁스는 천연유화제로 카사바라라는 열대 식물에서 얻어지며 이멀시파잉왁스에 비해 유화력은 떨어지나 유화상태를 안정화시키며 질감이 가볍고 부드럽다.

13

푸에라리아 탄력크림

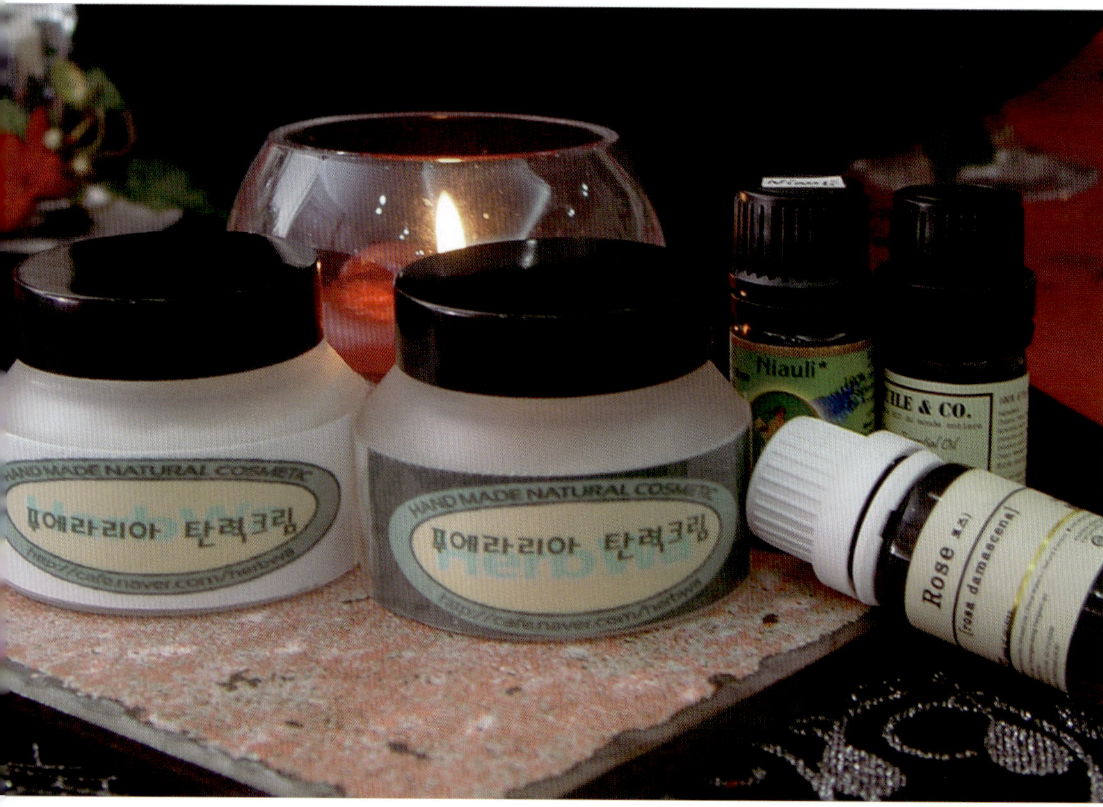

••• 목주름을 예방하고 가슴을 탄력있게 하는 푸에라리아 인퓨즈드오일을 첨가해서 탄력크림을 만들어 보자. 꾸준히 사용하면 가슴을 업시키고 탄력있게 만드는 데 상당한 효과가 있다.

사용재료

워터류 : 로즈워터 70g

오일류 : 스윗아몬드오일 12g, 푸에라리아 인퓨즈드오일 8g, 로즈힙오일 5g, 달맞이꽃종자유 4g

유화제 : 올리브유화왁스 7g

첨가물 : 글리세린 3g, 히아루론산 3g, 비타민E 1g, 로즈마리추출물 5방울

에센셜오일 : 제라늄 4방울, 일랑일랑 4방울, 네롤리 2방울

만드는 방법

1 깨끗한 용기에 오일류와 유화제를 계량하고, 다른 용기에는 워터를 계량한 후 60~70도 정도로 가열한다.
2 두 계열의 온도가 60~70도 사이에서 비슷할 때 오일에 워터를 넣고 가볍게 섞어준다.
3 첨가물을 넣는다.
4 첨가물을 넣은 후에 블렌더와 스푼을 번갈아 사용하면서 잘 섞어준다.
5 유화가 잘 일어나고 온도가 40도 정도로 떨어지면 에센셜오일을 넣는다.
6 소독한 용기에 옮겨 담고 상온에서 하루정도 둔 후에 냉장보관 한다.

Tip

호호바오일은 가슴을 축소시키는 작용을 하기 때문에 가슴크림을 만들때는 사용하지 않는다.
식물성 에스트로겐 성분과 튼살제거에도 효과적인 제라늄, 일랑일랑, 네롤리오일을 첨가해서 발림성도 우수하고 향이 좋은 크림으로 목과 가슴부위에서 사용하면 좋다.
일랑일랑은 피지샘 밸런스를 조절해 유분이 많은 지성 뿐 아니라 유분이 부족한 건성 피부에도 효과가 있다. 또한 두피에 자극을 주어 탈모 예방 및 관리에 도움을 주며 자스민과 비슷한 향은 아드레날린 분비를 조절하여 신경의 긴장을 이완시켜준다.
푸에라리아는 식물성에스트로겐을 다량 함유하고 있어 체내에서 여성호르몬과 유사한 작용을 하며 대두에서 함유하고 있는 에스트로겐량의 약 40배 많은 양을 함유하고 있어 피부탄력을 높이는데 탁월한 효과가 있다.

14

나이트 재생크림

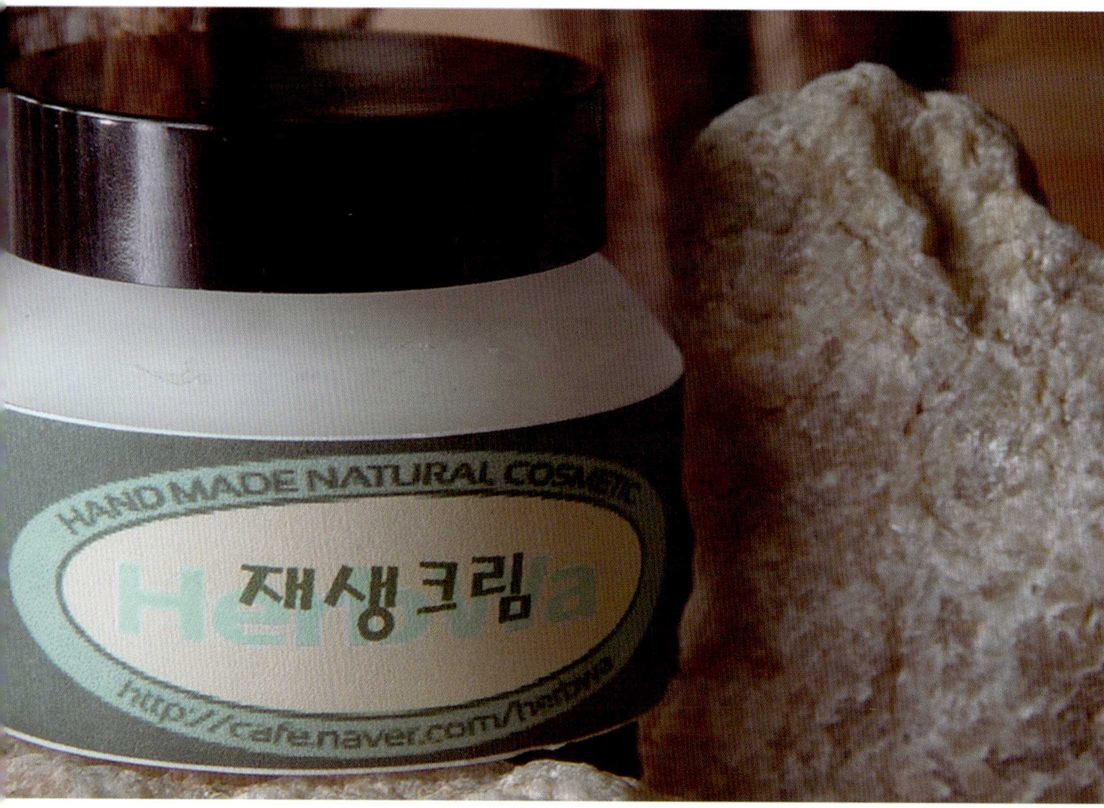

••• 아르간오일은 모로코에서만 생산되는 오일로 아토피와 민감성 피부에 탁월한 효과가 있고 노화방지에도 좋다. 호호바와 더불어 가장 이상적인 캐리어 오일로 각광받고 있는 아르간오일은 보습력과 피부친화력이 좋으나 가격이 높아 고기능성 화장품에만 사용되는 귀한 오일이다.

사용재료

워터류 : 로즈워터 70g
오일류 : 아르간오일 10g, 동백오일 4g, 달맞이꽃종자유 3g, 로즈힙오일 4g
유화제 : 이멀시파잉왁스 5g, 세틸알콜 1g
첨가물 : 세라마이드 3g, 히아루론산 3g, 비타민E 1g, 로즈마리추출물 5방울
에센셜오일 : 제라늄 2방울, 로즈우드 2방울, 오렌지 3방울

만드는 방법

1 깨끗한 용기에 오일류와 유화제를 넣고, 다른 용기에는 워터를 계량한다.

2 두 용기를 핫플레이트에 올려서 60~70도 정도로 가열한다.

3 유화제가 모두 녹고 워터류와 오일류의 온도가 60~70도 사이일 때 둘을 섞어서 스푼으로 저어준다. 천천히 유화가 진행되면 미니블렌더를 10초정도 사용하고 부드러운 사용감을 위해서 마무리는 반드시 스푼으로 한다.

4 유화가 일어나면 첨가물을 넣고 온도가 40도 정도로 떨어지면 에센셜 오일을 넣고 가볍게 스푼으로 저어서 완성한다.

5 완성된 크림을 소독한 용기에 옮겨 담고 냉장보관 한다.

Tip

동백유에는 피부지질성분인 트리글리세라이드와 유사한 올레인트리글리세라이드가 80% 함유되어 있어 피부친화력이 우수하며 산뜻하고 촉촉한 느낌을 준다.
오렌지 에센셜오일은 우울증과 긴장 해소에 효과가 있으며 비타민 C가 풍부하여 색소 침착, 기미 완화에 좋으며 세포 재생을 촉진시켜 피부색을 밝게 유지시키는데 도움을 준다.
글리세린은 글리세롤이라고도 하며 모든 식물성 오일 속의 구성요소로 단순한 가수분해를 통해 채취된다. 피부에 수분을 공급하여 보습 유지 효과와 더불어 피부를 매끈하게 하는 효과가 있다. 고농도의 글리세린은 천연 방부제로 사용된다.

15

호호바 영양크림

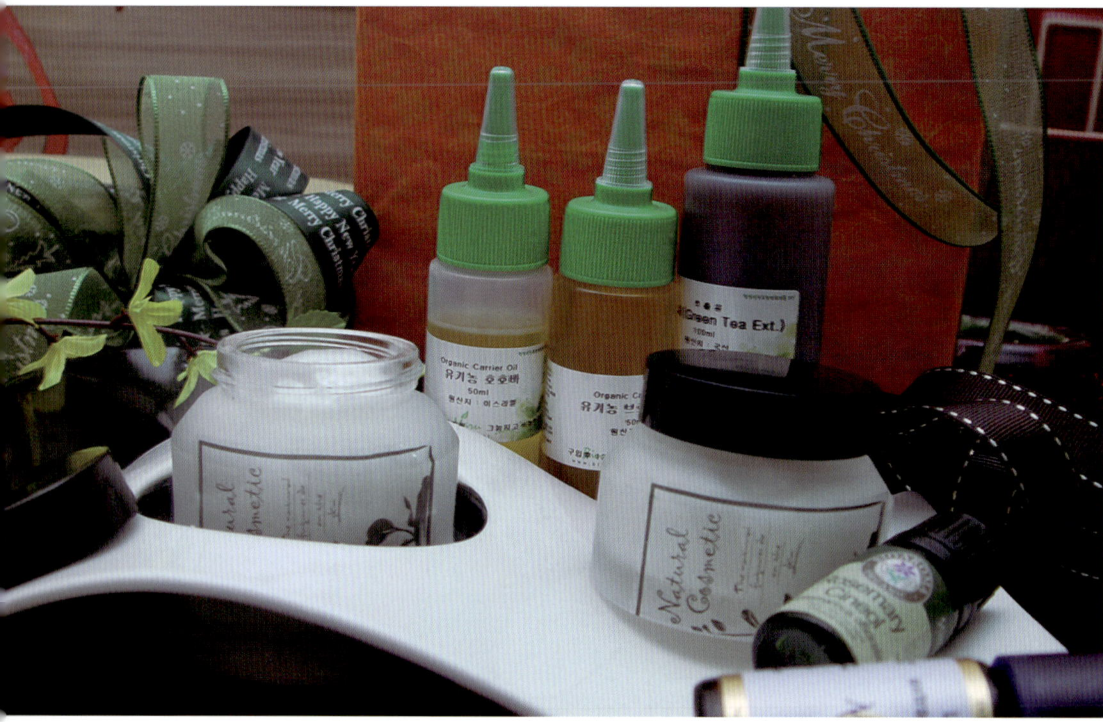

••• 호호바오일은 호호바 나무에서 추출한 반 액체성, 왁스성 오일로 피부 탁력을 높이는데 탁월한 효과가 있고, 아르간오일과 함께 지방이 아닌 왁스성분의 식물성오일로 산패가 잘 되지 않으며 인체의 피지와 유사하여 피부에 신속히 침투한다. 수분공급 작용과 함께 다량의 에몰리언트(연화제) 성분으로 피부를 부드럽게 해주어 화장품의 재료로 이상적이다. 건성, 지성, 민감성 등 모든 피부타입에 적용할 수 있고 피부 노폐물을 없애는데도 탁월한 효과가 있다.

사용재료

워터류 : 로즈워터 40g, 라벤더워터 30g

오일류 : 정제호호바오일 20g, 녹차씨오일 5g, 아보카도오일 5g

유화제 : 올리브유화왁스 7g

첨가물 : 콜라겐 3g, 히아루론산 3g, 비타민E 1g, 로즈마리추출물 5방울

에센셜오일 : 네롤리 3방울, 라벤더 2방울

만드는 방법

1 깨끗한 용기에 오일류와 유화제를 넣고, 다른 용기에는 워터를 계량한다.

2 두 용기를 핫플레이트에 올려서 60~70도 정도로 가열한다.

3 유화제가 모두 녹고 워터류와 오일류의 온도가 60~70도 사이일 때 둘을 섞어서 스푼으로 저어준다. 천천히 유화가 진행되면 미니블렌더를 10초정도 사용하고 부드러운 사용감을 위해서 마무리는 반드시 스푼으로 저어준다.

4 유화가 일어나면 첨가물을 넣고 온도가 40도 정도로 떨어지면 에센셜 오일을 넣고 가볍게 스푼으로 저어서 완성한다.

5 완성된 크림을 소독한 용기에 옮겨 담고 냉장보관 한다.

Tip

녹차씨유에는 항산화력이 비타민 C보다 강한 폴리페놀이 많이 함유되어있어 피부노화를 예방해주며 비타민 C, 비타민 E, 카로틴, 칼륨, 마그네슘 등 무기질이 풍부하여 피부를 매끈하게 가꾸어주는데 도움이 된다. 또한 박테리아를 억제시키는 효능으로 노폐물과 냄새를 없애고 기저귀 발진, 여드름이나 비듬예방에도 효과가 있다.

콜라겐은 엘라스틴과 같이 진피를 구성하는 단백질의 일종으로 보습과 피부탄력에 중요한 역할을 한다.

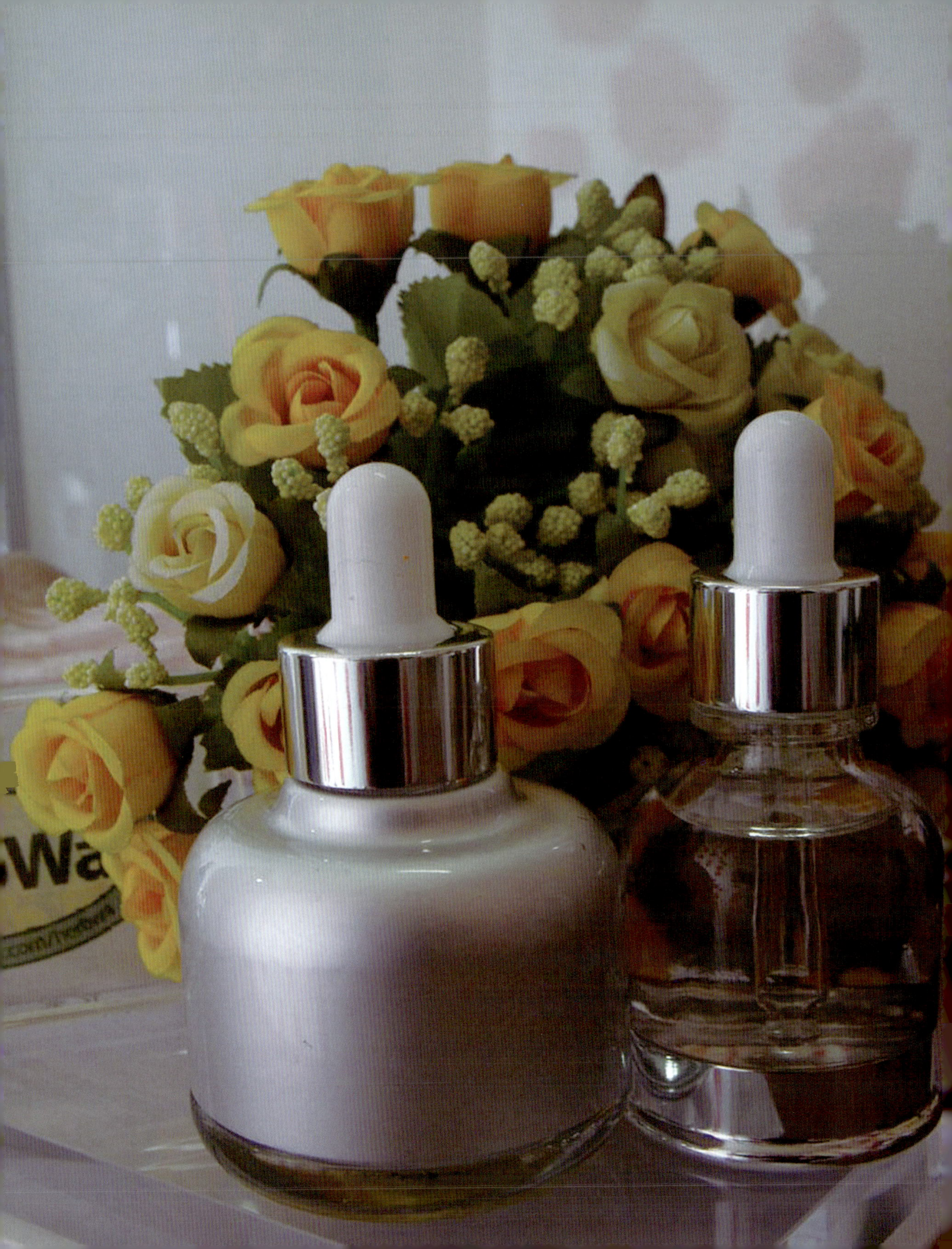

제 4 편

에센스 만들기

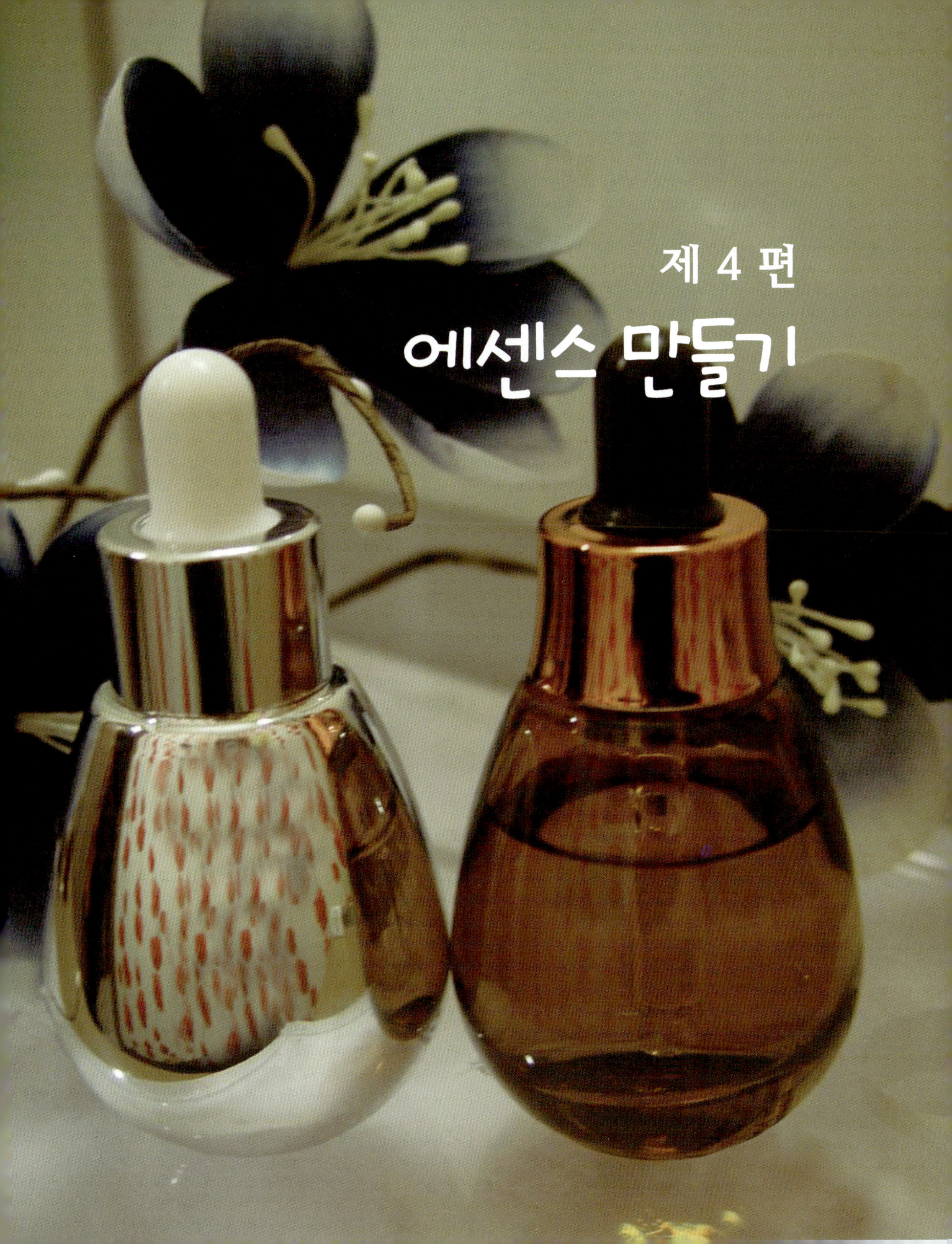

화이트닝 젤

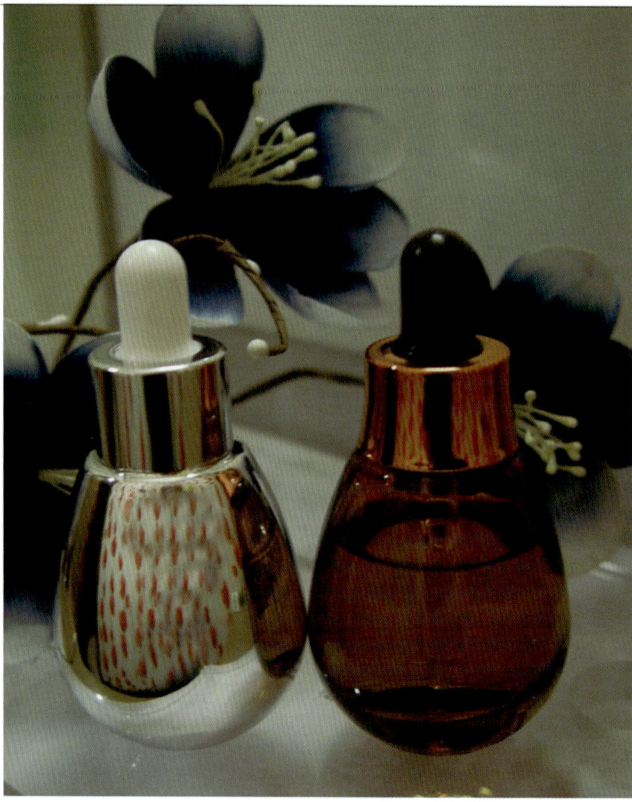

••• 찬바람이 불고 건조해진 가을용 에센스로 보습력과 여름내 지친 피부의 화이트닝 효과를 겸한 제품이다. 젤타입 화장품에 젤라틴을 점증제로 이용하면 사용감이 향상되며 보습력도 좋고 피부탄력에도 좋은 에센스를 만들 수 있다.

사용재료

워터류 : 네롤리워터 100g, 젤라틴 1g

오일류 : 호호바오일 7g, 에뮤오일 3g

유화제 : 올리브왁스 3g, 이멀시파잉왁스 1g

첨가물 : 알부틴 2g, 비타민C 2g, 녹차추출물 1g, 히아루론산 2g, 비타민E 1g

에센셜오일 : 프랑킨센스 2방울, 로즈제라늄 2방울, 일랑일랑 1방울

만드는 방법

1 젤라틴 수용액 만들기 : 워터류(네롤리워터)를 가열하여 60도 정도가 되면 젤라틴을 넣어 완전히 녹인다. 녹인 젤라틴을 하루 정도 실온에 두었다가 사용한다.

2 젤라틴 수용액을 계량하여 60~70도로 가열한다.

3 오일류와 유화제를 계량하여 60~70도로 가열한다.

4 워터류에 오일류를 부은 후 스푼으로 저어준다.

5 온도가 40도 이하로 내려가면 첨가물과 에센셜오일을 넣는다.
알부틴과 비타민C는 열에 약하기 때문에 40도 이하가 되었을 때 넣는 것이 좋다.

6 에탄올로 소독한 용기에 넣은 후 냉장보관 한다.
처음에는 스킨타입의 묽은 에센스가 되는데 냉장보관하면 적당한 점도의 가벼운 에센스가 된다.

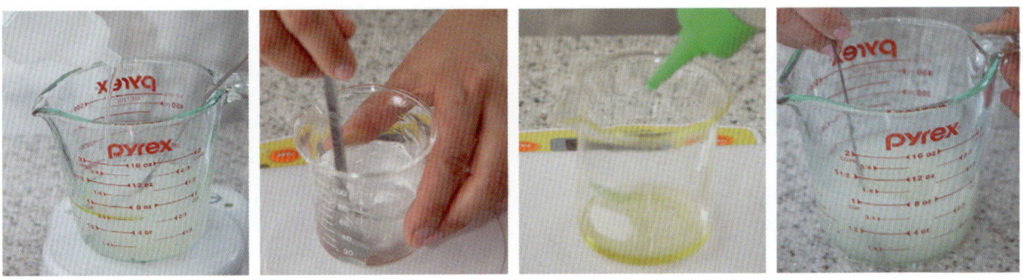

Tip

에센스는 피부 보습 및 노화억제효과를 갖는 주요 미용성분을 고농축으로 함유해서 보습효과가 우수하고 영양물질을 공급하여 피부를 가볍고 매끄러운 상태로 유지시켜준다. 에센스는 스킨타입, 로션타입, 크림타입, 젤타입이 있다.
알부틴은 산악지방에서 자생하는 월귤나무류에 다량 존재하는 천연의 당 유도체로 멜라닌 색소 생성의 주요 효소인 티로시나아제의 활성을 억제하여 멜라닌 생성을 억제하는 작용을 한다. 또한 자외선에 의해 생성된 색소침착을 효과적으로 억제하는 작용이 탁월하다.
젤라틴은 콜라겐에서 추출한 천연고분자 단백질로 18종의 아미노산으로 구성되어 있으며 보습과 탄력을 유지하는데 중요한 역할을 한다.

2

캐비어 에센스

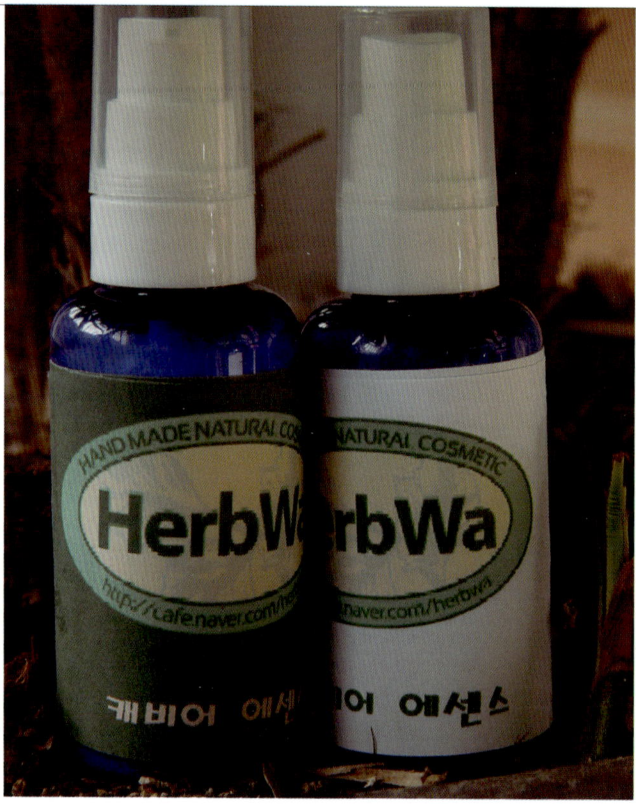

••• 캐비어는 인간의 피부세포와 구조가 비슷하고 캐비어 추출물의 단백질, 비타민 성분이 생체조직에 적합한 수분과 영양을 공급해주어 예민해지기 쉬운 피부를 보호하고 탄력을 지속적으로 유지시켜 주며 노화방지에도 상당한 효과가 있다.

사용재료

워터류 : 로즈워터 100g, 젤라틴 1g

오일류 : 로즈힙오일 3g, 녹차씨오일 3g, 호호바오일 3g

유화제 : 올리브유화왁스 3g, 세틸알콜 1g

첨가물 : 캐비어추출물 3g, 히아루론산 2g, 판테놀 2g, 비타민E 1g, 자몽씨추출물 5방울

에센셜오일 : 프랑킨센스 2방울, 로즈제라늄 2방울, 라벤더 1방울

만드는 방법

1 젤라틴 수용액 만들기 : 워터류(로즈워터)를 가열하여 60도 정도가 되면 젤라틴을 넣어 완전히 녹인다. 녹인 젤라틴을 하루 정도 실온에 두었다가 사용한다.
2 젤라틴 수용액을 계량하여 60~70도로 가열한다.
3 오일류와 유화제를 계량하여 60~70도로 가열한다.
4 워터류에 오일류를 부은 후 스푼으로 저어준다.
5 온도가 40도 이하로 내려가면 첨가물과 에센셜오일을 넣는다.
6 첨가물을 모두 넣고 저어준 후 소독한 용기에 넣고 냉장보관 한다.

Tip

판테놀은 프로비타민 B_5로 체내에서 판토테닉산의 프로비타민이 비타민으로 변하는 물질로 체내로 유입되면 판토텐산으로 변화한다. 판테놀은 침투성이 좋은 무자극 보습제로 피부에 뿐만 아니라 두피, 헤어제품에도 다양하게 활용되고 있다.
젤라틴 수용액을 만들어서 사용하고 남은 것은 냉장 보관하고 3개월까지 사용할 수 있다.

3

콜라겐 수분 에센스

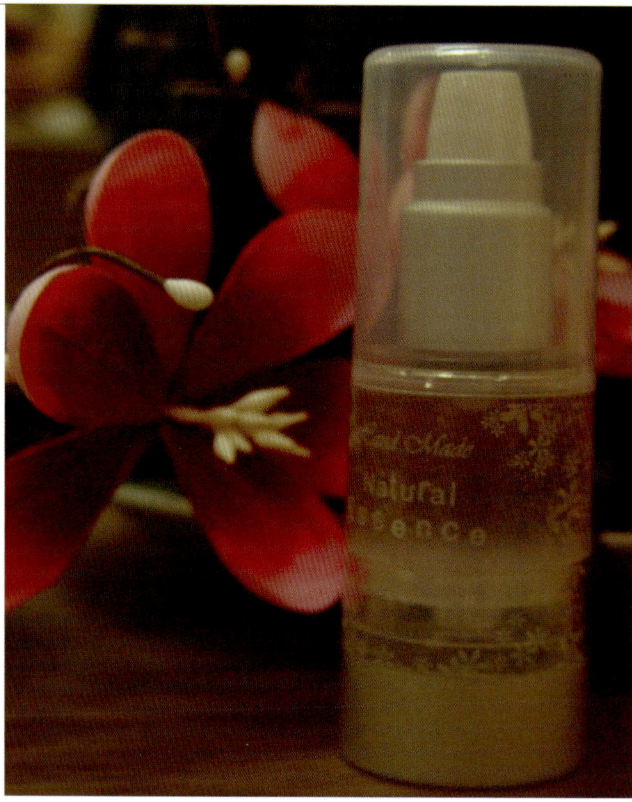

••• 젤 타입의 에센스는 로션이나 크림타입에 비해 흡수력이 좋고 수분 공급력이 뛰어나다. 특히 알로에 베라 겔과 콜라겐을 이용한 오일프리 타입의 에센스는 발림성이 좋고 피부 침투력이 우수하며 산뜻하고 가벼운 느낌으로 끈적임을 싫어하는 분이나 지성, 여드름, 노화피부에 더 없이 좋은 제품이다.

사용재료

워터류 : 알로에 베라 겔 10g, 로즈워터 20g, 라벤더워터 20g

첨가물 : 콜라겐 3g, 히아루론산 2g, 글리세린 8g, 잿탄검 소량, 비타민E 1g

에센셜오일 : 네롤리 2방울, 쟈스민 1방울

만드는 방법

1 화장품 만들기에 필요한 모든 도구를 소독한다.

2 소독한 용기에 워터류와 알로에 베라 겔을 계량한다.

3 잿탄검을 조금씩 솔솔 뿌려가며 농도를 맞추어 잘 섞는다.

4 충분히 섞은 후 첨가물을 넣는다.

5 에센셜오일을 넣고 가볍게 섞어준다.

6 만들어진 에센스는 에탄올로 소독한 용기에 담은 후 냉장보관 한다.

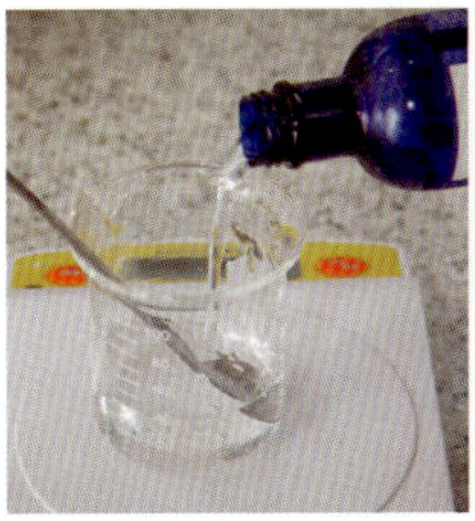
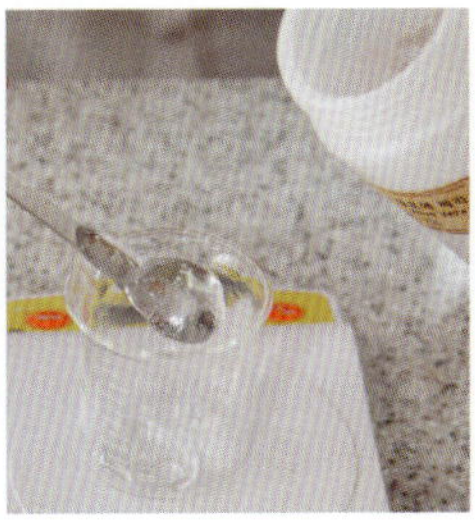
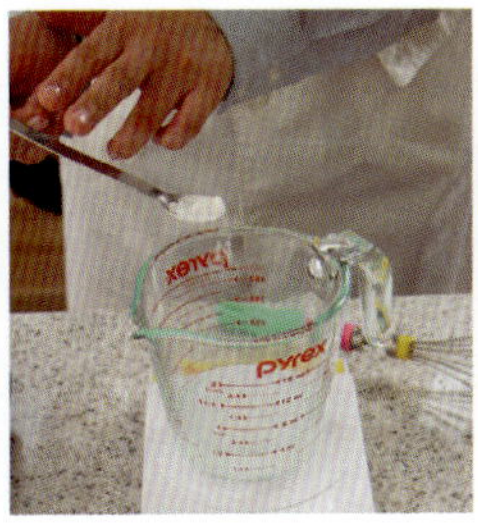

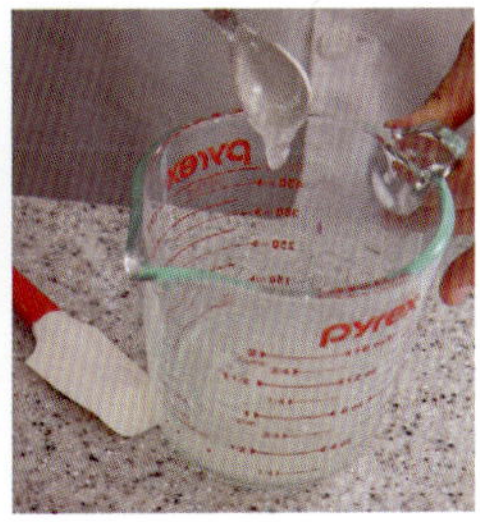

Tip

쟈스민 에센셜 오일은 진정, 심신안정, 신경계 진정, 눈병, 우울증, 최음 효과가 있으며 건성피부, 자극을 받은 피부, 민감성 피부 등 모든 피부 타입에 유용하며 노화를 방지하는 성분이 있어 피부 탄력 회복에 효과가 있다. 로즈 에센셜 오일과 더불어 아름답고 매혹적인 향으로 아로마의 여왕이라 불린다.

4

안면축소 젤

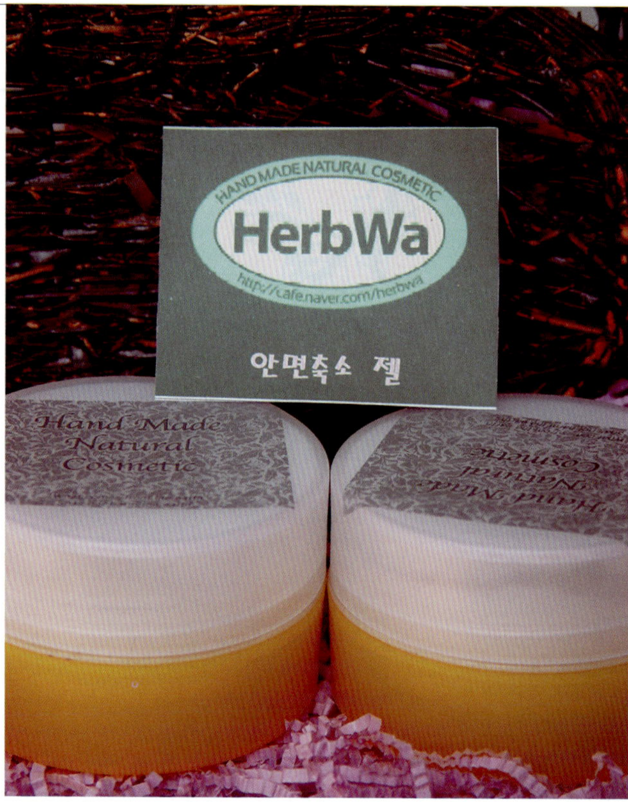

••• 얼굴이 잘 붓거나 피부탄력이 떨어지고 무뎌지는 턱선의 라인을 되살리는 안면축소 젤이다. 저녁에 기초 제품 마지막 단계에서 턱과 목라인을 중심으로 마사지하듯이 바르면 체내 독소제거와 체액정체로 인한 부기를 빼주고 피부에 탄력을 되돌려주는 효과적인 제품이다.

사용재료

워터류 : 로즈워터 100g

유화제 : 올리브리퀴드 1g

첨가물 : 잰탄검 1g, 글리세린 2g, 모이스틴 1g, 판테놀 1g, 히아루론산 2g, 로즈마리추출물 5방울

에센셜오일 : 사이프러스 3방울, 레몬 3방울, 그레이프후릇 2방울

만드는 방법

1 로즈워터에 잿탄검을 솔솔 뿌리듯이 섞으면서 녹인다. 로즈워터를 40도 정도로 약하게 가열하고 섞으면 쉽게 섞인다. 마사지가 용이하도록 약간 묽은 농도로 만든다.

2 첨가물을 넣는다.

3 에센셜오일을 넣고 가볍게 섞는다.

4 올리브리퀴드를 1g 정도 넣고 섞어준다.

5 소독한 용기에 담고 라벨을 붙인 후 냉장보관 한다.

Tip

레몬에센셜 오일은 살균, 소독, 수렴, 지혈, 피부 연화, 흡수 촉진을 도와 피부 트러블에 효과가 있으며 세정력을 향상시키고 피부 회복, 진정 효과가 있다. 특히 지성 피부의 유분조절, 피부 각질 제거에 도움을 주며 두피를 자극없이 관리해준다.

사이프러스에센셜 오일은 신선하면서 상큼한 수풀향으로 지성피부에 효과적이며 해독작용, 이뇨작용, 발한작용이 뛰어나다. 식물성 에스트로겐을 함유하고 있어 갱년기 생리조절 작용도 한다.

그레이프후룻에센셜오일은 다량의 천연 아스코르빈산과 토코페롤을 함유하고 있어 항균, 항산화작용으로 산패를 방지하고 병원성 미생물 억제 작용이 뛰어나다. 따라서 피부에 독소 침착을 막아주며 수분 공급 및 피부를 맑게 유지시켜주는 데 도움을 준다.

이 제품은 점도가 거의 없어 마사지하듯 발라도 피부에 무리를 주지 않고 청량감을 부여하며 촉촉함을 유지할 수 있고 노폐물 배출과 순환정체를 해소하여 안면부종을 해결하고 탄력을 잃어 무너진 턱선을 되살릴 수 있다.

5

코엔자임Q10 탄력 에센스

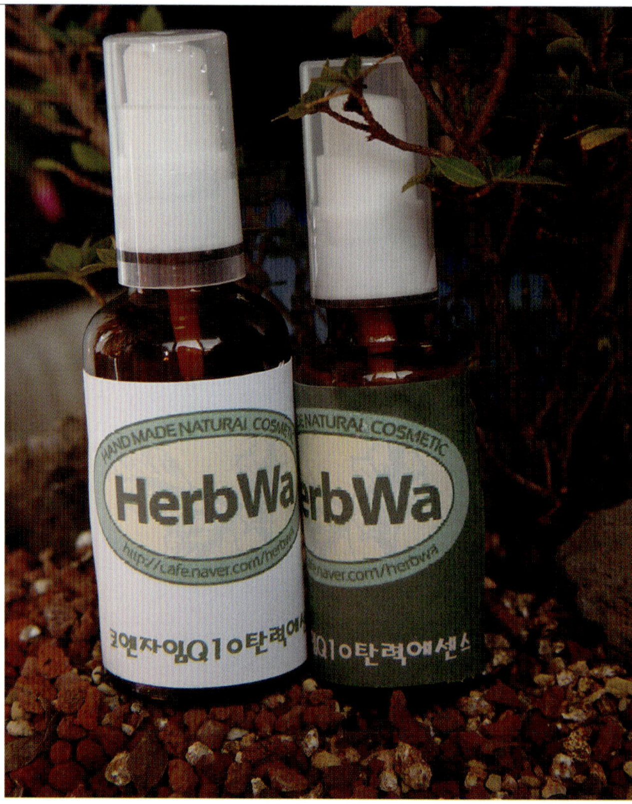

사용재료

워터류 : 로즈워터 80g, 하이셀(소량)

오일류 : 호호바오일 3g, 로즈힙오일 2g, 스윗아몬드오일 5g, 코엔자임Q10(지용성) 2g

유화제 : 이멀시파잉왁스 3g

첨가물 : 콜라겐 2g, 히아루론산 2g, 레티놀 1g, 비타민E 1g, 로즈마리추출물(ROE) 5방울

에센셜오일 : 네롤리 2방울, 로즈마리 2방울

만드는 방법

1 깨끗한 용기에 로즈워터를 계량하고 가열하여 온도가 40도 정도되면 하이셀을 솔솔 뿌리면서 섞어준다.
2 다른 용기에 코엔자임Q10을 포함한 오일류와 유화제를 계량한다.
3 워터류와 오일류를 모두 60~70도 정도로 가열한다.
4 두 계열의 온도가 70도 정도가 되면 워터류에 오일류를 넣고 가볍게 섞는다.
5 준비한 첨가물을 모두 넣고 섞어준다.
6 온도가 40도 정도로 떨어지면 에센셜오일을 넣고 가볍게 섞어준다.
7 소독한 용기에 담아서 상온에서 2, 3시간~하루정도 둔 후 냉장보관 한다.

Tip

하이셀은 식물에서 추출한 셀룰로오스를 주원료로 한 천연 점증제로 스킨이나 에센스와 같이 수용성 화장품에 점도를 조절하는 재료로 사용된다. 점증제 중에서 사용하기가 가장 간편한 제품으로 일반적으로 1% 수용액을 만들어서 사용한다.

로즈마리 에센셜 오일은 깨끗하고 상쾌한 솔향이 특징이며 스팀 증류 방식으로 추출한다. 고대에는 병실 훈증제로도 사용되었으며 유럽의 왕비들은 회춘을 위해 로즈마리 오일로 얼굴을 씻었다고 할 정도로 노화 방지에 효과가 있다. 향은 신경안정이나 두뇌치료제, 집중력 강화를 위해 사용되고 피부에는 탈모예방, 비듬 예방, 모공수축 등에 도움이 된다.

6

화이트닝 스팟

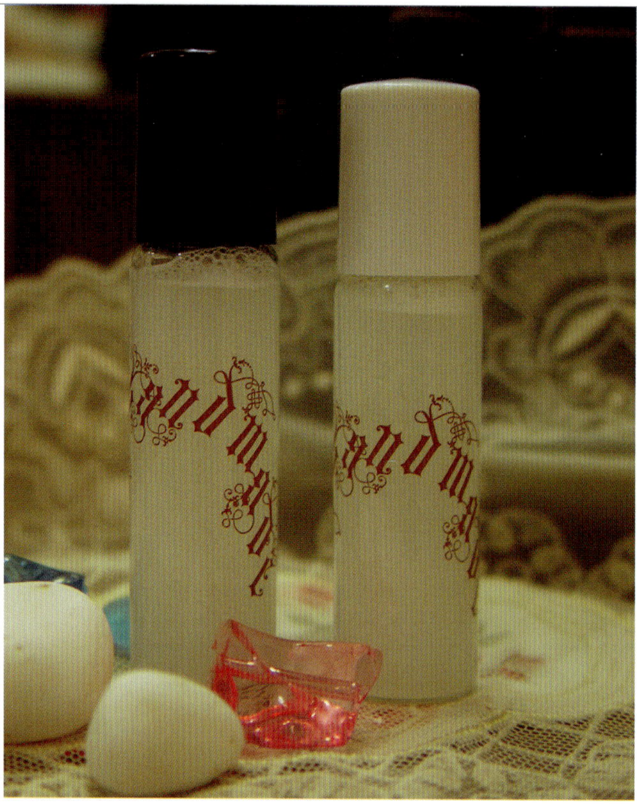

••• 기미, 주근깨, 잡티, 다크써클 등 색소침착 피부에 효과적인 화장품으로 에센스처럼 사용한다. 컨실러처럼 잡티부위에 소량만 톡톡 두드리면서 바르는 제품으로 밤에만 사용하는 제품이며 아침이나 낮에 사용하려면 반드시 썬크림을 덧발라야 한다.

사용재료

첨가물 : 화이텐스 8g, 토마토추출물 7g, 녹차추출물 5g, 식물성플라센타 3g, 알란토인 3g, 판테놀 2g, 비타민C(분말) 1g, 알부틴(분말) 1g, 하이셀 소량, 로즈마리추출물 5방울

에센셜오일 : 레몬 1방울, 오렌지 1방울, 로즈마리 1방울

만드는 방법

1 첨가물을 모두 한용기에 계량한 후 40~50도 정도로 가열한다.

2 40~50도 정도가 되면 하이셀을 솔솔 뿌리면서 스푼으로 저어 녹여준다.

3 하이셀이 다 녹아 적당한 점도가 생기면 비타민C(분말)과 알부틴(분말)을 넣고 스푼으로 저으면서 잘 섞어준다. 이때 뭉치지 않도록 천천히 오래 저어주어야 한다.

5 소독한 용기에 담은 후 라벨에 첨가물을 적어 명기하고 하루정도 상온에 둔 후 냉장보관 한다.

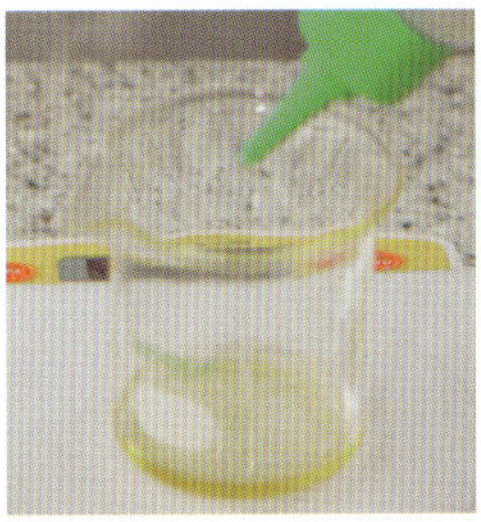

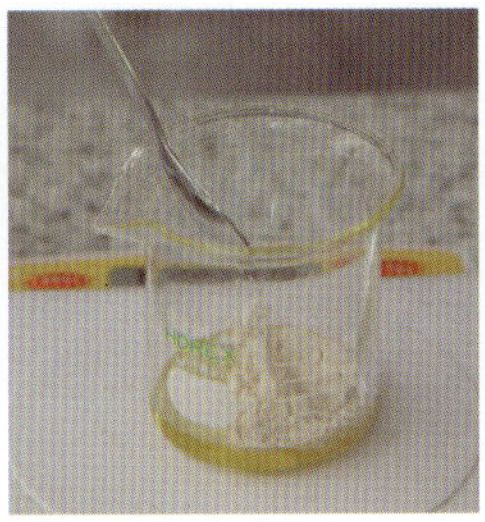

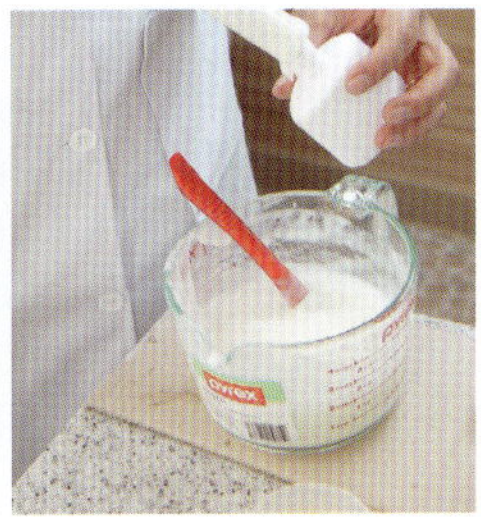

Tip

화이텐스는 한방재료의 복합물로 상황버섯, 프로폴리스, 노란만병초가 함유되어 기미, 검버섯, 호르몬제제 사용으로 나타나는 색소침착 등에 효과가 있다.
토마토추출물은 보습력과 항산화력이 좋고 미백작용이 뛰어나다. 특히 토마토에 풍부하게 포함된 리코펜 성분이 자외선과 유해산소에 의한 피부노화를 예방해준다.
식물성플라센타는 옥수수씨눈에서 얻어낸 식물 추출물로 동물태반의 기능과 동일한 식물성분이다. 멜라닌 형성을 억제하고 그을린 피부의 색소침착에도 효과가 좋으며 잔주름이나 기미 등과 같은 피부노화현상을 개선시켜 준다.
알란토인은 세포재생을 촉진하고 자극, 응혈, 화농 등을 제거시키는 진정작용을 하며 상처치유력과 수분공급력이 뛰어나다.

7

아쿠아 젤

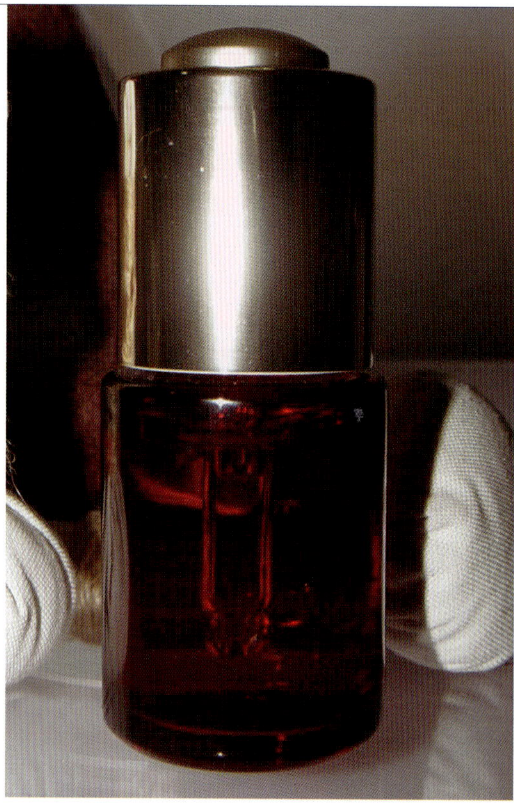

••• 앞에서 만들었던 오일프리 제품과는 달리 부족한 유분도 같이 보충해서 굉장히 촉촉하면서도 끈적이지 않는 젤타입의 제품이다. 오일감이 거의 느껴지지 않으면서 가볍게 흡수되어 촉촉함을 오래도록 느낄 수 있다.

사용재료

워터류 : 로즈워터 95g

오일류 : 호호바(화이트)오일 2g, 햄프씨드오일 1g

유화제 : 올리브유화왁스 5g

첨가제 : 판테놀 1g, 히아루론산 2g, 비타민E 1g

에센셜오일 : 라벤더 2방울, 로즈제라늄 1방울

만드는 방법

1 깨끗한 용기에 로즈워터를 계량하고, 75~80도 정도의 온도로 가열한다.

2 워터류의 온도가 75도가 넘으면 핫플레이트에서 내린 다음 올리브유화왁스를 계량해서 첨가한다.

3 올리브유화왁스가 완전히 녹을때까지 젓는다(올리브유화왁스가 녹으면 점도가 생긴다).

4 올리브유화왁스가 완전히 녹으면 오일을 넣는다.

5 오일을 첨가하면 처음에는 잘 섞이지 않고 위에 둥둥 뜬다. 거품기로 한방향으로 저으면서 유화가 되도록 섞는다. 오일은 3% 정도로 소량을 첨가하기 때문에 오일을 따로 가열할 필요가 없다. 그러나 워터류는 평소보다 5도 정도 높게 가열하여야 유화가 잘된다.

6 준비된 첨가물을 넣는다.

7 40도 정도로 온도가 떨어지면 에센셜오일을 넣고 가볍게 섞는다.

8 소독한 용기에 담고 라벨링 한 후 상온에서 하루정도 두어 유화가 안정화되면 냉장보관한다.

Tip

일반적으로 화장품을 만들 때 오일류에 유화제를 넣고 가열하는 방법을 사용하는데, 이 제품은 가열한 워터류에 소량의 유화제를 넣고 녹여 산뜻하면서 발림성이 좋다.

올리브유화왁스는 올리브오일을 에스테르화시킨 것으로 퍼짐성과 침투성이 좋고 발림성이 가벼워 아토피나 민감성 피부를 위한 화장품에 특히 많이 사용한다. 또한 수분막을 형성하여 장시간 보습유지 효과도 우수하다.

8

화이트닝 에센스

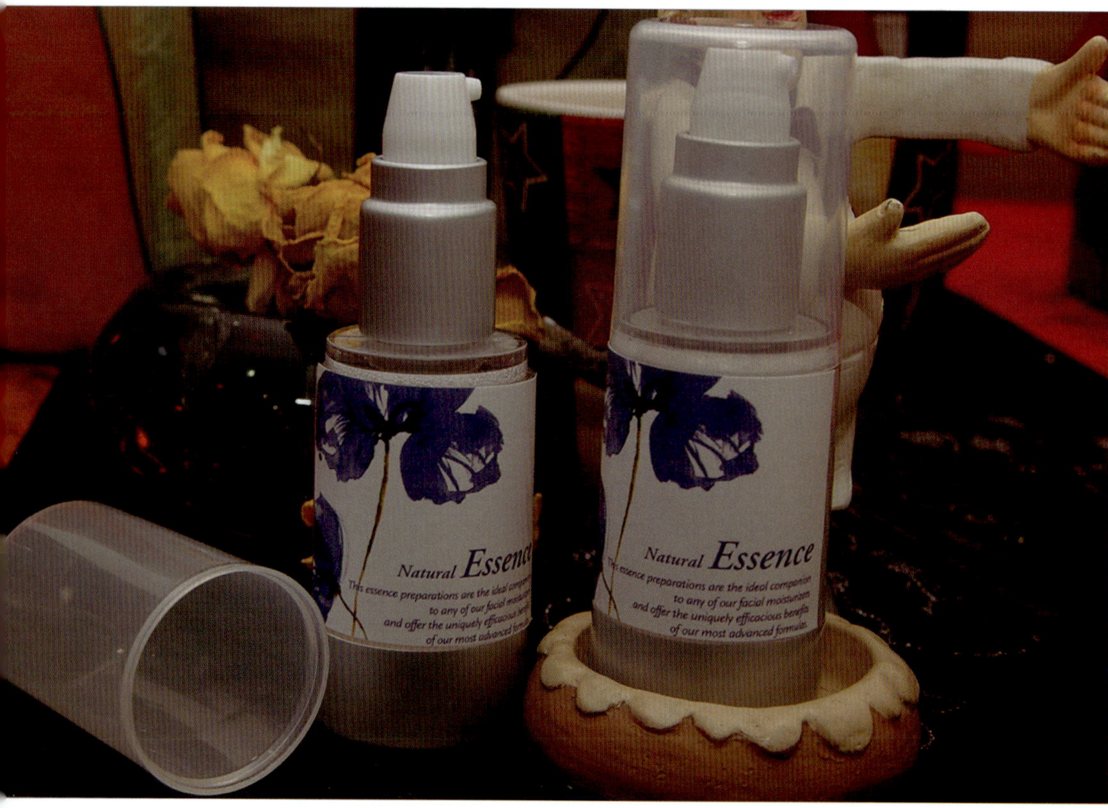

••• 화이트닝 스팟과 마찬가지로 밤에만 사용하는 제품이다. 아침이나 낮에 사용하려면 반드시 자외선 차단제품을 덧발라야 한다.

화이트닝 에센스와 스팟을 동시에 사용하려면, 에센스를 먼저 얼굴 전체에 펴 바른 후 잡티가 있는 부위에 스팟을 컨실러처럼 덧 바른다.

사용재료

워터류 : 로즈워터 90g, 하이셀 1g

첨가물 : 화이텐스 3g, 녹차추출물 3g, 토마토추출물 3g, 알부틴 1g, 비타민C 1g, 글리세린 5g, 비타민E 1g,

에센셜오일 : 로즈제라늄 2방울, 라벤더 1방울

만드는 방법

방법이 매우 간단하며 하이셀 녹이는 과정만 신경쓰면 누구나 쉽게 만들 수 있다.

1 로즈워터를 계량해서 45~50도 정도로 가열한다.

2 적정 온도가 되면 하이셀을 넣어서 스푼으로 잘 저어준다.

3 하이셀을 넣고 충분히 저으면서 잘 녹여 점도가 높아지면 첨가물을 모두 넣고 저어준다.

4 로즈제라늄 에센셜오일과 라벤더 에센셜오일을 넣고 가볍게 젓는다.

6 소독한 용기에 담아서 2~3시간 정도 상온에서 유화를 안정화 시킨 후 냉장보관 한다.

Tip

블렌더를 사용하면 젤화를 형성하는 연결고리가 끊어질 수 있으므로 반드시 스푼으로 저어야 한다.
제라늄과 라벤더의 비율이 1:1일때 향이 가장 좋다.

9

여드름 티트리 젤

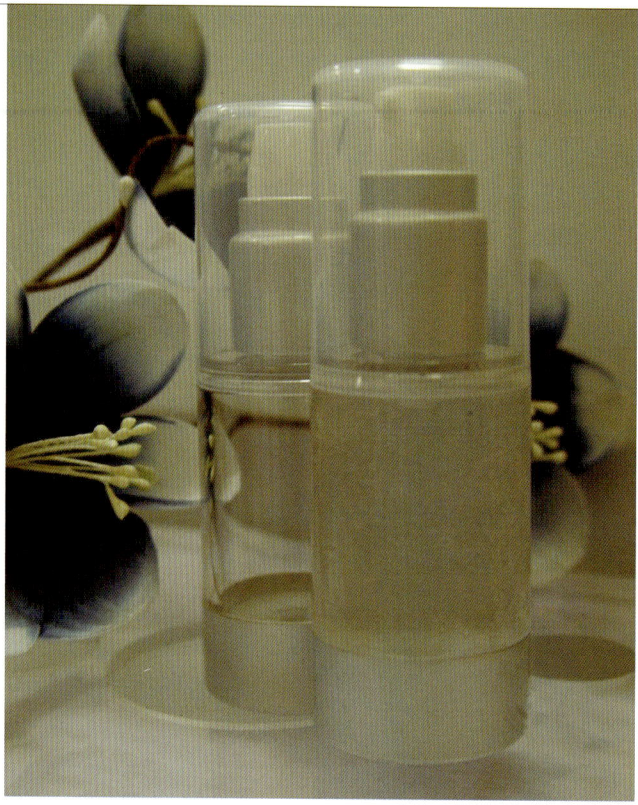

••• 여드름과 뾰루지에 진정효과가 좋은 티트리를 사용하여 만든 트러블 방지용 여드름 젤이다.

여드름이나 뾰루지에 효과적이며 만드는 과정도 간단하고 가열과정도 없어 쉽게 따라할 수 있다. 바르면 청량감이 있고 오일프리 타입이라서 사용감이 좋다.

사용재료

워터류 : 캐모마일워터 12g, 알로에 베라 겔 3g

유화제 : 올리브리퀴드 1g

첨가제 : 프로폴리스 2방울, 알란토인 2방울, 로즈마리추출물 1방울

에센셜오일 : 티트리 5방울, 라벤더 2방울

만드는 방법

1 에센셜오일과 올리브리퀴드를 넣고 섞는다.
2 에센셜오일이 다 녹으면 캐모마일워터를 넣어서 다시 저어준다. 섞이면서 뿌옇게 된다.
3 알로에베라겔을 넣고 화장품용 블렌더와 스푼을 번갈아 사용하면서 점도를 조절한다.
4 첨가물을 넣고 스푼으로 섞어준다.
5 소독한 용기에 담는다. 바로 사용할 수 있다.

Tip

캐모마일워터는 염증이나 민감성피부를 진정시키는 작용을 하고 두통, 편두통, 신경통 등 통증과 염증에 효과적이며 애쓰믹산과 타닌산 성분이 포함되어있어 피부 신진대사를 촉진시켜준다.
티트리에센셜오일은 강력한 항박테리아, 항바이러스, 항염증작용을 하는 대표적인 오일로 특히 여드름이나 트러블에 항균작용이 탁월하다.
라벤더에센셜오일은 진정, 재생, 중화작용을 가지고 있으며 항균작용도 한다.
프로폴리스는 꿀벌들이 수지를 채집해오는 기원식물의 종류, 자연 환경, 채집 조건 등 여러 가지 변수에 따라 차이가 있지만 수지, 밀랍, 정유의 유성성분, 꽃가루의 에스테류, 유기물과 미네랄이 풍부하고 항균, 항박테리아, 항바이러스 작용 등으로 천연 페니실린으로 불리며 면역증강 등의 효능도 있다.

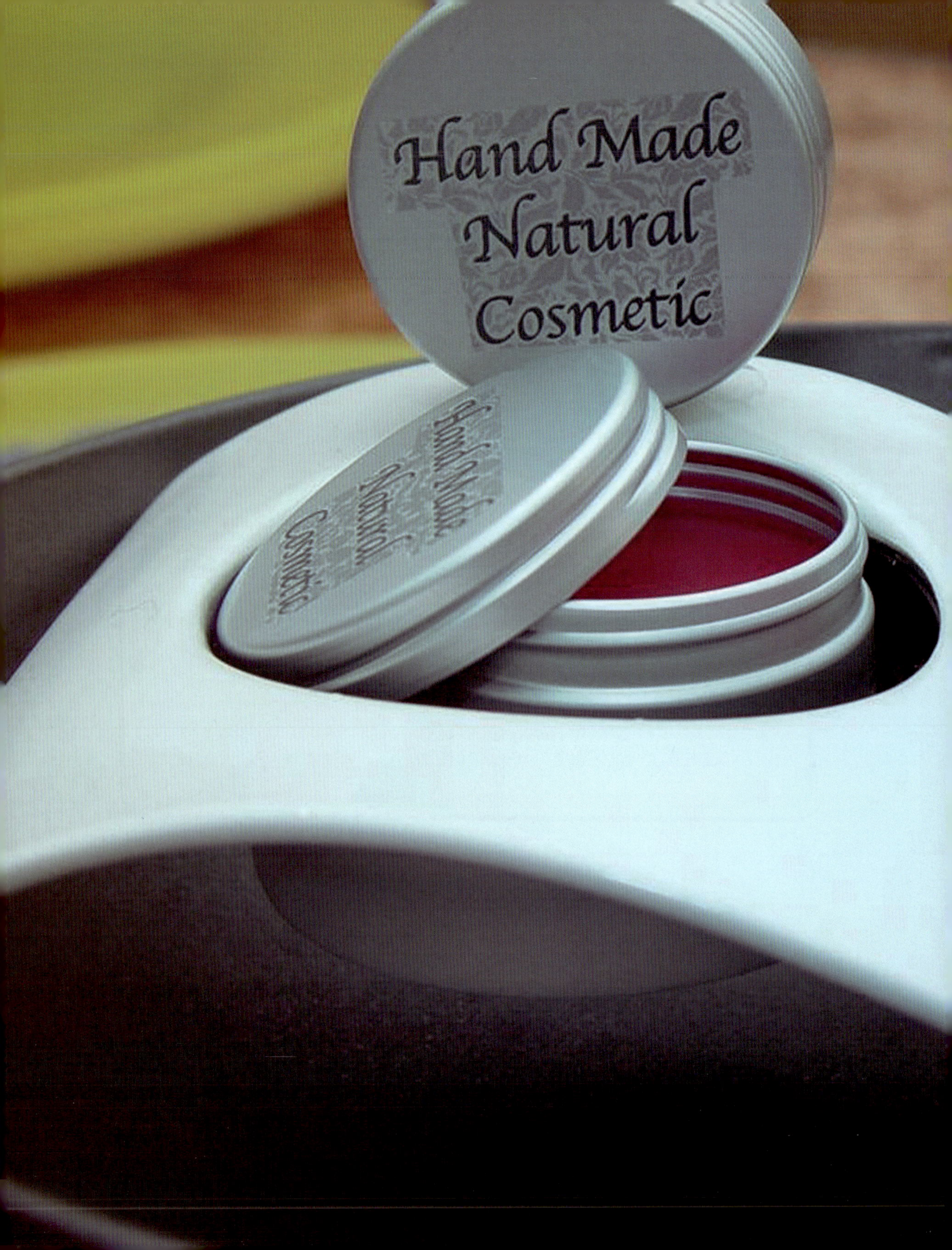
Hand Made
Natural
Cosmetic
Hand Made
Natural
Cosmetic

제 5 편

밤·연고 만들기

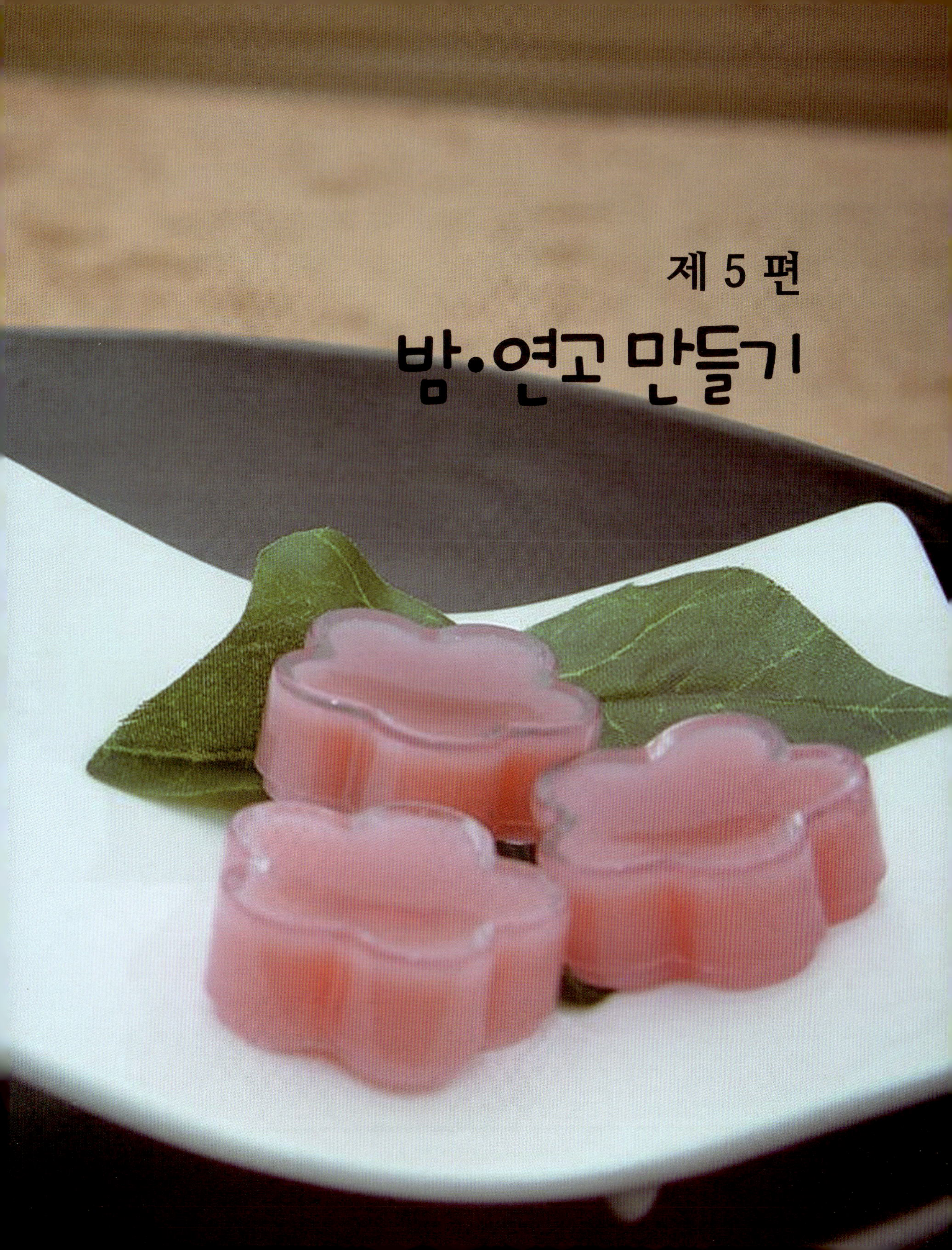

립 밤(Lip Balm)

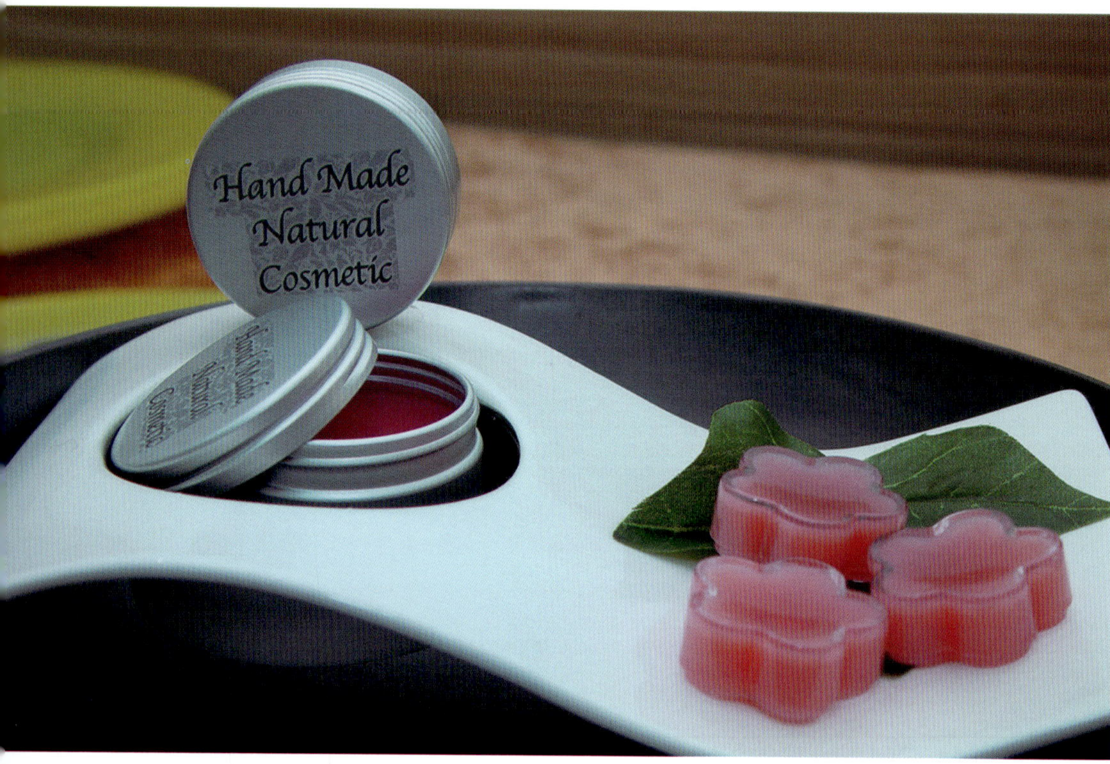

사용 재료

1) 어린이용 립밤

오일류 : 카렌듈라오일 5g, 밍크오일 5g, 자초인퓨즈드오일 1g, 시어버터 5g

유화제 : 칸데릴라왁스 5g

첨가물 : 글리세린 2g, 프로폴리스 1g, 비타민E 1g

에센셜오일 : 그레이프후릇 2방울

Tip

칸데릴라왁스는 식물성왁스로 립밤이나 립글로스에 많이 사용된다. 글로시한 느낌의 립밤을 만들때 넣으면 부드러운 타입의 립밤이된다.

2) 어른용 립밤

오일류 : 자초인퓨즈드(호호바)오일 7g, 피마자오일 2g(입술에 자연스런 광택), 로즈힙오일 3g, 시어버터 4g

유화제 : 밀납 4g

첨가물 : 글리세린 2g, 콜라겐 1g, 비타민E 1g

에센셜오일 : 오렌지 3방울, 일랑일랑 1방울

만드는 방법

1 소독한 용기에 오일과 왁스를 계량한다.

2 가열해서 왁스를 완전히 녹인다.

3 왁스가 다 녹으면 몇 번 더 저어서 왁스와 오일을 완전히 섞은 후 첨가물을 넣는다.

4 에센셜 오일을 넣고 가볍게 섞는다.

5 에탄올로 소독한 깨끗한 용기에 붓고 식힌다.

※ 스틱형일 때는 위쪽이 볼록하도록 부어야 나중에 굳었을 때의 모양이 좋다.

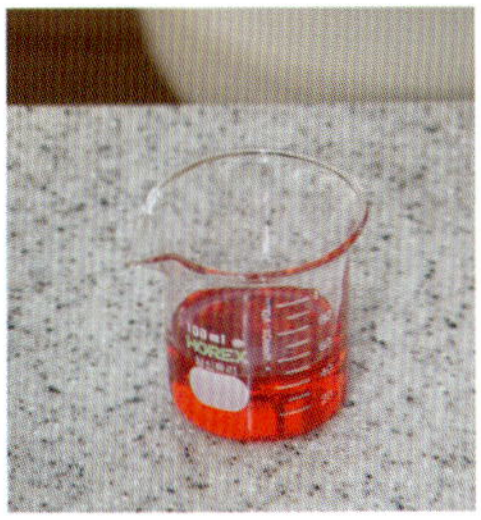
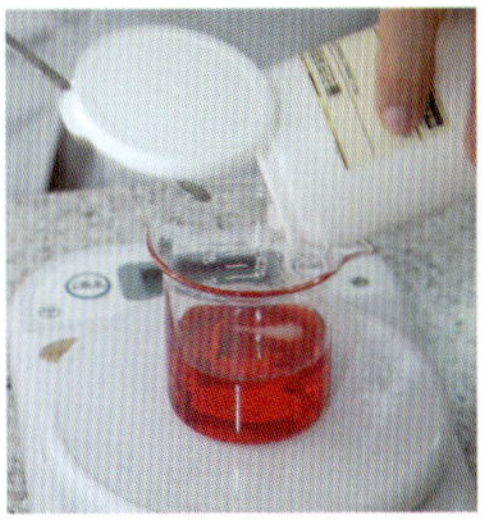
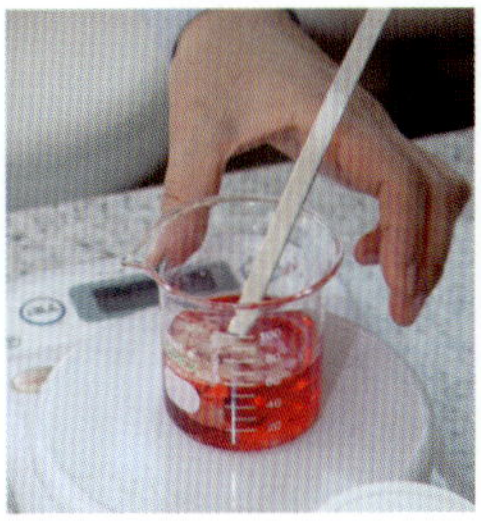
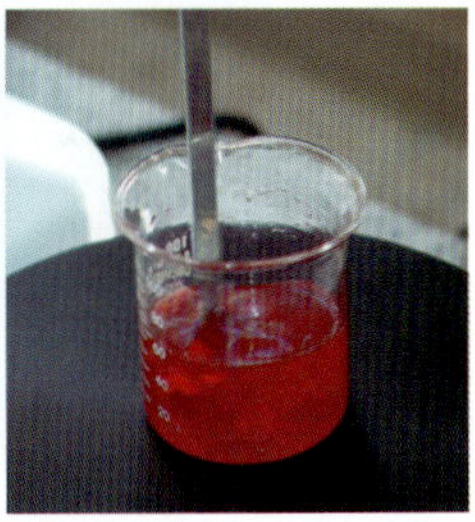

Tip

만들려는 립밤의 개수와 용량을 정하고, 전체용량의 70~80% 정도의 오일용량을 잡는다. 밀납은 오일량의 1/3정도를 넣는다. 무르기 정도는 밀납의 양으로 결정한다.

립밤을 단단하게 하는 오일 : 코코아버터, 코코넛오일, 올리브오일, 팜오일 등

립밤을 무르게 하는 오일 : 피마자오일, 호호바오일, 살구씨오일

2

아이 밤(Eye Balm)

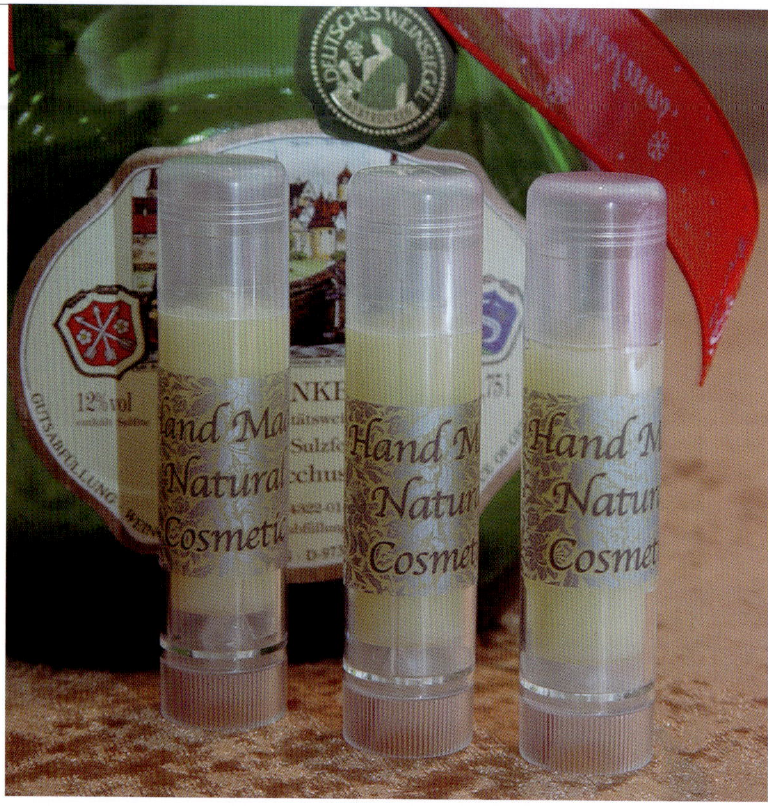

••• 휴대하기 편리하고 누구에게나 선물하기 좋은 스틱형 아이밤이다. 눈가뿐 아니라 입주위 팔자주름에도 같이 사용하면 좋다.

사용 재료

오일류 : 로즈힙오일 20g, 밍크오일 20g, 시어버터 25g

유화제 : 칸데릴라왁스 10g

첨가물 : 글리세린 2g, 콜라겐 1g, 플라센타 1g, 비타민E 1g

만드는 방법

1 소독한 용기에 오일과 왁스를 계량한다.

2 가열해서 왁스를 완전히 녹인다.

3 왁스가 다 녹으면 몇 번 더 저어서 왁스와 오일을 완전히 섞은 후 첨가물을 넣는다.

4 에탄올로 소독한 깨끗한 용기에 붓고 식힌다.

※ 아이밤이라 눈가피부에 자극이 되지 않도록 립밤을 만들 때 보다 약간 무른 타입으로 만드는 것이 좋다.

Tip

로즈힙오일은 '젊어지는 비약'으로 불려 질 정도로 주름개선 효과가 뛰어나다. 레몬의 30배가 넘는 비타민C가 함유되어 미백효과가 있고 뛰어난 보습효과와 피지분비 조절효과도 있다. 단, 여드름 피부는 주의를 요한다.

밍크오일은 인간의 피부와 거의 유사한 피부조직을 가지고 있어 보습과 피부노화지연, 잔주름, 잡티도 완화한다.

플라센타는 식물성 태반으로 잔주름이나 기미 등과 같은 피부노화현상을 개선시켜 준다.

눈가에 가까이 쓰는 제품이라 에센셜오일은 자극이 될 수 있어서 첨가하지 않았다.

3

힐 밤(Heel Balm)

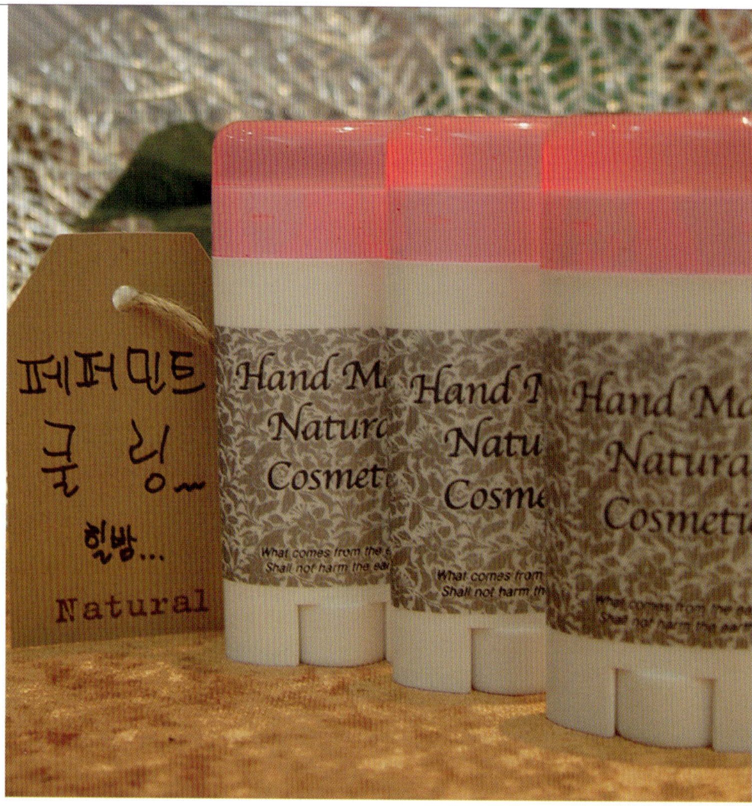

갈라지고 거칠어진 발 뒤꿈치 때문에 고생하는 주부들을 위해 만든 힐밤이다. 건조한 가을 겨울철에 사용하기 좋은 제품이다. 또한 팔꿈치, 무릎, 복숭아뼈에 굳은 살이 두껍게 생기는 분들에게 강추!!!! 지치고 부은발에 사용하면 쿨링효과와 함께 부종을 완화시켜 피로 회복에 좋다.

사용 재료

오일류 : 호호바오일 30g, 밍크오일 10g, 시어버터 10g

유화제 : 밀납 12g

첨가물 : 글리세린 5g, 콜라겐 2g, 비타민E 2g

에센셜오일 : 페퍼민트 5방울, 라벤더 2방울, 클라리세이지 3방울

만드는 방법

1 소독한 용기에 오일과 왁스를 계량한다.

2 가열해서 왁스를 완전히 녹인다.

3 왁스가 다 녹으면 몇 번 더 저어서 왁스와 오일을 완전히 섞은 후 첨가물을 넣는다.

4 에센셜 오일을 넣고 가볍게 섞는다.

5 에탄올로 소독한 깨끗한 용기에 붓고 식힌다.

Tip

발 뒤꿈치 혹은 발주변의 갈라진 부위에 바르고 마사지하면 말끔하게 흡수된다.
건조한 손에 핸드밤처럼 사용해도 좋다.
발냄새도 말끔하게 잡아주고 향기로운 발이 유지할 수 있다. 발냄새로 걱정인 분들은 꼭 한번 만들어 사용해 보시길...
페퍼민트에센셜오일은 고대 그리스인들이 높이 평가했던 유명한 약초 중 하나로 소독 및 통증 완화, 가려움증, 항바이러스, 항균 작용을 가지고 있어 피부 염증이나 여드름 치료에 도움을 준다. 또한 진정, 원기 회복, 생리통 및 두통 완화에도 효과적이다.
클라리세이지에센셜오일은 심신을 안정시켜 주고 기분을 고양시키는 등 마음의 균형을 맞춰주는 작용이 뛰어나다. 항진균, 항염증 효과와 순환을 원활하게 하는 효과가 있어 풋 쿨링 제품에 사용하고 특히 페퍼민트와 사용하면 시너지 효과가 있다.

4

보습 핸드 밤(Hand Balm)

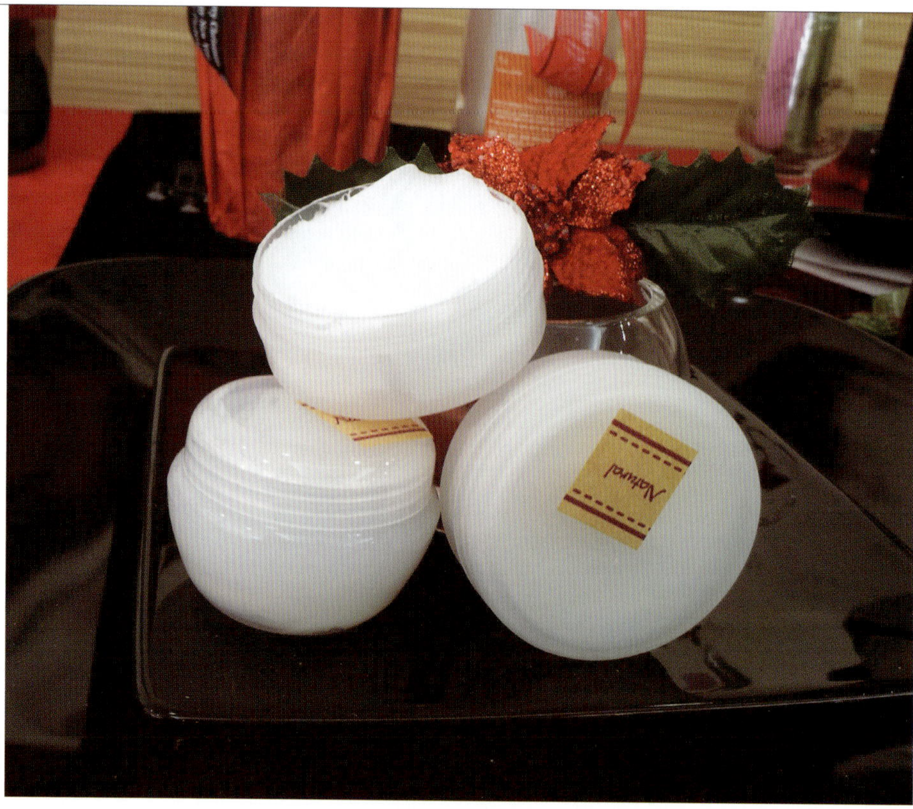

••• 보습에 좋은 라놀린을 넣어 고보습 핸드 밤을 만들어 보자.

사용 재료

오일류 : 호호바오일 45g, 달맞이꽃종자유 20g, 라놀린 25g, 시어버터 10g

유화제 : 칸데릴라왁스 6g

첨가물 : 판테놀 1g, 비타민E 2g

에센셜오일 : 라벤더 3방울, 제라늄 3방울, 일랑일랑 1방울

만드는 방법

1 소독한 용기에 오일과 왁스를 계량한다.

2 가열해서 왁스를 완전히 녹인다.

3 왁스가 다 녹으면 몇 번 더 저어서 왁스와 오일을 완전히 섞은 후 첨가물을 넣는다.

4 에센셜 오일을 넣고 가볍게 섞는다.

5 에탄올로 소독한 깨끗한 용기에 붓고 식힌다.

Tip

라놀린은 양모에서 얻어지는 왁스로 세로트산, 라노팔미트산 등의 지방산과 세틸알콜이나 콜레스테롤 등 에스테르가 주성분이다. 흡수력이 매우 좋고 질감이 부드러우며 태양광선과 바람, 물, 먼지 등 해로운 요소로부터 피부를 보호해주는 물질이다. 피부의 피지를 대체할 좋은 물질로서 안전하고 효과적인 재료이다.
딱딱한 바 타입이 아니고 크림처럼 손으로 떠서 바르는 타입으로 헤어왁스 정도의 점도를 갖는다.

5

비염완화 연고

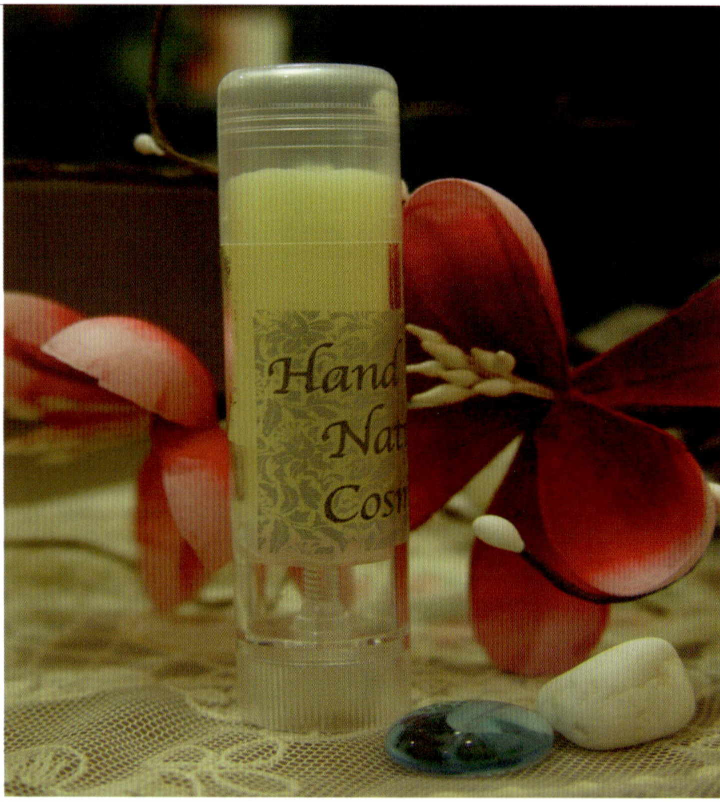

••• 환절기마다 비염으로 고생하는 분들을 위한 간단하면서도 효과적인 비염완화 연고이다. 가슴이나 등에 발라주면 면역력을 높여서 감기를 예방하고 목과 코의 점막에 염증 발생을 효과적으로 억제하며 막힌 코도 시원하게 뚫어 준다.

사용 재료

오일류 : 호호바오일 50g

유화제 : 밀랍 5g

첨가물 : 비타민E 2g

에센셜오일 : 유칼립투스 12방울, 페퍼민트 5방울, 티트리 5방울

만드는 방법

1 소독한 용기에 오일과 왁스를 계량한다.

2 가열해서 왁스를 완전히 녹인다.

3 왁스가 다 녹으면 몇 번 더 저어서 왁스와 오일을 완전히 섞은 후 첨가물을 넣는다.

4 에센셜 오일을 넣고 가볍게 섞는다.

5 에탄올로 소독한 깨끗한 용기에 붓고 식힌다.

Tip

유칼립투스 에센셜오일은 호흡기 친화성이 높은 오일로 항균, 항바이러스 작용이 있어서 기도에 효과적이며 염증을 완화시키고 점막의 상태를 좋게 한다. 비염에 의한 코막힘을 해소시켜주며 부비강과 기관지 질환에 좋으며 각종 감염증에도 효과가 탁월하다.

6

티트리 여드름 스팟

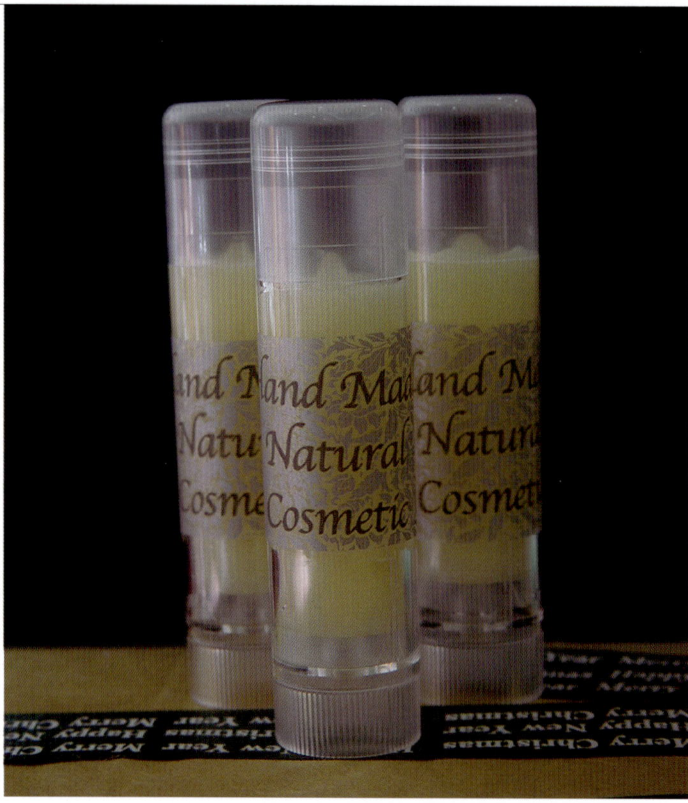

••• 여드름과 각종 염증성 질환에 손쉽게 사용할 수 있는 스팟으로 말 그대로 트러블이 발생한 부위에만 찍어주는 연고같은 제품이다. 항염증작용이 탁월한 티트리 에센셜 오일을 기본으로 하고 항균작용을 하는 에센셜 오일들과 피지분비를 조절하는 AHA를 첨가해서 기능성을 높였다.

사용 재료

오일류 : 호호바오일 23g

유화제 : 밀랍 5g

첨가물 : AHA 2g

에센셜오일 : 티트리 12방울, 라벤더 3방울, 유칼립투스 2방울

만드는 방법

1 소독한 용기에 오일과 왁스를 계량한다.

2 가열해서 왁스를 완전히 녹인다.

3 왁스가 다 녹으면 몇 번 더 저어서 왁스와 오일을 완전히 섞은 후 AHA를 넣는다.

4 에센셜 오일을 넣고 가볍게 섞는다.

5 에탄올로 소독한 깨끗한 용기에 붓고 식힌다.

Tip

밤타입 제품을 만들때 에센셜오일을 너무 천천히 넣으면 용기에 붓기 전에 굳을 수도 있으므로 주의한다.

호호바오일은 흔히 사용되는 베이스오일 중에서 여드름 유발성이 가장 적다. 여드름과 각종 염증을 가라앉히는데 도움을 주고 세균번식을 막아주는 역할을 한다.

AHA는 모공을 막고 있는 각질을 녹여줌으로써 피지 분비를 원활하게 하고 여드름이 곪지 않도록 해주는 역할을 한다. 건강한 피부는 남겨두고 죽은 피부세포의 외부층에만 작용하기 때문에 피부에 자극적이지 않다.

7

바디 슬리밍 밤

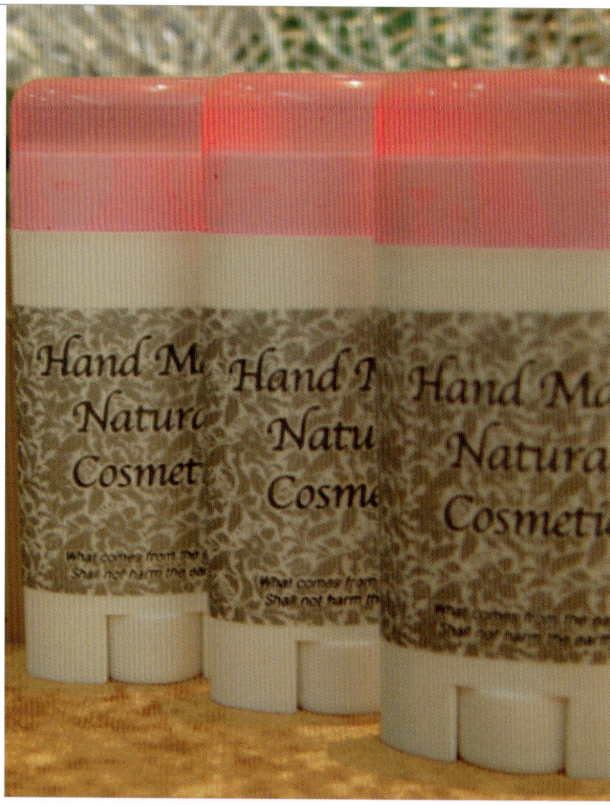

●●● 밤타입으로 휴대하기 간편하고 사용하기는 더욱 간편한 바디 슬리밍 제품을 만들어 보자. 운동 후에 사용하면 더 효과적이고, 신경쓰이는 부위에 대충 문지른 듯 발라 주면 된다.

사용 재료

오일류 : 커피버터 25g, 시어버터 10g, 호호바오일 15g, 스윗아몬드오일 10g

유화제 : 밀랍 9g

에센셜오일 : 그레이프프룻 15방울, 사이프러스 10방울, 쥬니퍼베리 10방울

만드는 방법

립밤 만들기와 같다. 재료들을 모두 녹이고 에센셜오일 넣고 굳혀주면 완성!!

※ 셀룰라이트는 평평하지 못하고 뭉쳐서 군데군데 튀어나와 있거나 움푹 들어가 있는 울퉁불퉁한 피부나 오렌지 필(Orange Peel) 등을 야기하는 갇혀 있는 지방주머니를 말한다. 마른사람, 어린이, 노인에게 이르기까지 나이에 관계없이 나타나는 것이 특징이며 주로 여성에게 많이 나타나난다. 허벅지나 엉덩이, 무릎 주위, 팔, 배 부위에 잘 나타나지만, 이외의 다른 부위에 나타나기도 한다.

Tip

커피버터는 카페인 성분 함유로 지방의 연소를 돕는 역할을 한다. 밀크커피와 같은 옅은 갈색이고 달콤한 커피향의 풍미가 매우 좋다.
스윗아몬드오일은 비타민과 미네랄이 많이 포함되어 있어 보습력이 좋고 피부에 잘 스며들며 튼살예방효과도 있어 바디마사지오일로 많이 이용된다.
그레이프후룻 에센셜오일은 수분정체에 의한 부종에 효과가 좋고 지방을 분해하여 셀룰라이트 제거, 순환을 개선하는 효과가 좋다. 사이프러스에센셜오일 수렴효과가 뛰어나고 해독작용이 좋아 셀룰라이트를 제거해 준다.
쥬니퍼베리에센셜오일은 주니퍼 열매를 스팀 증류법으로 추출하며 상쾌하고 은은한 나무 향이 특징이다. 여드름, 습진, 지성 피부, 염증피부에 특히 효과가 있으며 셀룰라이트를 분해하는 효과가 좋다.

8

라벤더 재생 연고

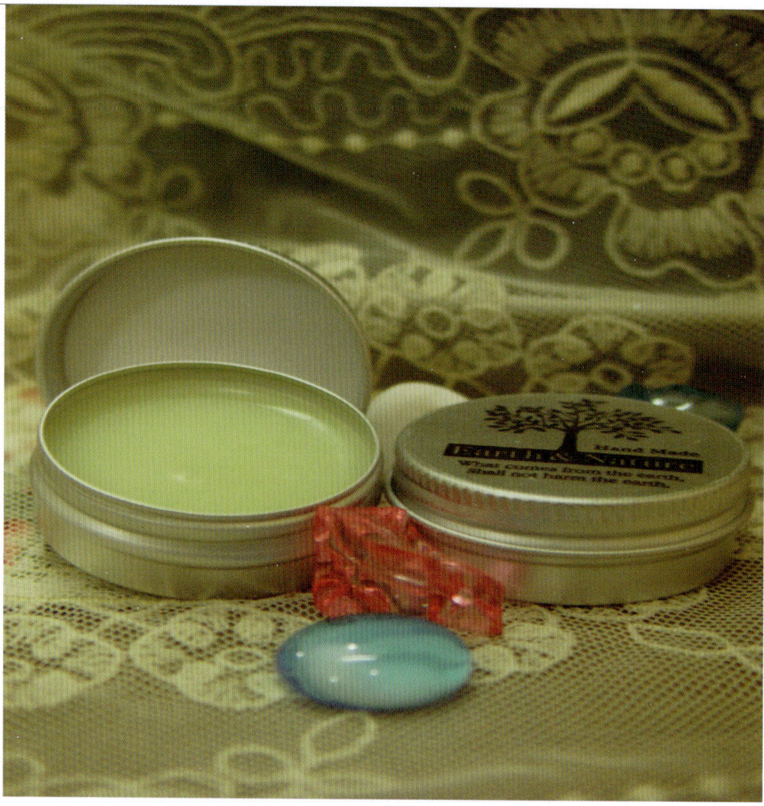

••• 집에서 간편하게 만들어 쓸 수 있는 연고타입의 제품으로 보습, 튼살, 거친피부 등에 두루두루 쓰이는 가정상비약이다. 여름철 모기나 벌레에 물렸을 때도 바르면 되고 가벼운 화상에도 효과가 있어 하나 만들어 두면 요긴하게 사용할 수 있다.

사용 재료

오일류 : 호호바오일 26g, 올리브오일(엑스트라버진) 20g

유화제 : 칸데릴라왁스 3g

에센셜오일 : 라벤더 10방울

만드는 방법

1 소독한 용기에 오일과 왁스를 계량한다.

2 가열해서 왁스를 완전히 녹인다.

3 왁스가 다 녹으면 몇 번 더 저어서 왁스와 오일을 완전히 섞은 후 첨가물을 넣는다.

4 에센셜 오일을 넣고 가볍게 섞는다.

5 에탄올로 소독한 깨끗한 용기에 붓고 식힌다.

Tip

어린이나 노약자가 많이 사용할 제품이라 안정적인 라벤더 에센셜 오일만 넣었다.
라벤더 에센셜 오일은 가장 안정적인 오일 중의 하나이고 재생효과가 탁월하다. 시판되는 연고처럼 약간 묽은 제형으로 만들어 두면 발림성이 좋고 흡수력이 좋아 여러 용도로 편리하게 사용할 수 있다.

9

관절염 연고

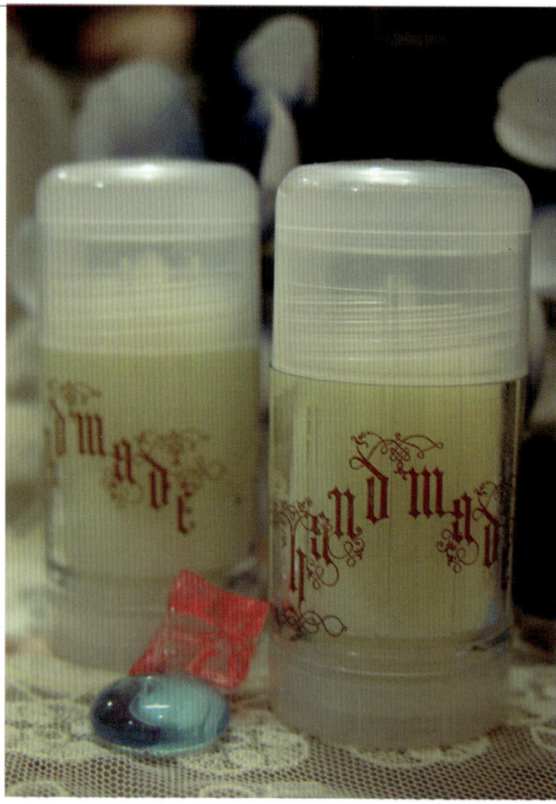

••• 신경통이나 근육통, 관절염, 류머티즘 등 통증에 유효한 에센셜 오일을 넣어서 바르면 약간 화~한 느낌이 드는 관절염 연고이다.

사용 재료

오일류 : 저먼 캐모마일 인퓨즈드(호호바)오일 20g, 블랙세서미오일 20g, 밍크오일 10g, 마카다미아넛오일 25g, 윗점오일 5g

유화제 : 칸데릴라왁스 13g

첨가제 : ST. Johns wort 추출물 5g, 비타민E 2g

에센셜오일 : 저먼 캐모마일 15방울, 로즈마리 15방울, 라벤더 10방울, 진저 10방울

만드는 방법

1 소독한 용기에 오일과 왁스를 계량한다.
2 가열해서 왁스를 완전히 녹인다.
3 왁스가 다 녹으면 몇 번 더 저어서 왁스와 오일을 완전히 섞은 후 첨가물을 넣는다.
4 에센셜 오일을 넣고 가볍게 섞는다.
5 에탄올로 소독한 깨끗한 용기에 붓고 식힌다.

Tip

ST.Johns wort 추출물은 신경통이나 근육통 , 관절염 , 류머티즘 등 , 통증에 유효한 하이페리신(히페리신)이라고 하는 물질이 포함되어 있다.
블랙세서미오일은 염증을 가라앉히고 항산화 작용을 한다.
윗점오일 : 혈액순환, 혈중 콜레스테롤 감소, 정맥류, 튼살, 주름, 건성, 노화 피부에 좋다.
국소부위에 사용하는 연고이므로 에센셜 오일을 2.5%로 블랜딩 하였다.

10

클렌징 밤

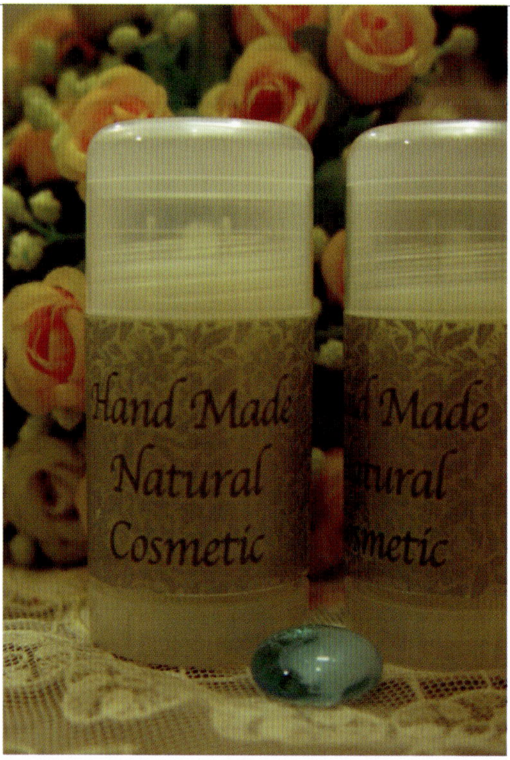

••• 휴대하기 편리하고 만들기는 더 간단한 클렌징 밤을 만들어 보자. 손으로 덜어서 마사지 하듯 골고루 얼굴에 문질러 준 후 미지근한 물로 씻어내기만 하면 세안 끝!

밤타입이지만 손으로 부드럽게 떠져서 피부에 닿으면 체온에 의해 오일타입으로 녹고 가볍게 문질러 준 후 물로 씻어주면 메이크업이 깨끗하게 지워지고 세안 후 피부가 굉장히 촉촉하고 부드러워진다. 화장 후 세안이 번거로와 화장하기를 꺼리던 분이라면 강추!!

사용 재료

오일류 : 정제호호바오일 25g, 시어버터 15g

유화제 : 올리브리퀴드 5g, 칸데릴라왁스 3g

첨가제 : 비타민E 2g

에센셜오일 : 네롤리 3방울

만드는 방법

1 소독한 용기에 에센셜오일을 제외한 모든 재료를 계량한다.

2 칸데릴라왁스가 다 녹을 때까지 가열한 다음 에센셜 오일을 넣어 섞어준다.

3 적당한 용기에 부어서 굳힌다. 올리브리퀴드가 들어가서 굳는 시간이 상온에서 2~3시간 정도로 비교적 오래 걸린다.

Tip

올리브리퀴드를 넣어서 만들면 오일을 묽게 하여 손으로 문지르면 오일의 끈적이는 느낌이 없다.
끈적이는 느낌을 싫어하는 분들이 사용하면 산뜻한 느낌이 들어 매우 만족할 제품이다.
지성피부, 노화피부에 사용하면 특히 좋다.

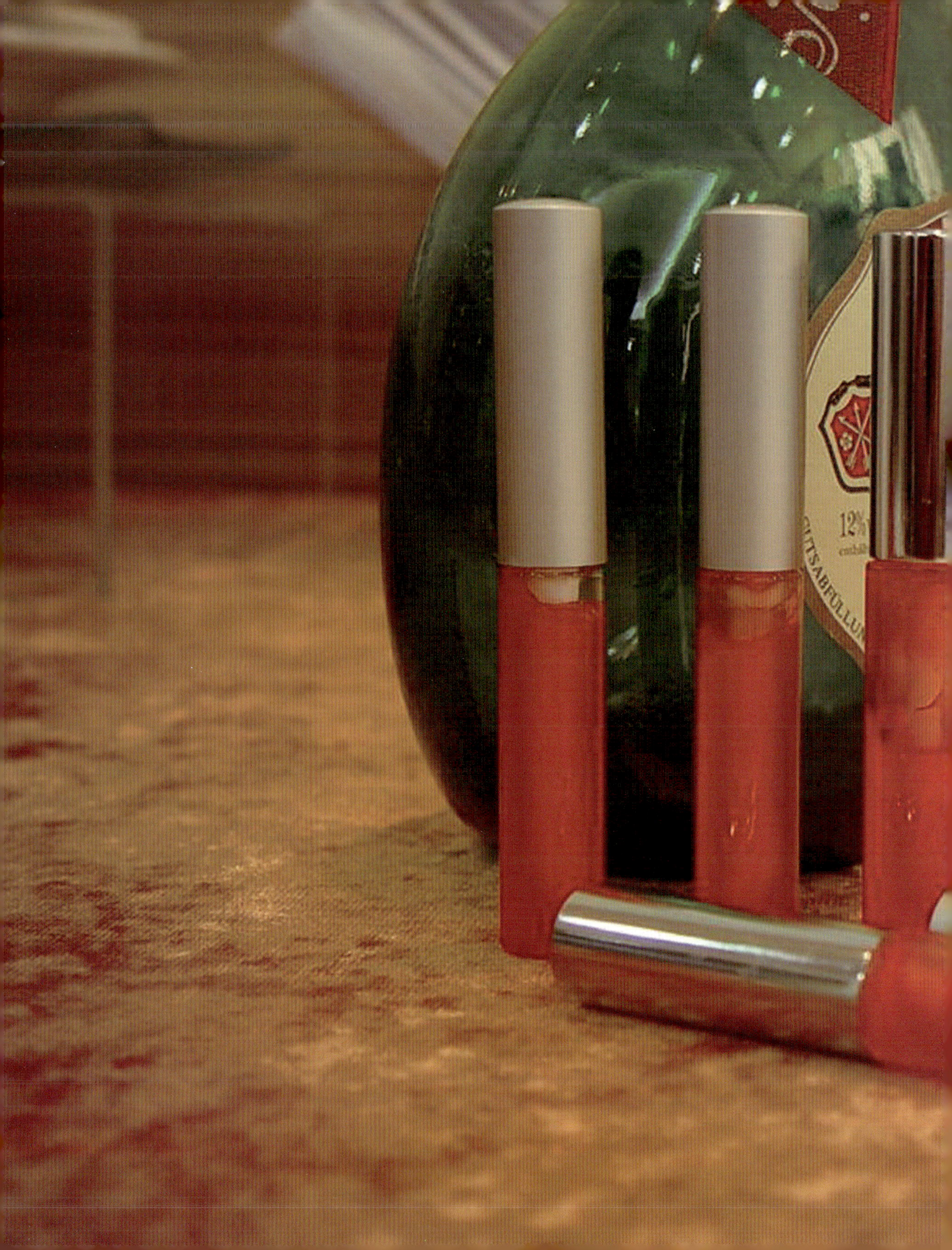

제 6 편

색조화장품 만들기

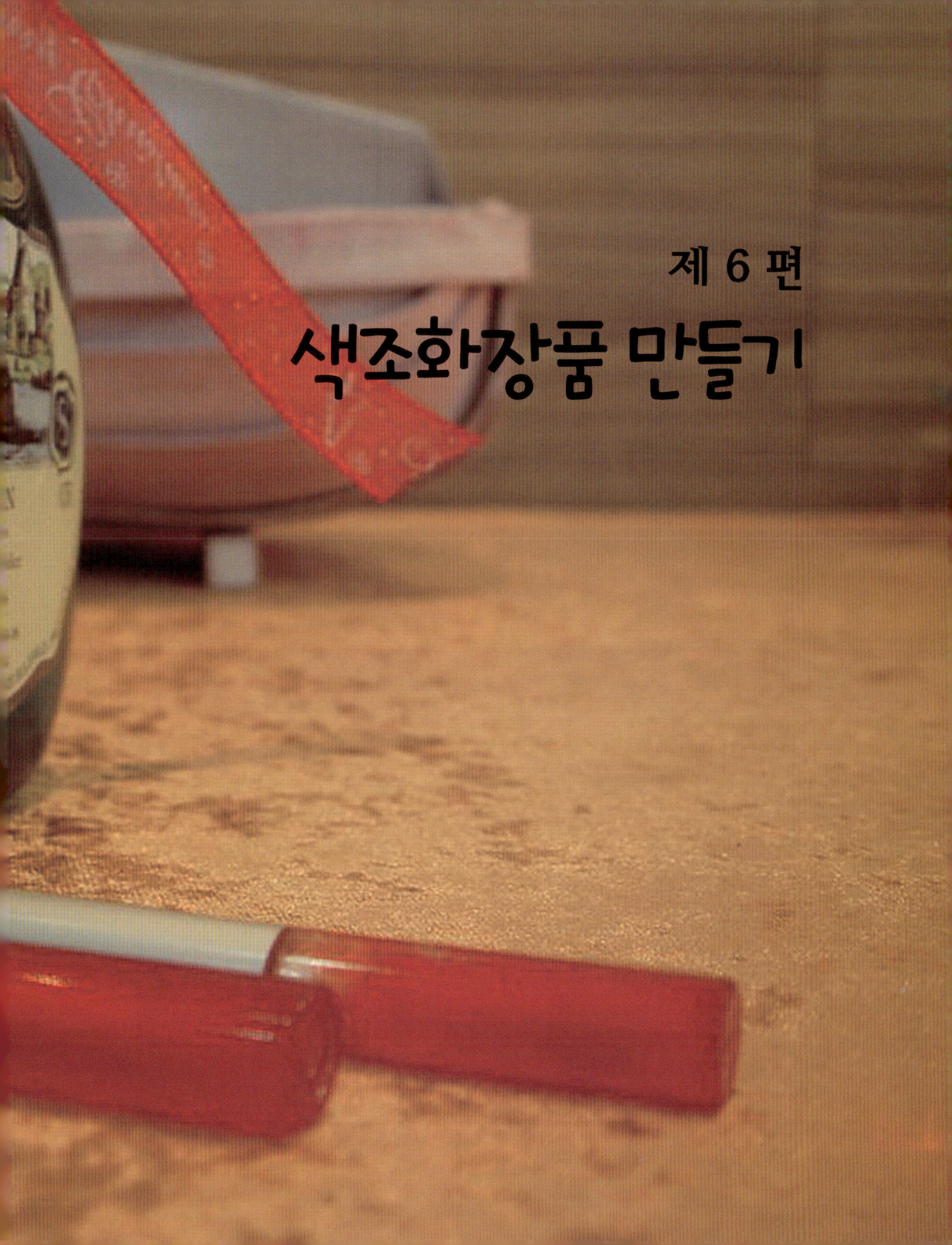

립 글로즈

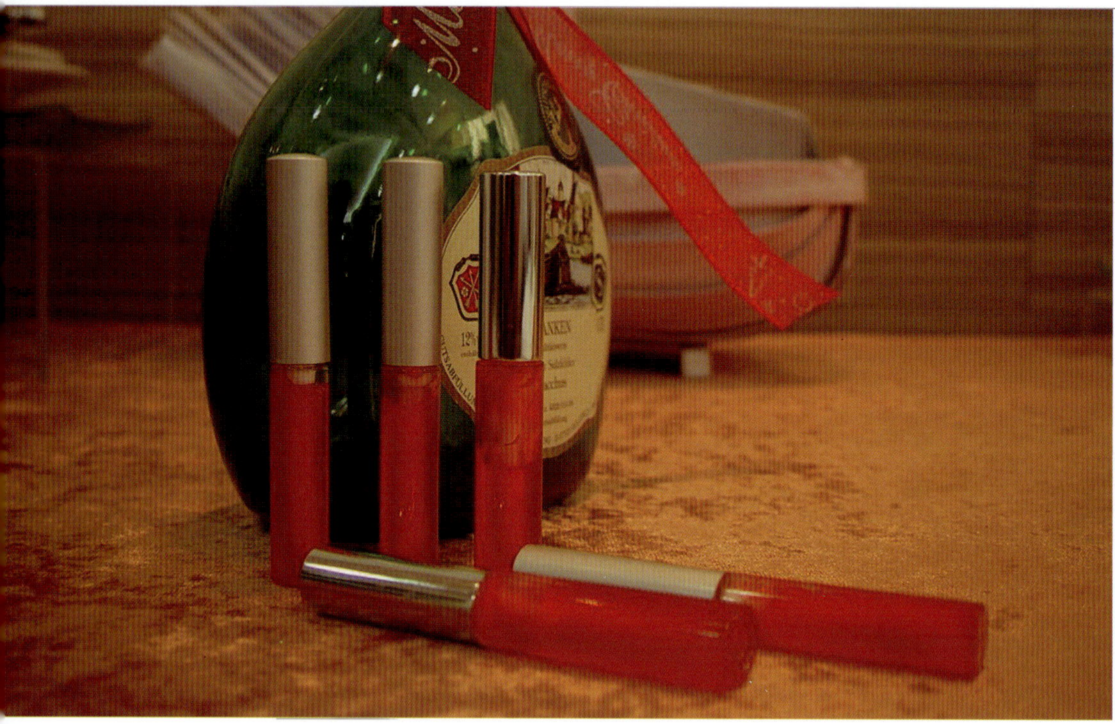

••• 유화제를 첨가하지 않고 오일과 버터류만으로 촉촉하고 윤기있는 립글로즈를 만들어 보자. 일반 베이스 오일보다도 점도가 높은 상태로 부드럽게 발리고 보습력이 뛰어나다.

사용 재료

오일류 : 자초인퓨즈드(호호바)오일 6g, 올리브오일(엑스트라버진) 3g, 비타민E 1g, 커피버터 10g

Tip

커피버터를 사용하면 에센셜오일을 넣지 않아도 은은한 커피향이 난다.
커피버터대신 시어버터나 코코아버터를 사용해도 좋다. 에센셜오일은 기호에 따라 원하는 향으로 선택해서 1~2방울 넣으면 된다.
날씨가 따뜻한 늦은 봄과 여름에는 적당한 점도를 위해 칸데릴라왁스를 1~2g정도 넣는다.

만드는 방법

1 자초인퓨즈드 호호바오일를 민든다.
(호호바오일에 자초를 몇조각 넣어서 2~3시간정도 상온에 두면 빨갛게 색이 우러난다.)
2 자초인퓨즈드 호호바오일과 올리브오일을 계량한다.
3 핫플레이트에 올려서 커피버터를 첨가한 후 가열한다.
4 커피버터가 모두 녹으면 핫플레이트에서 내린 후 비타민E를 넣는다.
5 립글로즈 용기를 소독한 후 붓고 상온에서 2~3시간 후에 사용한다.

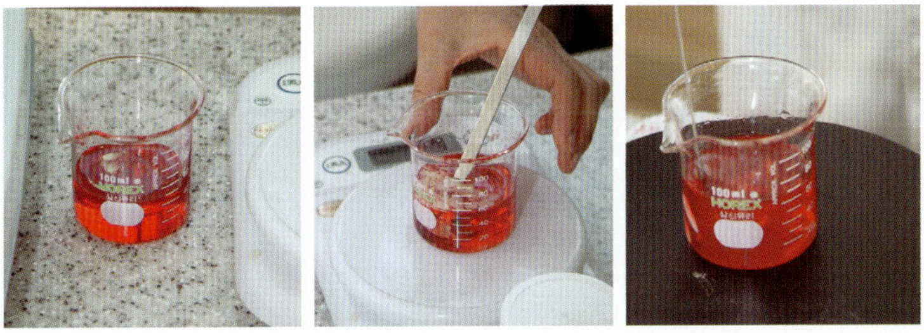

Tip

립글로즈를 만들 때 사용하고 남은 립스틱을 조금 잘라 넣어서 만들면 색다른 느낌의 립글로스가 된다. 펄감을 즐기고 싶다면 펄이 들어간 립스틱을 조금 잘라 넣어보자. 천연이라 할 수는 없겠지만 발색력과 흡착력이 좋고 커피향이 감도는 특별한 립글로스가 된다.

2

진주 파우더

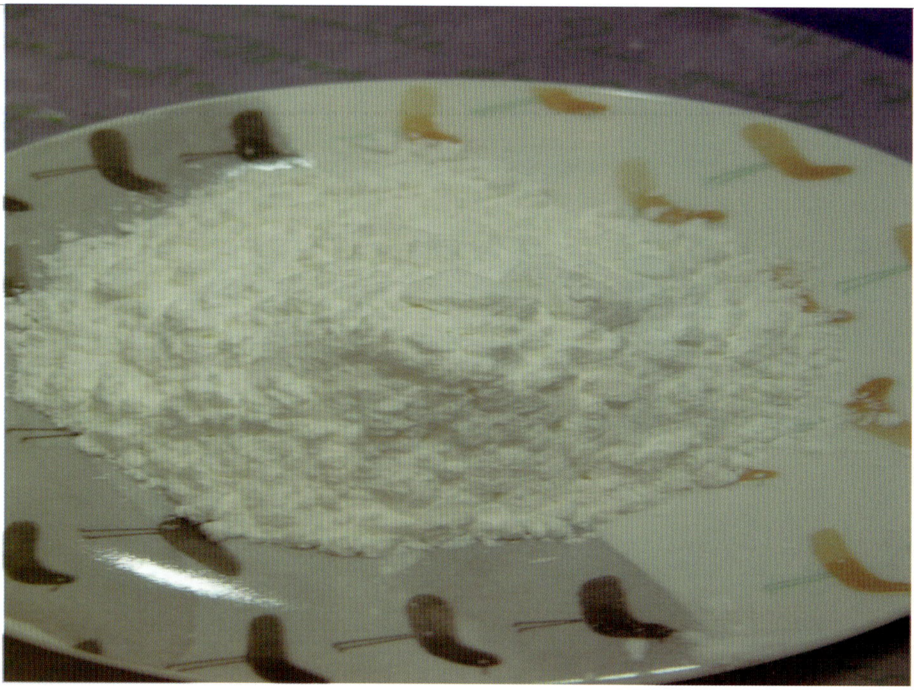

••• 피부톤을 부드럽게 잡아주어 화장이 자연스러워 보이도록 하고 피지로 인한 번들거림과 화장이 들뜨는 것을 막아주는 천연 진주파우더를 간단하게 만들어 보자.

사용 재료

주재료 : 카올린클레이 25g, 콘스타치(옥수수전분) 10g, 진주가루 3g

부재료 : 티타늄디옥사이드(분말) 2g, 핑크클레이 3g, 그린클레이 2g, 옐로우클레이 2g

에센셜 오일 : 라벤더 2방울

Tip

피부톤에 맞춰서 색조절을 잘하여야 한다. 붉은 피부에는 핑크클레이를 2g, 창백한 피부에는 핑크클레이 4g, 어두운 피부에는 핑크클레이 4g, 그린클레이 3g, 옐로우클레이 1g의 비율로 만든다.
가열과정이 없어서 부담없이 만들 수 있다.

만드는 방법

1 카올린클레이, 콘스타치, 진주가루, 티타늄디옥사이드 등을 계량하고 잘 섞는다.

2 핑크클레이, 그린클레이, 옐로우클레이 등을 조금씩 섞으면서 원하는 색상을 맞춘다.

3 에센셜 오일을 넣고 잘 섞는다.

4 고운체를 이용해서 꼼꼼히 걸러준다. 많이 거를수록 가루가 고와지고 파우더의 사용감이 좋다.

5 용기에 담아 라벨링 한다.

Tip

적당량을 퍼프에 묻혀 손등에서 살짝 털어낸 후 살짝 눌러주는 기분으로 사용한다.
카올린클레이와 진주가루는 피지흡착력이 뛰어나서 피지조절기능을 한다.
콘스타치는 피부 접착력이 좋아서 파우더의 발림성을 높이는 역할을 한다.
천연 클레이인 핑크, 그린, 옐로우는 피부톤에 맞게 색상을 조절하는 역할을 한다.
티타늄디옥사이드는 자외선 차단효과를 주는데 가능하면 총량의 1% 이내로 첨가한다.

3

베이비 파우더

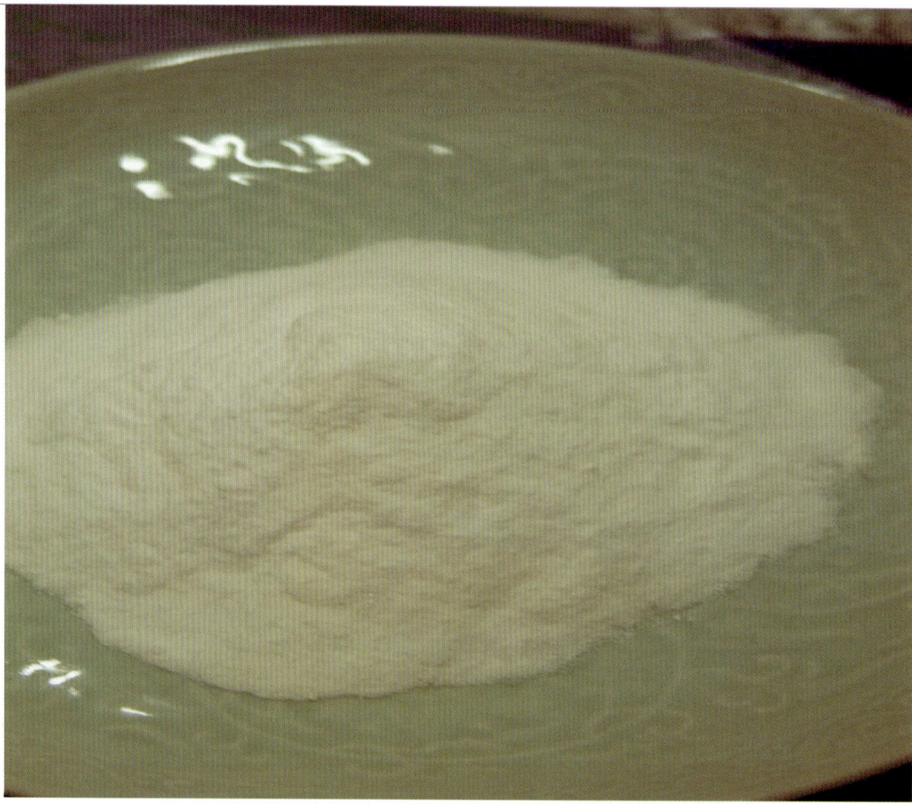

••• 옥수수전분과 카올린 클레이를 이용해서 연약한 아기피부를 위한 탈크프리(talc free)파우더이다.

시중에 판매되는 베이비파우더의 주재료는 대부분 탈크이다. 탈크(talc)는 미세한 돌가루로서 우리 몸에서 분해가 되지 않는 물질이다. 소중한 우리 아기의 뽀송뽀송한 피부를 위해 친환경 파우더를 만들어 보자.

사용 재료

주재료 : 콘스타치(옥수수전분) 37g, 카올린클레이 5g

부재료 : 캐모마일 분말 3g

에센셜 오일 : 라벤더 1방울

만드는 방법

1 콘스타치, 카올린클레이, 캐모마일 분말를 계량한다.

2 라벤더 에센셜 오일을 넣고 골고루 섞는다.

3 고운 체에 2~3번 거른다.

4 파우더 용기에 담고 라벨링한다.

Tip

탈크대신에 옥수수전분을 사용하면 몸에 해롭지 않고 몸속에 들어가서 잘 분해되며 아기 피부에 불필요한 수분을 잘 흡수해서 피부를 뽀송뽀송하게 유지시켜 준다.
흡착력을 높이기 위해 카올린클레이를 사용했는데 없으면 콘스타치만으로 만들어도 된다.
캐모마일 가루 대신 라벤더나 카모마일 허브를 곱게 갈아서 분말로 첨가해도 좋다.
라벤더 오일은 아기에게 사용해도 안전한 오일로 성인 사용량의 절반정도만 넣는 것이 좋다. 기저귀 발진이나 아토피 피부를 예방할 수 있다.

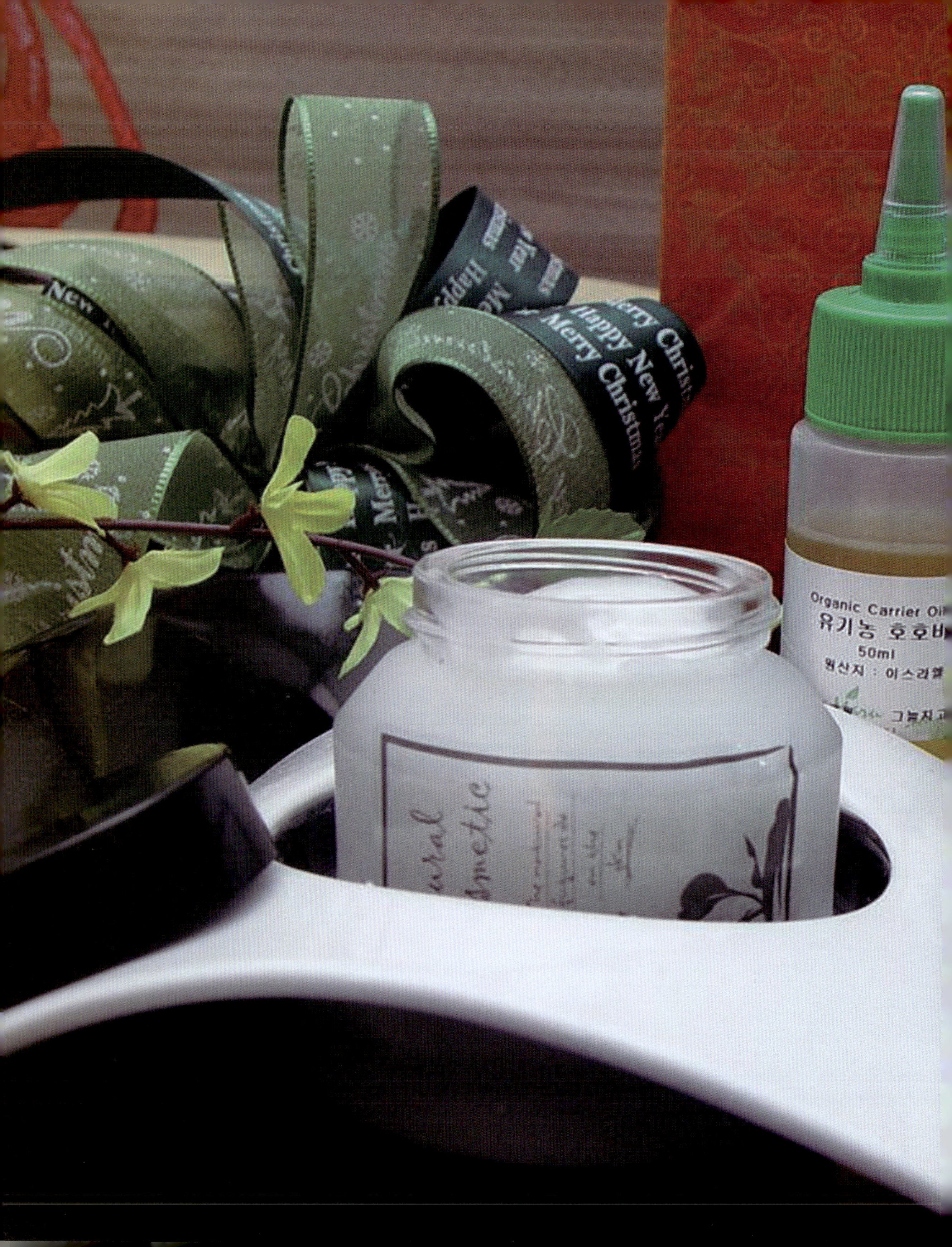
Organic Carrier Oil
유기농 호호바
50ml
원산지 : 이스라엘
Merry Christmas

제 7 편

클렌징제품 만들기

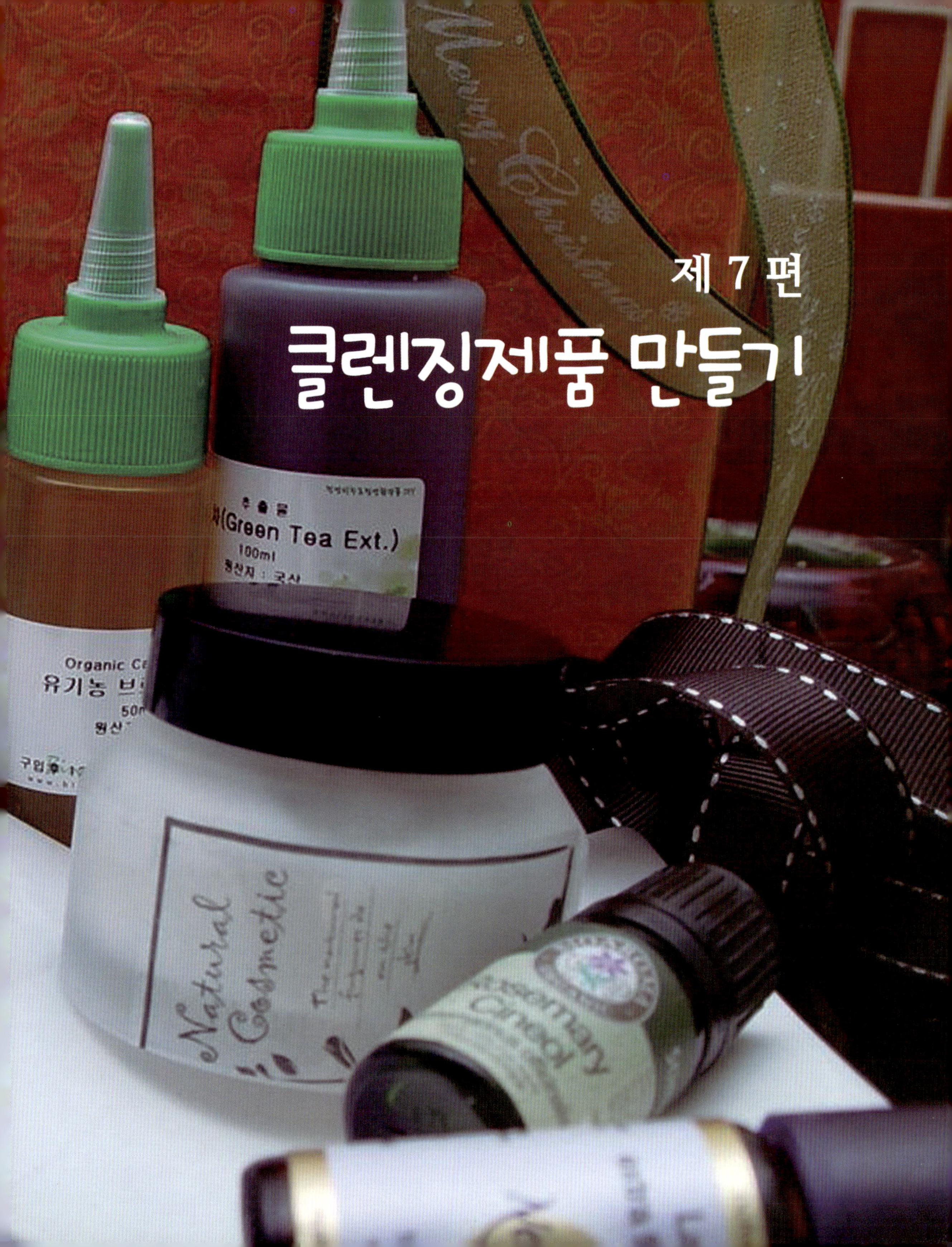

녹차 미백 클렌저

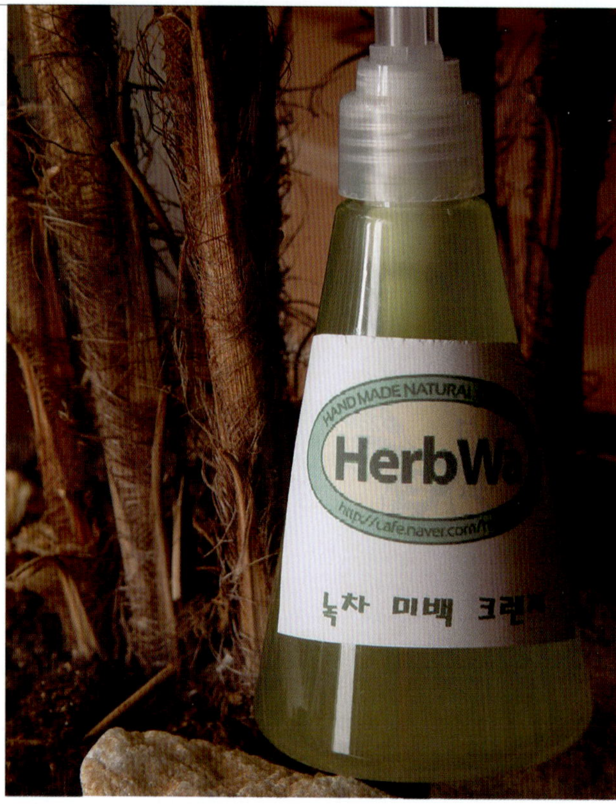

••• 쉽게 화장을 지울 수 있는 클렌징 오일을 집에서 만들어 쓰자.

생각보다 훨씬 간단하고 내 피부에 꼭 맞는 클렌저를 저렴하게 만들 수 있다.

화장 지울때 가볍게 마사지 한 후 물로 씻어내는 워셔블 타입이다. 클렌징 효과가 좋아 따로 포인트메이크업 리무버를 사용할 필요가 없다. 물에 잘 씻기며 사용감이 가볍고 부드럽다.

사용 재료

주재료 : 호호바오일 70g, 녹차씨오일 30g

부재료 : 올리브리퀴드 15g

에센셜 오일 : 레몬 1방울(눈이 민감한 경우 넣지 않아도 됨)

만드는 방법

1 베이스 오일과 올리브 리퀴드를 계량해서 넣고 잘 섞이도록 저어준다.

2 에센셜 오일을 넣는다.

3 사용할 때마다 흔들어서 쓴다.

Tip

녹차씨오일은 여드름, 노화피부에 좋고 기미, 주근깨 등에 미백효과가 뛰어나다.
올리브 리퀴드는 가용화제로 천연 올리브오일을 원료로 만들어 가용화작용 뿐만 아니라 보습작용도 하며 비교적 안전하다.
레몬 에센셜오일은 딥클렌징 효과가 있으며 모공수축효과와 미백작용도 한다. 그러나 피부가 민감하거나 눈이 민감한 경우 굳이 에센셜 오일은 넣지 않는 것이 좋다.
클렌징은 손끝을 이용해 가볍고 빠르게 굴리듯이 문지르고 물로 헹구면 된다. 너무 오래 마사지하면 메이크업 잔여물과 노폐물들을 모공속으로 밀어 넣는 결과를 초래하여 오히려 피부에 해롭다. 1~2분정도만 가볍게 마사지 하듯 사용하는 것이 좋다.

2

폼 클렌저

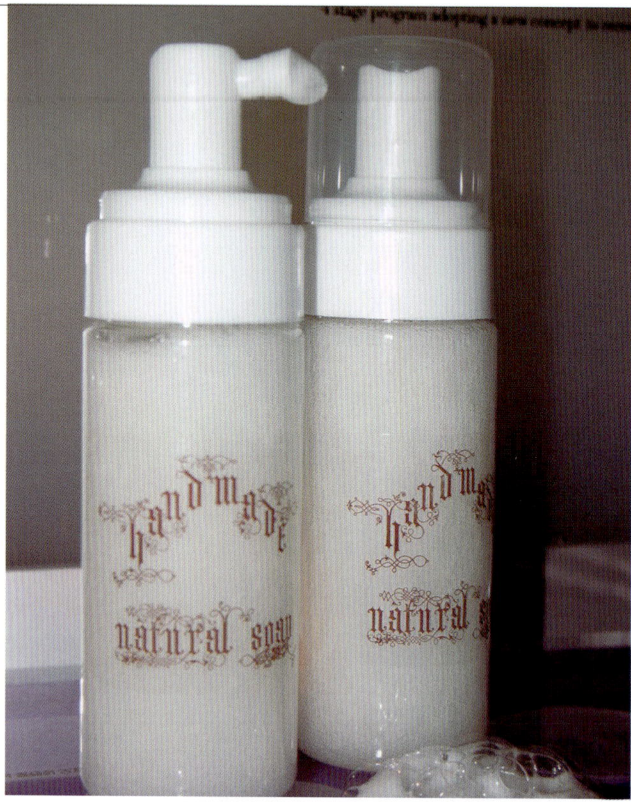

••• 쓰다 남은 자투리 비누를 이용해서 폼 클렌저를 만들 수 있다.

CP(저온법) 비누 작은 조각을 증류수에 녹여 만드는 폼 클렌저로 만들기도 쉽고 사용해보면 부드럽고 풍부한 거품이 일품인 부드러운 폼이 된다.

사용 재료

주재료 : 증류수 100g, CP비누 20g, 햄프씨드오일 5g, 호호바오일 5g, 올리브 리퀴드 2g

부재료 : 스테아린산 10g, 이멀시파잉왁스 5g, 글리세린 3g, 비타민E 1g, 녹두가루 2g

에센셜 오일 : 오렌지 5방울, 그레이프후룻 5방울,

만드는 방법

1 녹이기 쉽게 CP비누 자투리를 잘게 썬다. 어떤 CP비누든지 상관은 없으나 숙성이 끝난 걸 사용하여야 한다.
2 깨끗한 용기에 CP비누와 증류수, 이멀시파잉왁스를 넣고 핫플레이트로 가열하면서 비누를 녹여준다. 알뜰 주걱으로 뭉개면서 녹이고 자주 저어준다.
3 비누가 녹으면 덩어리가 남지 않도록 체에 한번 걸러준다.
4 녹두가루를 글리세린에 미리 풀어서 녹은 비누에 넣고 잘 저어준다.
5 나머지 오일과 첨가물을 모두 넣고 온도가 40도 정도가 되면 마지막으로 에센셜오일을 넣어준 다음 잘 섞어준다.
6 소독한 용기에 담고 라벨링 한다.

Tip

CP 비누를 또 쉽게 녹이려면 가열하지 않고 증류수에 담그어 하루정도 나두면 잘 풀어진다.
녹두 가루는 피지흡착력이 좋고 청열 작용이 있어 피부를 깨끗하게 하고 각질을 제거하는 효과도 있다.

3

클렌징 워터

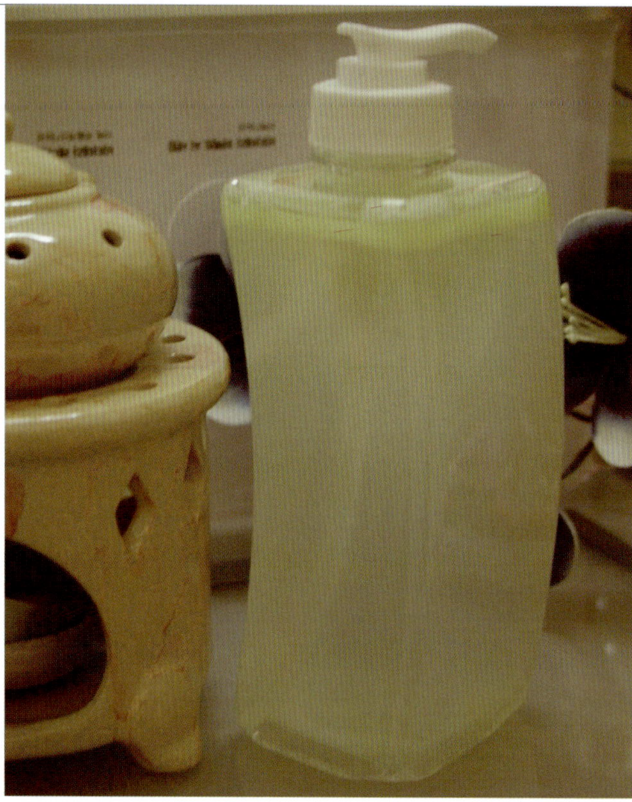

••• 오일감이 싫은 사람을 위한 클렌징워터로 각질제거와 피지흡착 효과가 있다. 가열하지 않고 재료를 섞어주기만 하면 되기 때문에 만들기도 쉽다.

사용 재료

워터류 : 알로에베라워터 70g

오일류 : 호호바오일 3g, 살구씨오일 2g

유화제 : 올리브리퀴드 12g

첨가물 : 아하(AHA)추출물 3g, 글리세린 5g, 비타민E 5방울

에센셜 오일 : 레몬 3방울, 라벤더 2방울

만드는 방법

1 용기에 호호바오일과 살구씨오일, 에센셜 오일 등을 계량한다.

2 올리브리퀴드를 넣고 오일과 잘 섞는다. 올리브리퀴드를 넣고 섞으면 뿌옇게 된다.

3 알로에베라 워터를 넣어서 섞는다.

4 아하(AHA)추출물, 글리세린 등의 첨가물을 넣는다.

5 소독한 용기에 담고 라벨링 한 후 냉장보관한다.

Tip

클렌징 티슈를 만들어 쓰는 방법 - 화장솜이나 거즈를 밀폐 용기에 넣은 후 만든 클렌징 워터를 붓고 뚜껑을 닫아 냉장 보관한다. 필요할 때 마다 한 장씩 꺼내쓰면 시중에서 판매하는 클렌징 티슈보다 세정력이 뛰어나며 촉촉한 클렌징 티슈가 된다.

아하(AHA)추출물은 각질 제거 효과가 있으며 클렌징워터에 첨가하면 클렌징하면서 각질제거가 동시에 되기 때문에 더욱 효과적이다.

피부 타입에 따라 카올린클레이나 핑크클레이, 그린클레이를 1g 정도 넣어서 흔들어 사용해도 좋다.

4

필링(AHA) 젤

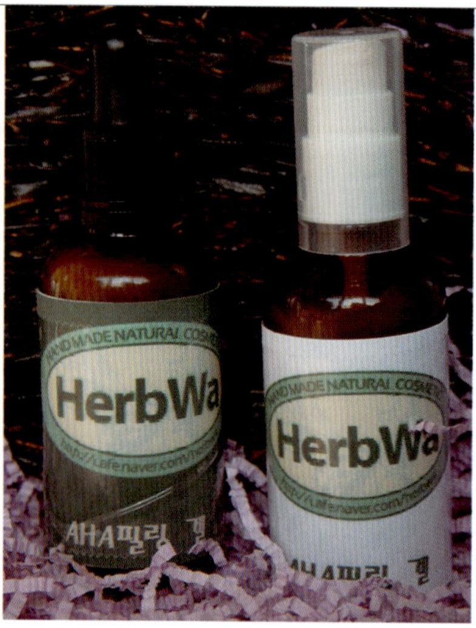

••• AHA(Alpha Hydroxy Acids)는 사탕수수, 레몬, 사과 등 과일산에서 추출한 성분으로 각질을 제거하고 피부재생을 촉진함으로써 칙칙한 피부톤을 밝게하고 피부를 유연하게 한다. 또한 노폐물을 제거하고 모공을 수축시켜주는 수렴작용도 있어 지성, 여드름 피부에 좋다. AHA를 넣어 수분에센스를 만들면 번거롭지 않게 유연작용과 수렴작용, 미백작용의 효과를 한꺼번에 볼 수 있다.

사용 재료

워터류 : 위치헤이즐워터 100g

첨가물 : 글리세린 6g, 젤라틴(약간 0.1g 정도), AHA추출물 4g, 마린 콜라겐 2g, 비타민E 5방울

에센셜 오일 : 로즈마리 1방울, 라벤더 1방울

Tip

젤 타입으로 피부각질세포의 결합을 느슨하게 해서 각질이 자연스럽게 탈락되도록 하며 자극이 적다. 지성피부는 처음에는 일주일에 2~3회 정도, 2주부터는 일주일에 1~2회 사용하고, 건성피부는 처음에는 일주일에 1~2회, 2주부터는 일주일에 1회정도만 사용한다.

세안을 한 후 기초화장품 마지막 단계에서 에센스처럼 바르고 잔 후 아침에 세안하면 되는 수면팩타입으로 편리하게 각질관리를 할 수 있다.

만드는 방법

1 위치헤이즐워터를 60도 정도 가열한 후 글리세린, 젤라틴을 넣고 덩어리가 생기지 않도록 잘 저어서 녹인다. 하루정도 놔두면 점성이 생겨 젤타입이 된다.

2 첨가물을 넣고 잘 섞는다.

3 에센셜 오일을 넣고 잘 섞는다.

4 소독한 용기에 담고 라벨링 한 후 냉장보관 한다.

Tip

위치헤이즐워터는 수렴작용이 뛰어나고 활성산소를 억제하는 기능이 탁월하여 과도한 피지분비로 모공이 늘어난 지성, 여드름 피부에 사용하면 청량감, 탄력, 수렴기능을 한다.
콜라겐은 진피세포를 구성하는 단백질의 일종으로 콜라겐이 줄어드는 것이 피부노화의 원인이다. 마린콜라겐은 조직의 사슬이 동물성보다는 길고 식물성 보다는 짧아 식물성 콜라겐보다 효과적으로 사용할 수 있다.
로즈마리 에센셜 오일은 집중력을 높여 머리를 맑게 하고 방부효과가 있어 천연방부제로도 사용한다. 또한 늘어진 모공을 수축시키고 피부를 탄력있게 만들어준다.

5

흑설탕 스크럽

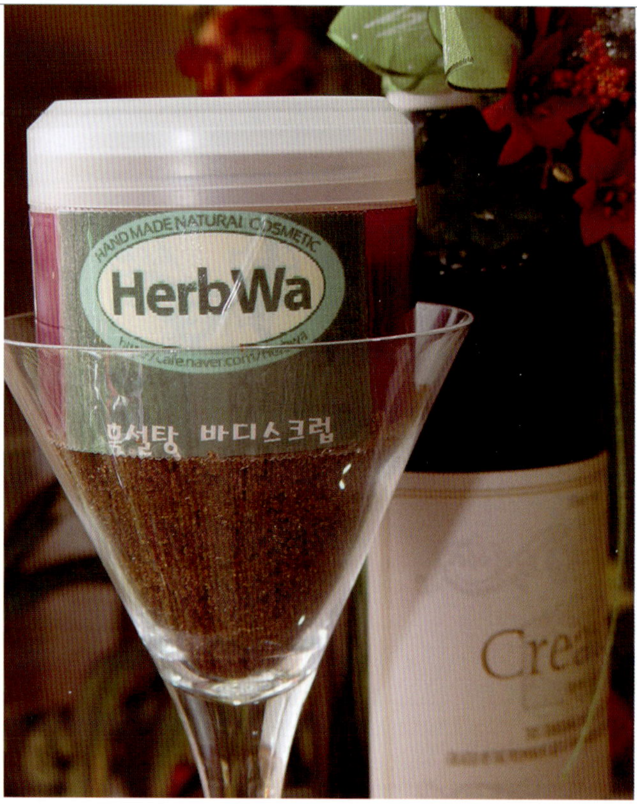

••• 백설탕은 최종적으로 정제한 설탕으로 정제단계에서 비타민이나 미네랄 등이 없어지지만 흑설탕은 사탕수수에서 뽑아낸 설탕의 최초 형태로 가장 정제가 안되어 있고 비타민과 미네랄이 풍부하게 들어있다. 피부건조를 막아주며, 알레르기 피부에 자극이 적고 피부를 희고 윤기있게 하는 효과가 있다.

사용 재료

주재료 : 유기농 흑설탕 50g
워터계열 : 증류수 50g
오일계열 : 호호바오일 5g, 비타민E 1g
첨가물 : 올리브리퀴드 2g, 오트밀가루 2g, 녹차가루 2g, 글리세린(점도맞춤)
에센셜오일 : 레몬 10방울, 그레이프프룻 10방울

만드는 방법

1 증류수와 흑설탕을 1:1로 넣고서 약한 불로 가열을 한다. 가스렌지 사용 시 반드시 중탕을 한다.

2 처음 양의 반 정도가 되면서 걸쭉한 상태가 될 때까지 약한불에서 천천히 녹인다. 저으면 흑설탕 알갱이가 뭉쳐져서 덩어리가 생기므로 절대 저어서는 안된다.

3 만들어진 흑설탕 시럽에 준비한 오일류와 올리브리퀴드를 넣고 섞는다.

4 나머지 가루첨가물(오트밀가루, 녹차가루)을 넣고 섞는다.

5 글리세린을 조금씩 넣으면서 점도를 맞추고 에센셜 오일을 넣고 섞는다.

6 소독한 용기에 옮겨담고 라벨링 한 후 실온에서 보관한다.

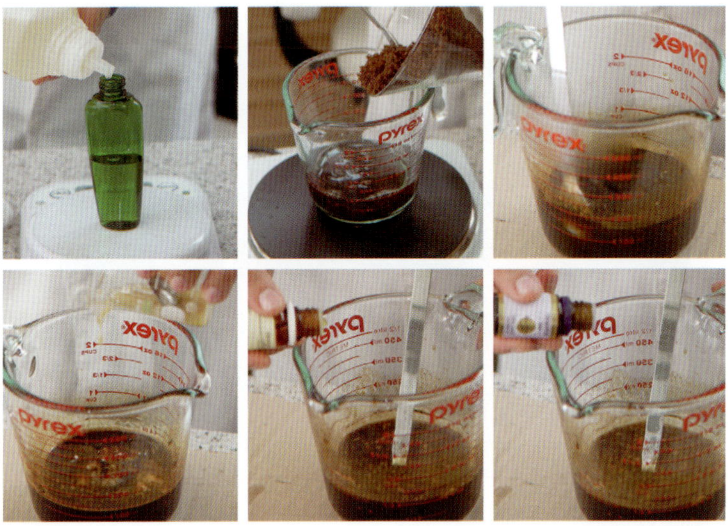

Tip

스크럽기능이 뛰어나며 보습력도 좋아 바디뿐 아니라 얼굴에도 사용 가능하다. 얼굴에 사용할 때는 세안 후 스팀타월을 한 다음 흑설탕 스크럽으로 부드럽게 마사지하듯 손가락 끝으로 굴려준다. 조금 뻑뻑한 느낌이 들면 손 끝에 물을 묻혀서 문지른다.

오트밀은 비타민과 미네랄이 풍부하고 수분을 끌어당기는 보유력이 탁월하여 보습제품에 사용하면 효과가 좋다.

레몬에센셜 오일과 그레이프후룻에센셜 오일은 모공수축, 각질제거, 미백기능이 뛰어나다.

6

메이크업 리무버

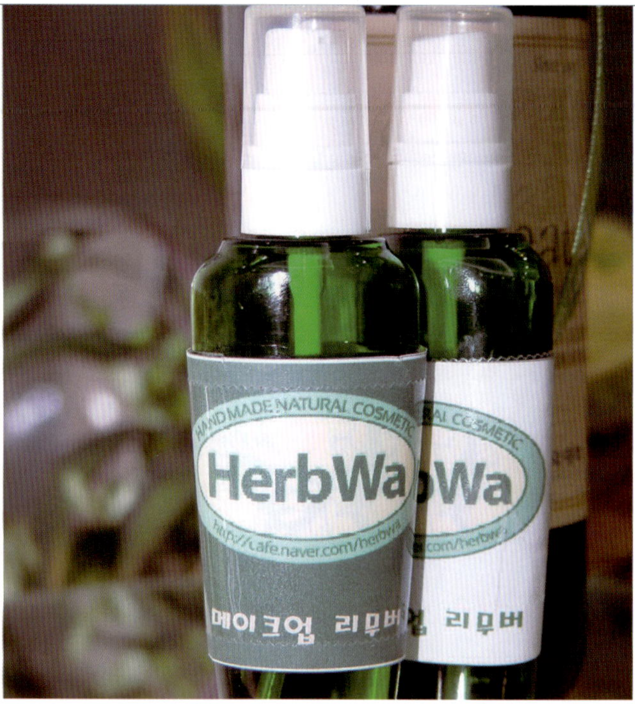

워터류만으로된 리무버는 메이크업이 깨끗하게 잘 지워지지 않고, 오일만 사용했을 때의 뻑뻑한 느낌이 싫은 분들에게 자극이 적으면서 순하고 부드러운 메이크업 리무버이다.

사용 재료

주재료 : 캐모마일워터 20g

오일계열 : 살구씨오일 10g, 호호바오일 10g

첨가물 : 올리브리퀴드 5g, 판테놀1g, 글리세린 2g, 비타민E 1g

에센셜오일 : 라벤더 1방울, 로즈마리 1방울

Tip

재료들을 모두 넣어주면 오일층과 워터층이 분리된다. 사용할 때 흔들어서 화장솜에 묻혀 닦아낸다.

만드는 방법

모든 재료를 넣고 흔들어주면 된다. 만드는 방법이 매우 간단하면서도 사용감이 좋은 클렌저로 한번 만들어 사용해보면 시중에서 판매되는 제품을 사용하기가 싫어진다.

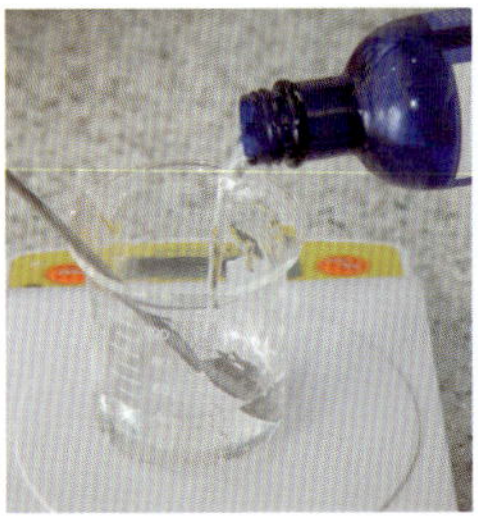

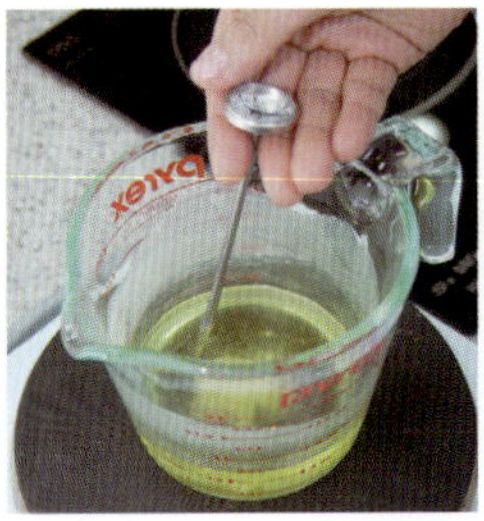

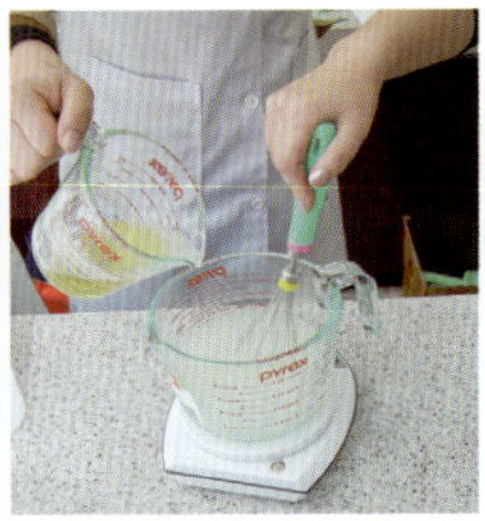

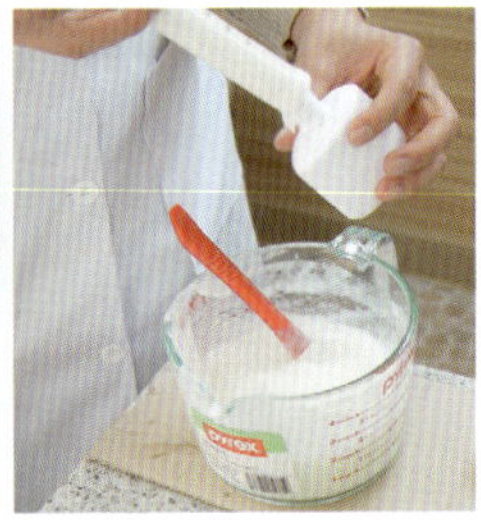

Tip

캐모마일워터는 염증이나 민감성 피부의 트러블을 완화하는 효과가 탁월하다.
살구씨오일은 비타민A와 미네랄이 풍부하고 비타민 C의 함유량이 높아 미백, 건성이나 노화피부 등 모든 피부에 효과적이며 가볍고 점성이 적어 클렌징용으로 많이 사용된다.
눈가의 부종을 제거하고 혈액순환을 촉진하며 다크써클 완화에도 좋은 에센셜 오일을 사용하였다.

7

손소독 세정제

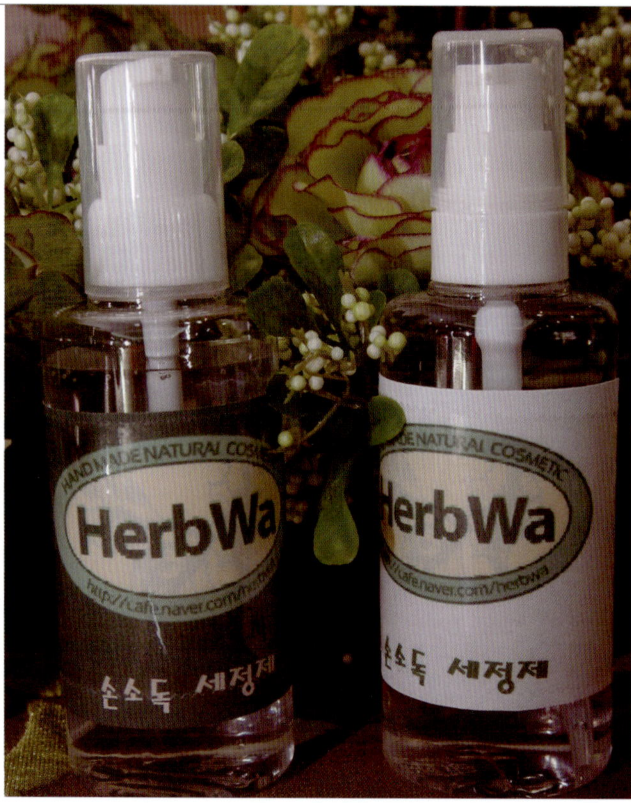

••• 아이들과의 즐거운 외출이나 손씻기 힘든 상황에서 사용하면 편리한 손소독 세정제이다. 손에 몇방울 떨어뜨려 비벼주면 끈적임 없이 청량감과 향기만 남는 물로 세척할 필요 없는 매우 실용적인 제품이다.

사용 재료

주재료 : 정제수 20g, 무수에탄올 50g

첨가물 : 잿탄검 4g

에센셜오일 : 티트리 2방울, 유칼립투스 1방울, 라벤더 2방울

만드는 방법

1 정제수에 잰탄검을 첨가하고 잘 섞이도록 저어준다.

2 젤화가 된 정제수에 무수에탄올을 넣고 잘 저어준다.

3 에센셜오일을 첨가하고 소독한 용기에 담는다.

Tip

티트리에센셜오일과 유칼립투스에센셜오일은 항염, 항균작용이 뛰어나고 살균력이 높다.
라벤더에센셜오일은 재생작용이 탁월하고 안정적인 오일로 항박테리아 효과가 있다.

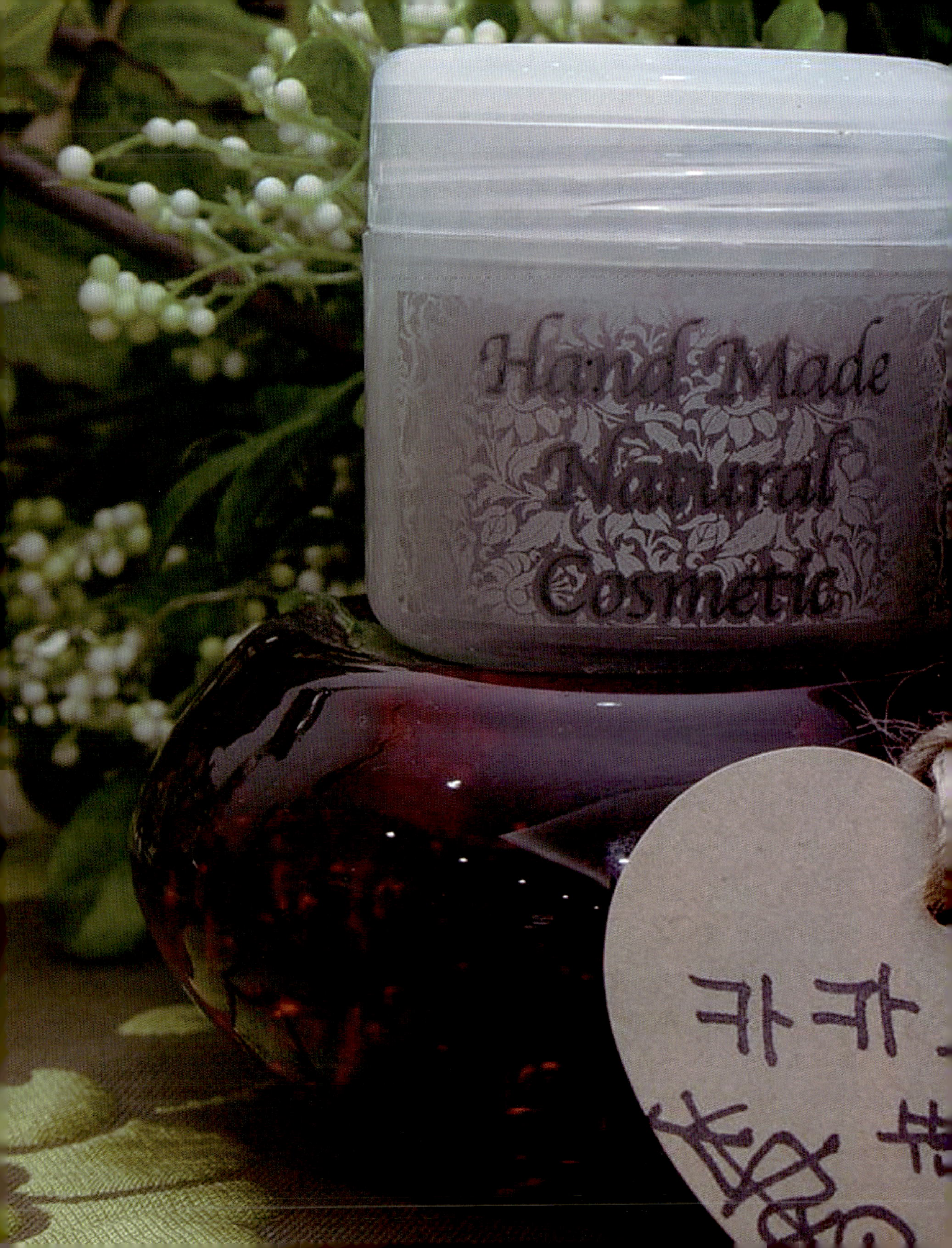
Hand Made
Natural
Cosmetic

제 8 편

마사지·입욕제 만들기

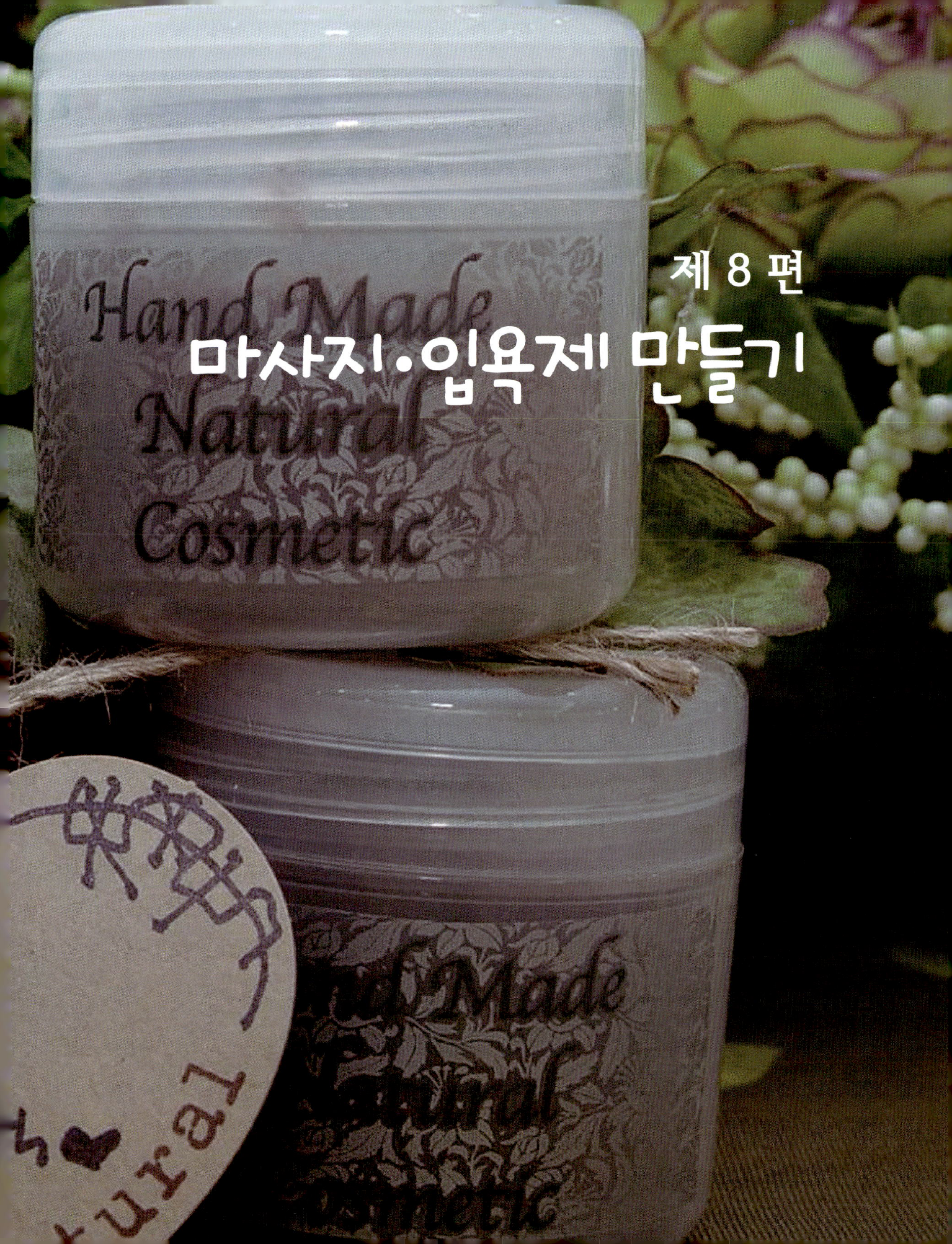

마사지 오일

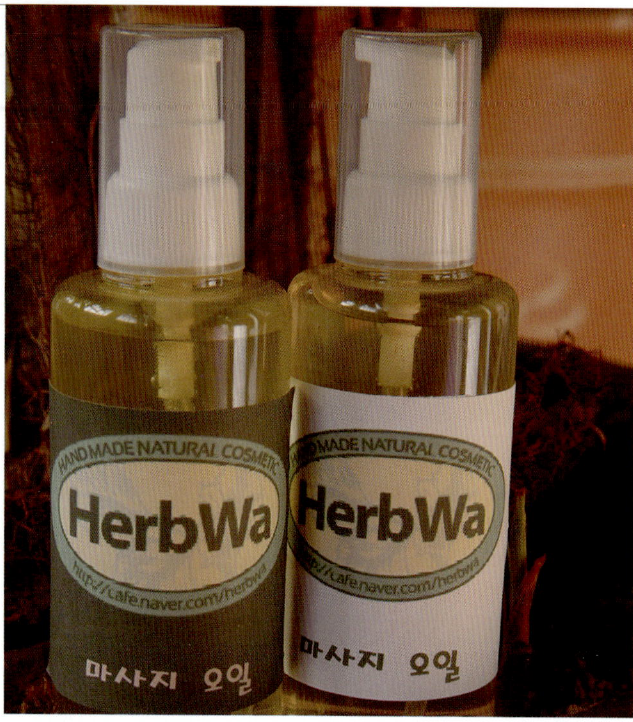

••• 달맞이꽃 종자유는 감마리놀렌산을 다량 함유하고 있고 천연식물성 에스트로겐이 풍부하여 호르몬 기능촉진과 노화를 억제해 피부탄력을 복원시켜주며 미백작용을 한다. 가슴이나 힙 등의 부위에 마사지해주면 피부를 매끄럽고 탄력있게 만들어 준다.

사용 재료

오일류 : 달맞이꽃 종자유 20g, 스윗아몬드오일 15g, 로즈힙오일 5g

에센셜오일 : 로즈제라늄 4방울, 일랑일랑 2방울

Tip

건성피부에는 스윗아몬드 오일을 세컨오일로 사용하여 보습력을 높이고 지성피부에는 포도씨유나 해바라기 씨유를 세컨오일로 사용하면 유분감이 적은 최적의 마사지 오일이 된다.

만드는 방법

1 소독한 용기에 달맞이꽃 종자유를 넣은 후 에센셜 오일을 넣고 흔들어 섞는다.

2 스윗아몬드오일과 로즈힙오일을 넣어서 다시 흔들어서 섞어준다.

 * 만드는 방법이 매우 간단하므로 많이 만들지 말고 사용하기 전에 조금씩(30㎖ 이내) 자주 만들어서 사용하는 것이 좋다.

사용 방법

샤워 후 탄력이 신경쓰이는 가슴, 복부, 힙 등에 부드럽게 마사지 한 다음 오일이 충분히 흡수되도록 기다렸다가 30분 정도 뒤에 미지근한 물로 헹군다.

※ 임산부와 수유중인 분은 사용하면 안된다.

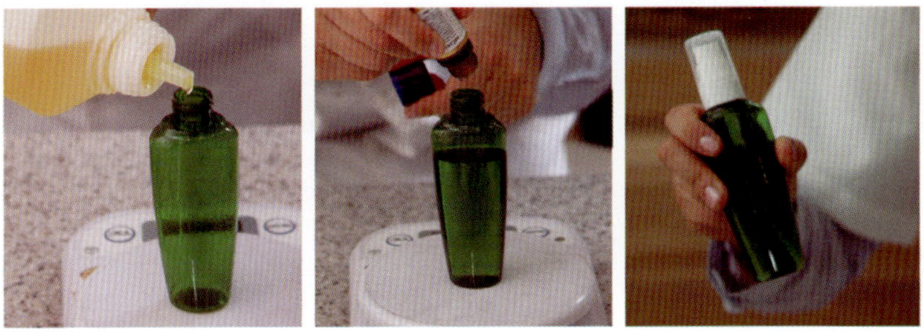

Tip

스윗아몬드오일은 풍부한 단백질과 비타민이 함유되어 있고 모든 피부타입에 적당한 오일이다.
로즈제라늄에센셜오일과 일랑일랑에센셜오일은 식물성 에스트로겐 성분이 풍부하여 피부탄력과 여성호르몬의 균형을 맞춰주는 역할을 한다.

2

바디 슬리밍 솔트

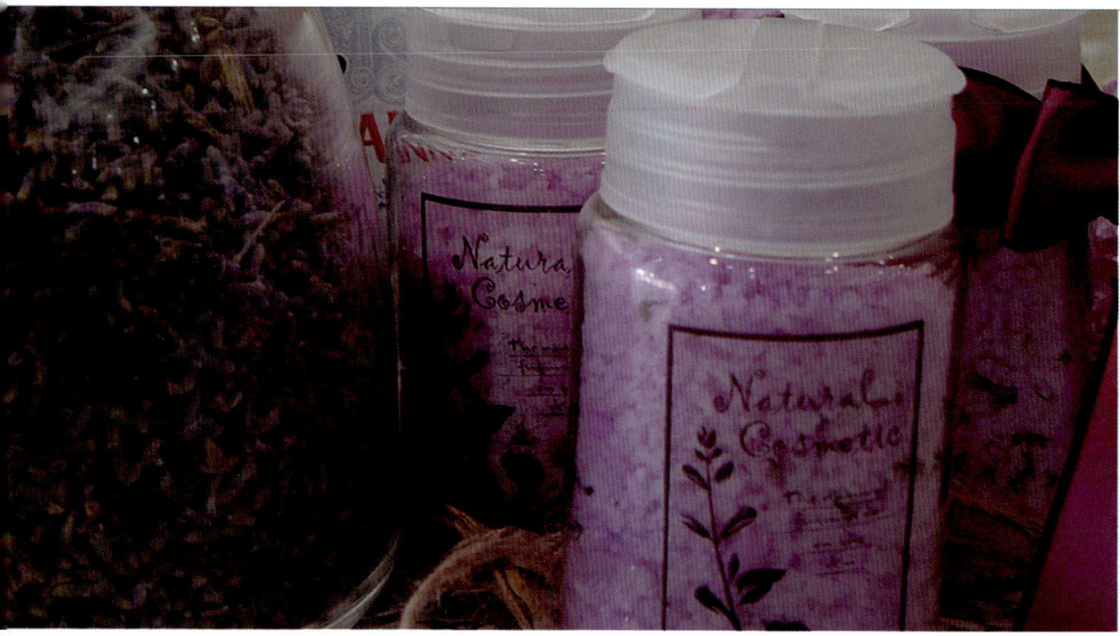

••• 샤워를 한 후 물기가 있는 상태에서 적당량을 손에 덜어 마사지하고 헹궈주면 바디라인 전체를 슬리밍하게 만들어주는 마법의 솔트!!!

스크럽 효과와 함께 셀룰라이트 제거 효과를 동시에 얻을 수 있다.

사용 재료

주재료 : 미세입자의 마사지용 소금 100g

오일류 : 호호바오일 5g, 해바라기씨 오일 5g

첨가물 : 그린클레이 30g, 말린 라벤더꽃 2g, 유노하나(입욕제) 10g

에센셜오일 : 그레이프후룻 10방울, 사이프러스 10방울, 로즈마리 5방울

Tip

마사지용 소금은 입자가 굵으면 상처가 생기거나 자극이 될수 있으니 아주 고운입자를 사용하고 굵은 소금을 사용할려면 블랜더에 갈아서 쓴다. 몸에 문지르면 처음에는 약간 까칠한 느낌이 있지만 금방 녹는다.

만드는 방법

1 소독한 용기에 소금을 계량하고 유노하나(입욕제)를 넣는다.
2 오일을 계량해서 합친다.
3 첨가물인 클레이와 말린 허브잎을 넣는다.
4 에센셜 오일을 넣고 잘 섞는다.
5 용기에 담고 라벨링 한 다음 실온에서 보관하고 사용하면 된다.

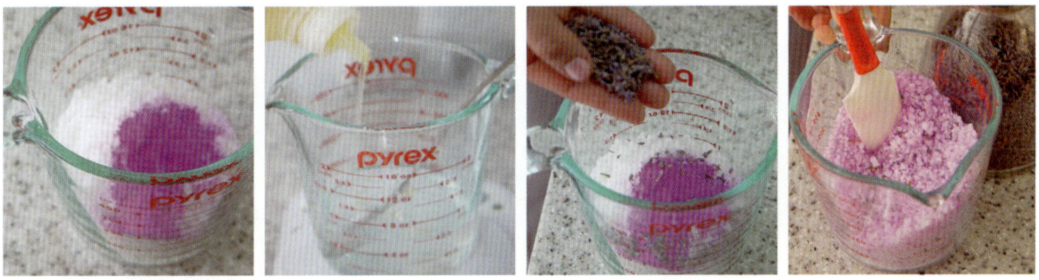

Tip

호호바오일은 인체의 피지성분과 가장 유사한 보습용 오일로 체지방을 녹여내는 슬리밍 효과가 있으며 튼살예방이나 치료에도 효과적이다.
해바라기씨 오일은 혈액순환을 촉진하여 지방연소효과가 있으며 세포의 구성성분인 레시틴과 비타민A와 E를 함유하고 있어 노화에 효과적이다. 피부에 보호막을 형성하여 건조한 피부에도 좋다.
그린클레이는 체내의 독소를 배출하여 셀룰라이트를 제거하는데 탁월한 효과가 있다.
로즈마리에센셜 오일은 부종형 비만에 효과적이며 혈액순환을 촉진하여 피부탄력이나 피로회복에 좋다. 단, 고혈압 환자나 임산부는 사용을 하면 안된다.
페퍼민트에센셜 오일은 림프계를 자극하여 부종을 완화시키며 지방의 연소를 촉진한다.
이밖에도 셀룰라이트 제거에 좋은 에센셜오일로는 제라늄, 쥬니퍼베리, 레몬 등이 있다.
에센셜오일은 같은 용량을 장기적으로 사용할 경우 부작용이 생길수 있으므로 3개월에 한번씩 다른 에센셜오일로 바꿔주는것이 좋다.

3
바쓰솔트

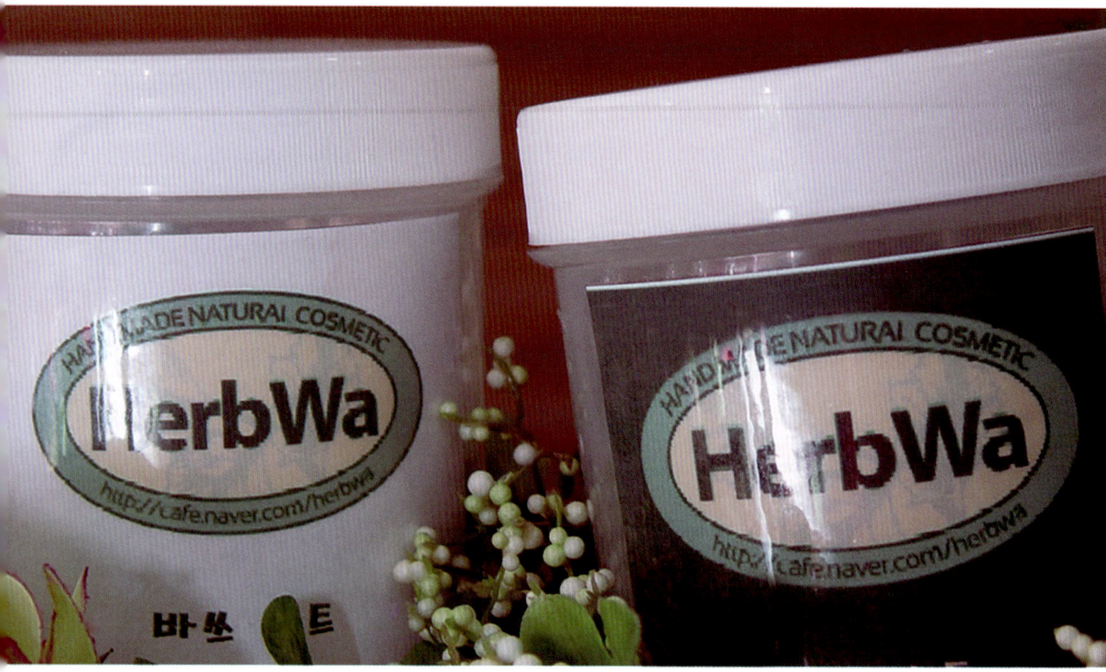

••• 욕조에 몸을 담그고 하루의 피로를 풀때 사용하는 바쓰솔트 이다. 반신욕이나 족욕에도 사용하면 좋은 효과를 볼 수 있다. 바쓰솔트를 만들 때 사용하는 소금은 사해소금, 크리스탈 솔트 등이 있는데 우리나라 천일염을 사용해도 좋은 효과를 얻을 수 있다.

사용 재료

주재료 : 사해소금 100g,

첨가물 : 유노하나 10g, 로즈마리 분말 10g, 청대 2g

에센셜오일 : 레몬 10방울, 주니퍼베리 10방울, 페퍼민트 5방울

Tip

물속에 포함된 좋은 성분을 효과적으로 흡수하기 위해 입욕전에 비누칠을 하고 욕조에서 나온 후에는 되도록 비누칠을 하지 말고 물로 가볍게 씻어내는 것이 좋다.

만드는 방법

1 넓은 볼 용기에 사해소금을 계량하고 로즈마리 분말을 넣는다.

2 첨가물을 넣고 골고루 섞는다.

3 보관 시 바쓰솔트의 이쁜 색깔이 날아가는 것을 막기 위해 알콜을 조금 뿌려준다.

4 10분정도 후에 알콜이 다 날아가면 좋아하는 에센셜오일을 넣고 가볍게 섞어준다.

5 용기에 담아 1주일정도 숙성 후 사용하다.

Tip

색깔별로 다른 아로마 에센셜 오일을 넣고 만들어 번갈아 사용하면 좋다.

분홍색 : 사해소금 100g + 백련초 천연색소 10g + 로즈제라늄오일 10방울 + 로즈허브

노란색 : 사해소금 100g + 노란색 유노하나 10g + 로즈마리오일 10방울 + 패출리오일 5방울

보라색 : 사해소금 100g + 보라색 유노하나 10g + 라벤더오일 15방울 + 라벤더 허브

4

아로마 입욕제(바쓰 붐)

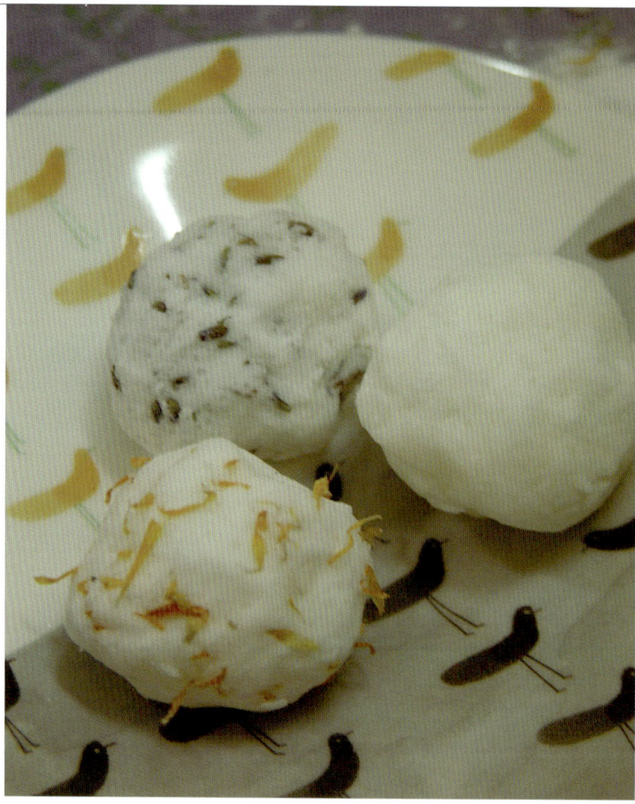

••• 욕조에 넣으면 물방울이 뽀글뽀글 올라오면서 은은한 향기가 퍼지는 바스피즈를 만들어 보자. 피부를 부드럽고 매끈하게 만들어주고 아토피 피부나 트러블이 있는 피부에 좋다.

물에 넣으면 폭탄처럼 물방울이 퍼져 올라온다고 바쓰 붐(Bath Bomb)이라고도 한다.

사용 재료

주재료 : 탄산수소나트륨(중조) 200g, 구연산 100g, 콘스타치 100g

첨가물 : 카렌듈라허브 2g, 라벤더 허브 2g, 글리세린(약간)

에센셜오일 : 레몬 10방울, 라벤더 10방울

만드는 방법

1 탄산수소나트륨, 구연산, 콘스타치(2 : 1 : 1), 드라이 허브를 넣고 섞는다.
  콘스타치는 바스 붐을 잘 뭉치게 해주지만 너무 많이 넣으면 욕조물이 뿌옇게 흐려진다.
2 덩어리진 것을 손으로 가볍게 비벼주면서 섞고 첨가물을 넣는다.
3 보습작용을 하는 글리세린과 에센셜 오일을 넣고 가볍게 섞어준다.
  글리세린과 에센셜오일은 재료 총량의 2~3% 정도만 넣는다. 너무 많이 넣으면 질어진다.
4 손으로 가볍게 쥐었을 때 사진처럼 뭉쳐질 때까지 증류수를 뿌리면서 섞는다.
5 원하는 점도가 나오면 손으로 동그랗게 뭉쳐주거나 반구틀을 이용해서 모양을 만든다.
6 하루정도 통풍잘되는 곳에서 건조시킨 후에 비닐랩으로 싸서 건조하고 서늘한 곳에 보관한다.

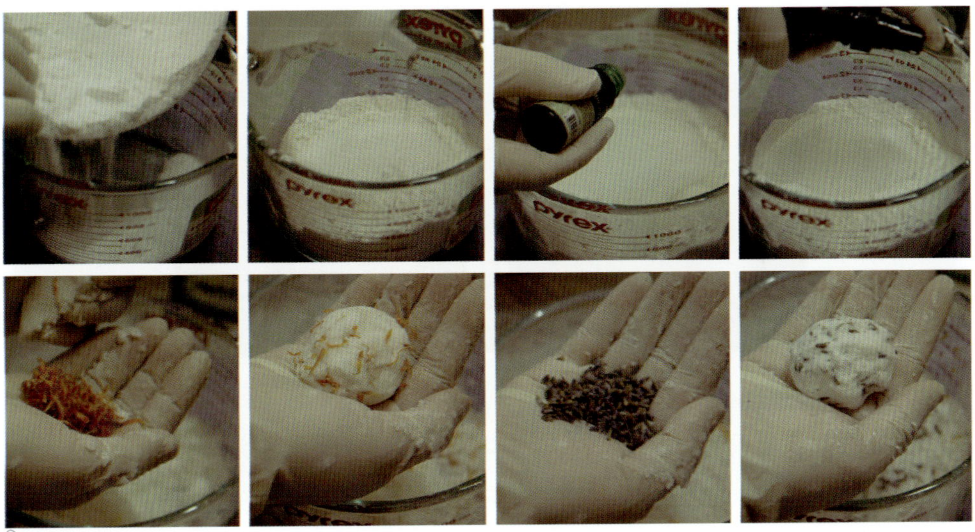

Tip

탄산수소나트륨은 세척제, 탈취제, 팽창제로 많이 쓰인다.
구연산은 오렌지계열 과일에서 추출하며 청량음료, 잼, 젤리 등에 산미료, 보존제 등으로 쓰인다. 화장품에서는 산도조절 및 방부효과를 위해 사용된다.
콘스타치는 옥수수전분으로 점도를 조절해주고 보습효과가 있다.

5

버블 워시

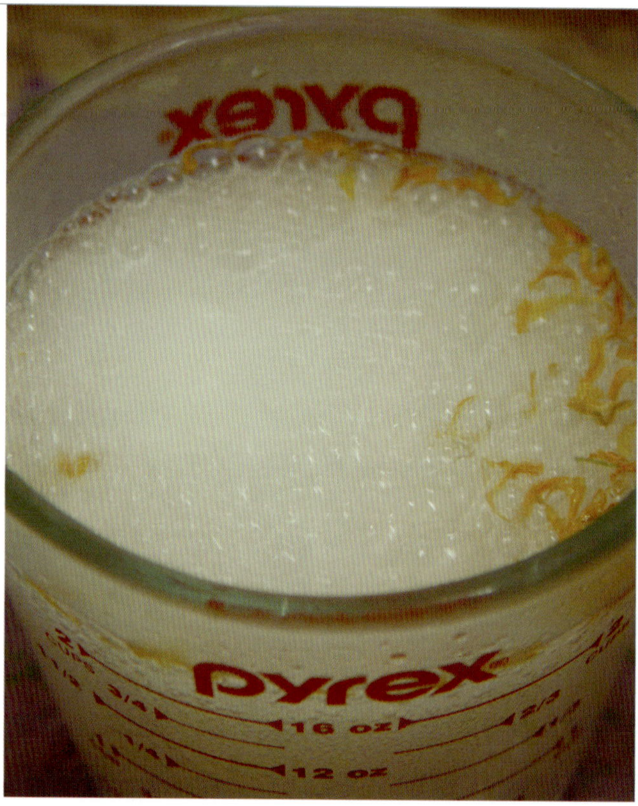

••• 우아하게 거품목욕을 즐기고 싶다면 버블 워시를 만들어 보자.

눈에 자극적이지 않고 거품도 잘나서 어른과 아이 모두 사용할 수 있으며 목욕 후 뽀송뽀송하게 부드러워진 피부를 실감할 수 있다.

사용 재료

주재료 : 탄산수소나트륨(중조) 500g, 구연산 250g, 콘스타치 200g

오일류 : 호호바오일 10g

첨가물 : 유노하나 30g, LES 50g, 코코베타인 20g, 글리세린 10g

에센셜오일 : 라벤더 10방울, 레몬 10방울

만드는 방법

바쓰 붐과 만드는 방법은 같다.

1 탄산수소나트륨과 구연산,콘스타치, 유노하나를 계량한다.

2 호호바 오일과 글리세린을 넣고 골고루 섞는다.

3 LES와 코코베타인을 넣고 골고루 잘 섞는다.

4 마지막으로 에센셜오일을 떨어뜨린 후에 가볍게 섞고, 반구틀이나 적당한 몰드에 담아 꾹꾹 눌러서 단단하게 뭉쳐서 모양을 만든다.

5 밀폐용기에 담아 서늘하고 건조한 곳에 보관한다.

Tip

LES는 부드러운 기포력이 있는 음이온 계면활성제로 피부에 부담을 주지 않고 세정력이 우수하다. 욕조에 버블 바쓰피즈를 하나 넣은 후 샤워기로 물을 골고루 뿜어주면 풍성하고 부드러운 거품을 얻을 수 있다.

6

카카오 팩

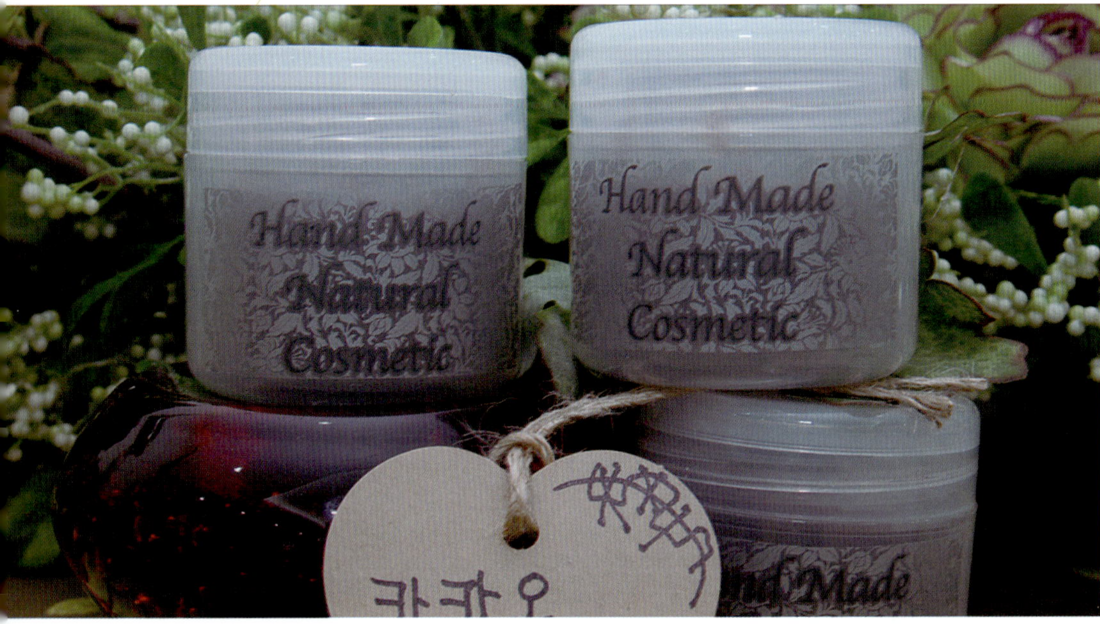

••• 보습력이 뛰어나고 피지 흡착력이 높아 지성, 건성, 노화피부 등 모든 피부에 좋은 카카오 마스크팩을 만들어 보자. 풍미도 좋아 팩을 하는 동안 달콤하고 행복한 기분에 빠지게 된다.

사용 재료

워터류 : 로즈워터 100g

오일류 : 로즈힙오일 1g

유화제 : 올리브리퀴드 4g

첨가물 : 젤라틴 0.1g, 판테놀 1g, 글리세린 3g, 비타민E 1g, 카카오분말 2g

에센셜오일 : 프랑킨센스 1방울, 로즈제라늄 2방울, 오렌지 2방울

Tip

카카오는 비타민과 미네랄이 풍부해 보습효과가 뛰어나고 항산화성분인 폴리페놀을 함유하고 있어 노화를 방지한다.

만드는 방법

1 로즈워터에 젤라틴 0.1g을 넣어 젤라틴 수용액을 만든다.
워터온도를 45도정도로 가열하여 젤라틴을 넣으면 빨리 젤 상태를 만들 수 있다.

2 로즈힙오일과 비타민E, 올리브리퀴드를 첨가해서 오일을 녹인후 젤라틴 수용액에 섞는다.

3 카카오가루를 제외한 첨가물과 에센셜오일을 모두 넣어서 섞어준다.

4 여기에 카카오가루를 넣고 덩어리가 지지 않도록 저어준다.

5 소독한 용기에 담고 냉장보관 한다.

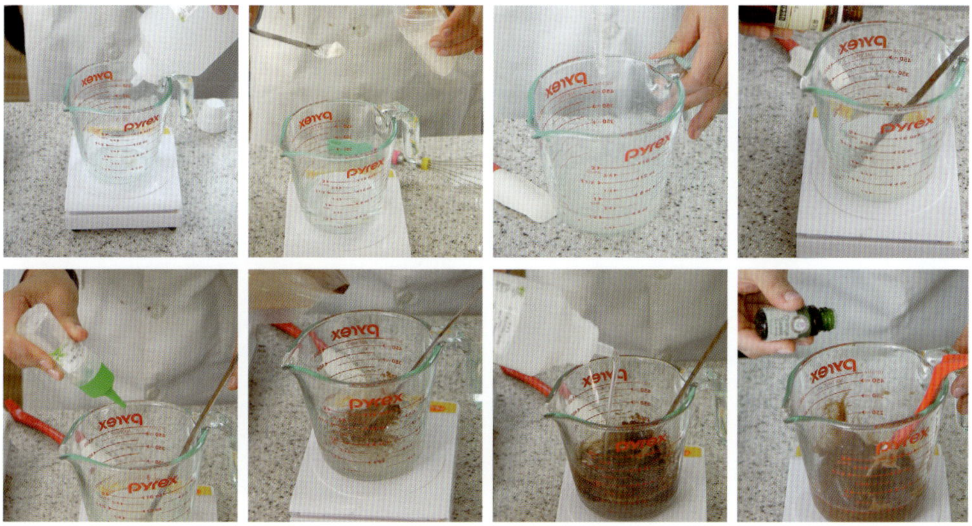

Tip

카카오열매 속에는 작은 알갱이의 콩처럼 생긴 것이 들어있는데 이것을 꺼내어 숙성 건조시키면 코코아원두가 된다. 우리가 흔히 말하는 코코아라는 것은 이 코코아원두를 빻아서 분말 형태로 만든 것이다. 카카오가루 = 100%무가당 코코아가루이다. 초코렛은 이 코코아를 원료로 카카오버터와 설탕, 분유 등을 섞어놓은 것이다. 세안 후에 물기 없는 상태에서 얼굴에 골고루 도포한 후 15~20분정도 뒤에 씻어준다. 피부흡착력이 좋아 피부를 맑고 투명하게 하고 보습력이 상당히 좋아 지성피부 뿐 아니라 건성피부에도 좋은 효과를 얻을 수 있다.

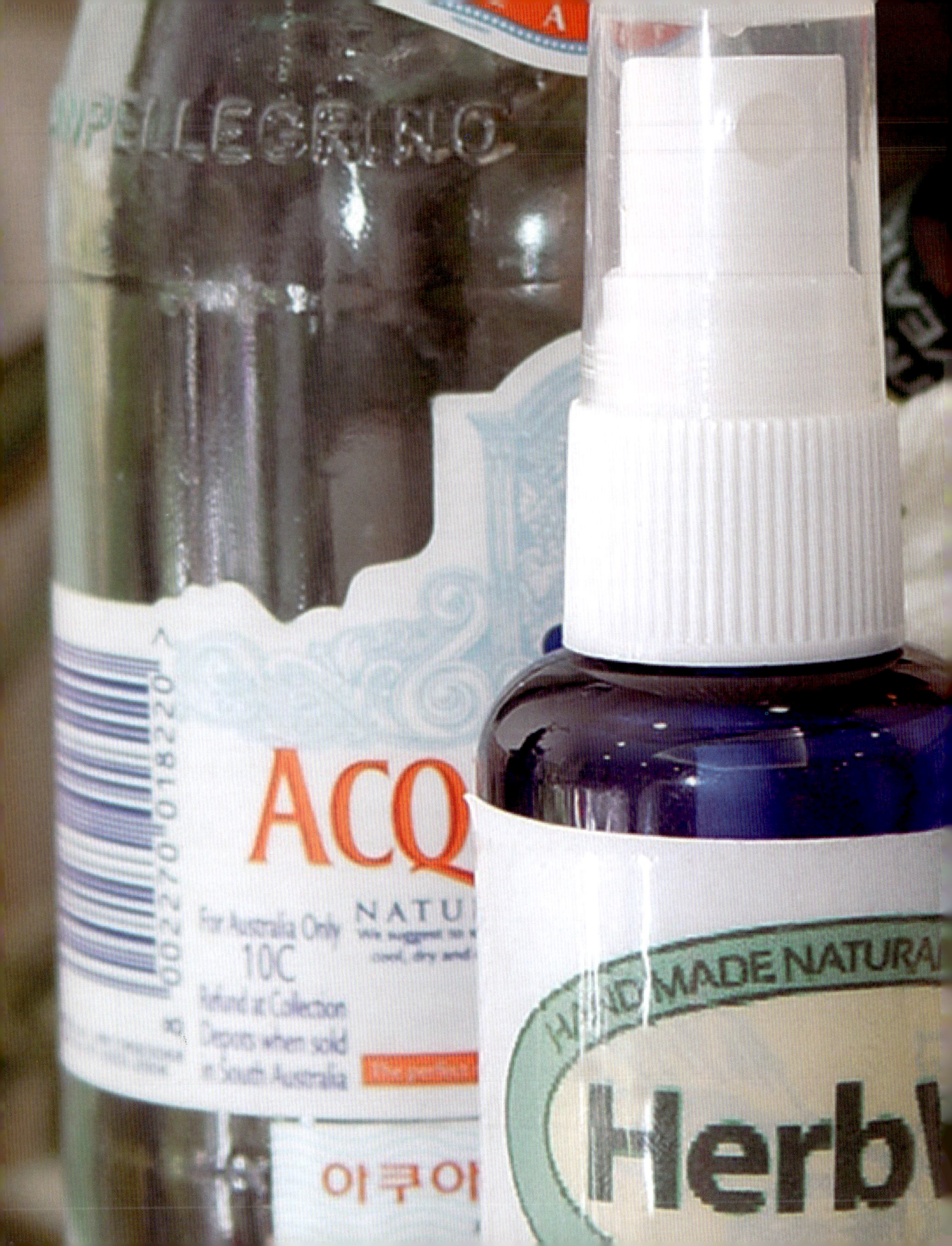

PELLEGRINO
ACQ
NATU
For Australia Only
10C
Refund at Collection
Depots when sold
in South Australia
아쿠아
HAND MADE NATURA
Herb

제 9 편

방향제·기타제품 만들기

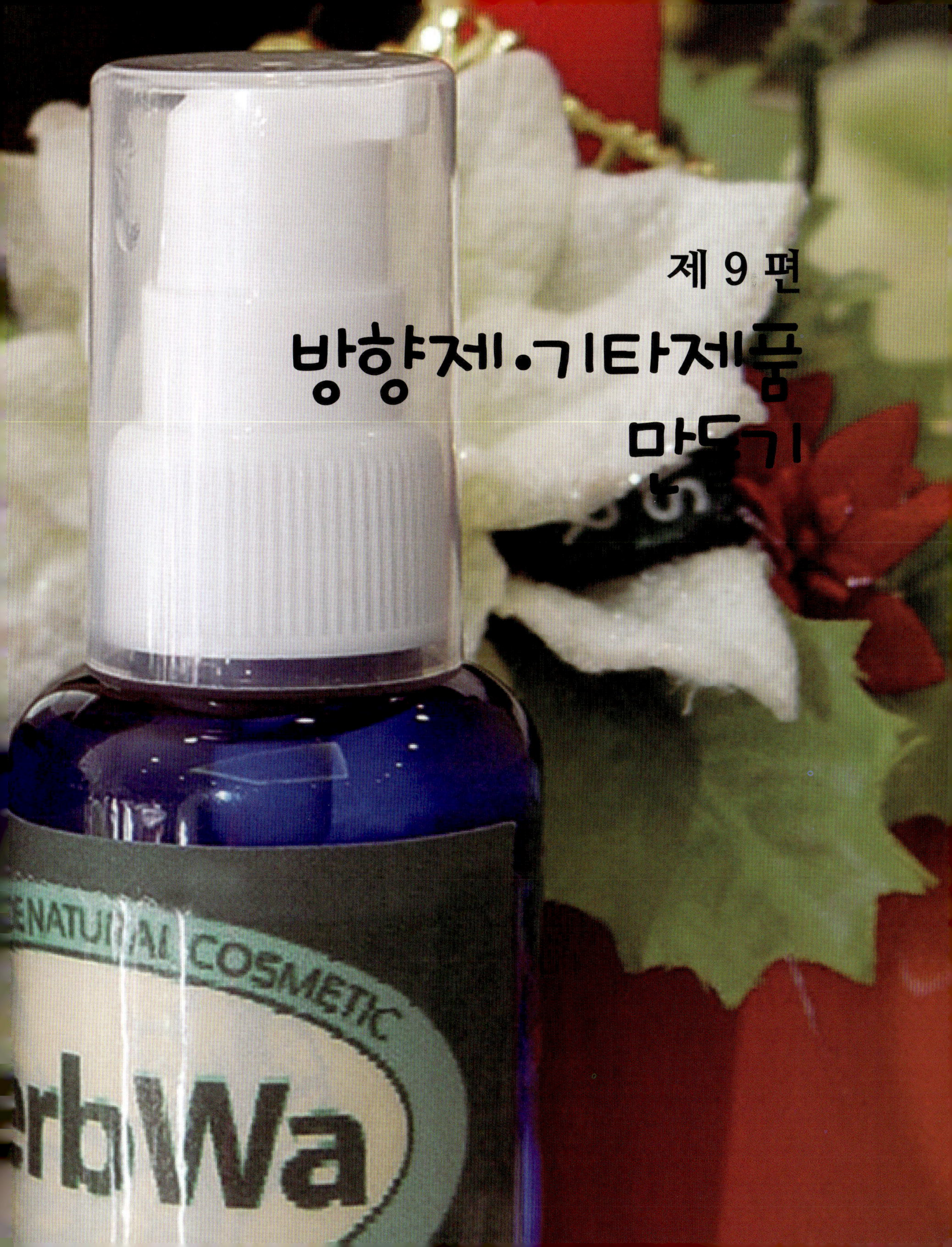

커피 바디 스크럽

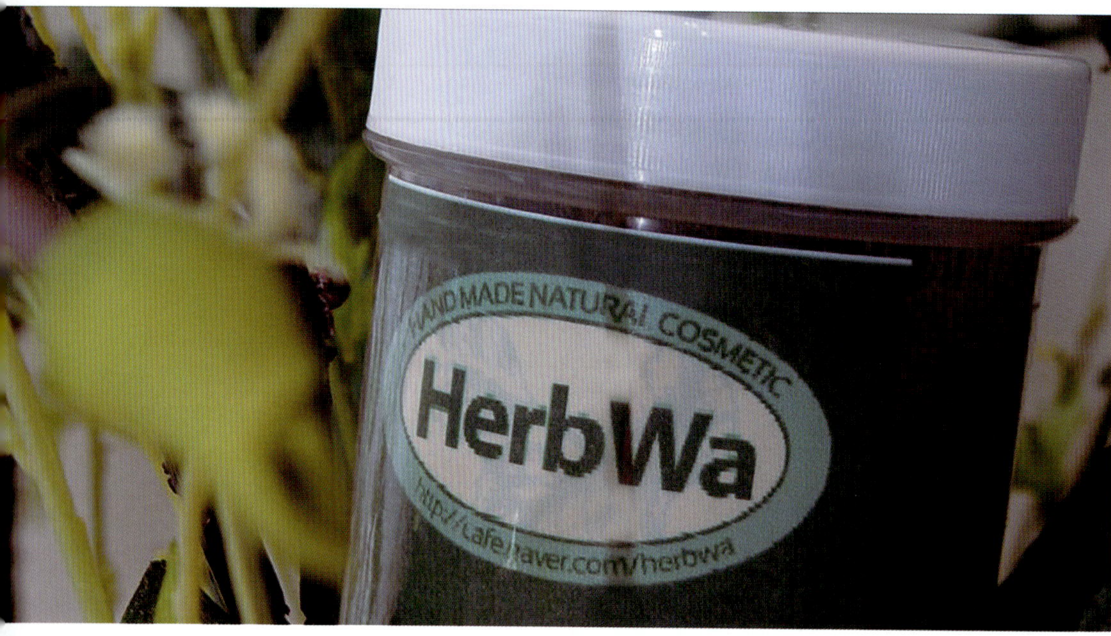

••• 원두커피 찌꺼기를 이용한 커피 바디 스크럽으로 피부미인이 되자.

마사지 소금이 피부의 모공을 열어주고 원두커피의 커피산이 각질제거, 피하지방을 분해하고 불순물을 제거해준다.

사용 재료

주재료 : 원두커피(찌꺼기) 50g, 마사지 소금 50g

오일계열 : 해바라기씨오일 60g, 비타민E 1g

첨가물 : 올리브리퀴드 20g, 오트밀가루 30g, 그린클레이 20g, 글리세린 2g

에센셜오일 : 그레이프후룻 15방울, 사이프러스 10방울, 쥬니퍼베리 10방울

Tip

워터류가 첨가되지 않아서 쉽게 상하지 않는다. 그래도 한달정도 사용분만큼 조금씩 만들어서 사용한다. 자극이 될 수 있으니 얼굴에는 사용하지 말고, 일주일에 2~3회 정도 바디에만 사용한다.

만드는 방법

1. 소독한 용기에 오일과 올리브리퀴드, 에센셜오일을 계량해서 섞어준다.
2. 원두커피(찌꺼기)를 넣고 섞어준다.
3. 마사지소금, 그린클레이를 넣고 잘 섞는다.
4. 마지막으로 오트밀가루를 첨가해 섞으면서 점도를 맞춰준다.

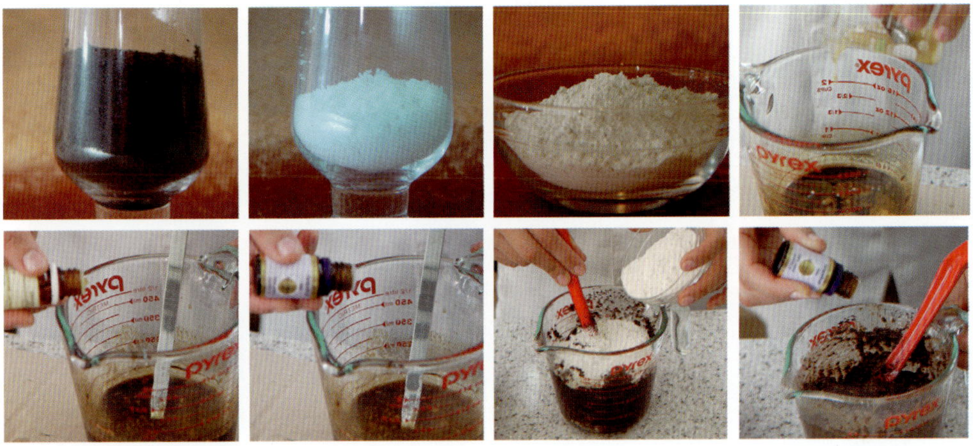

Tip

원두커피의 커피산은 탁월한 지방분해효과가 있고 커피향이 은은해 기분을 좋게 해준다.
마사지 소금은 입자가 고운 소금을 사용하는 것이 좋다. 독소를 배출하는 효과가 있다.
그린클레이는 체내의 독소를 배출하여 셀룰라이트를 제거하며 지방을 분해한다.
오트밀가루는 보습과 각질제거에 좋고 점도조절 역할을 한다.
해바라기씨오일은 혈액순환을 촉진하여 지방연소효과가 있으며 노화에 효과적이며 피부에 보호막을 형성한다.
올리브리퀴드는 워셔블 기능이 있어 스크럽 후 깔끔하게 씻겨나가도록 해 준다.
그레이프후룻 에센셜오일은 수분정체에 의한 부종, 셀룰라이트 제거효과도 좋다.
사이프러스 에센셜오일은 수렴효과가 뛰어나고 해독작용이 좋아 셀룰라이트를 제거해 준다. 특히 하체비만에 좋다.
쥬니퍼베리 에센셜오일은 피지를 분해하고 노폐물을 배출하는 효과가 있다. 일반적으로 셀룰라이트분해, 부종형 비만관리에 좋다. 노폐물 배출에는 그레이프후룻, 주니퍼베리. 사이프러스 에센셜오일을 많이 사용한다.

2

아로마 향수

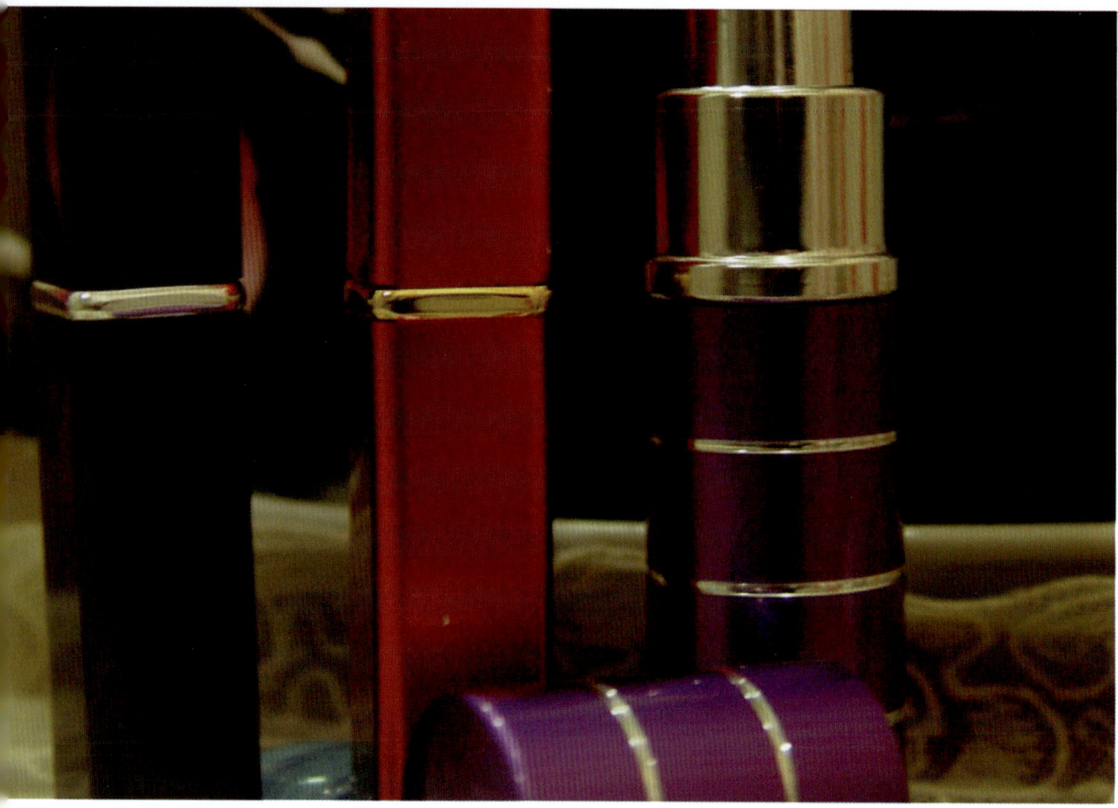

••• 향수(perfume)는 '연기를 통해서'라는 뜻의 라틴어 'per fumum'에서 유래된 말로 향을 내는 물질들을 적당한 비율로 배합하고 알콜 등에 용해시켜서 만든 화장품을 말한다. 아로마 에센셜오일을 사용해 나만의 멋진 향수를 만들어보자.

사용 재료

워터류 : 증류수 5g(무수에탄올과 에센셜오일의 강한 향을 순화시켜주는 역할)

첨가물 : 무수에탄올 15g

에센셜오일 : 레몬 6방울, 사이프러스 3방울, 로즈제라늄 3방울, 라벤더 3방울, 로즈마리 2방울, 프랑킨센스 3방울

만드는 방법

1 무수에탄올에 에센셜오일을 넣고 흔들어 섞는다.

2 증류수를 넣어서 섞는다.

3 어둡고 서늘한 곳에서 가끔 흔들어주면서 2주 정도 숙성 시킨다.

Tip

*** 스틱형으로 고체향수도 만들 수 있다.**

고체타입이라 가지고 다니기 편하고 간편하게 향이 오래 지속되는 장점이 있다.

재료 : 호호바 10g, 밀랍 3g, 일랑일랑 4방울, 제라늄 4방울, 페퍼민트 3방울, 프랑킨센스 2방울, 라벤더 4방울

만드는 방법 : 립밤 만드는 방법으로 만들어 립밤용기에 넣고 사용하면 된다.

*** 펄스포인트(Pulse point)**

롤러볼용기를 이용해 맥박이 뛰는 부위에 찍어 바른다.

재료 : 호호바오일 10g, 그레이프후룻 3방울, 레몬 3방울, 라벤더 2방울, 네롤리 3방울, 올리브리퀴드 1g

만드는 방법 : 호호바오일을 반정도 부어 에센셜오일을 넣고 섞어준 후 나머지 호호바오일과 올리브리퀴드를 넣고 섞는다.

3

로맨틱 붐

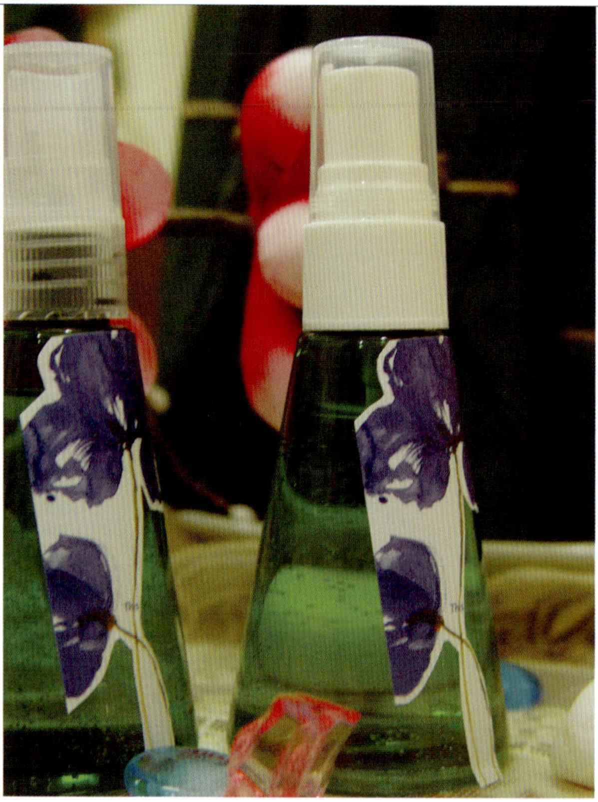

••• 향수처럼 진하지 않으면서 뿌려두면 방 전체를 향기롭고 로맨틱하게 만들어 주는 방향제 겸 향수대용 스프레이 이다. 만드는 방법이 매우 간단하고 향수를 싫어하는 사람도 부담없이 즐길 수 있다.

사용 재료

워터류 : 증류수 200ml

첨가물 : 무수에탄올 50ml(전체용량의 10~30%)

에센셜오일 : 일랑일랑 10방울, 라벤더 20방울, 로즈제라늄 20방울(전체용량의 3%이내)

만드는 방법

1 소독한 용기에 에탄올을 붓고 에센셜 오일을 넣어 녹인다.

2 증류수를 넣고 섞는다.

3 용기에 담고 4시간 정도 숙성시킨다.

Tip

에탄올대신 보드카를 사용해도 된다. 에탄올이나 보드카는 향기와 살균력을 높여주는 역할을 한다.
일랑일랑에센셜오일은 긴장완화의 작용을 하고 여자에게 잘 어울리는 향으로 고급향수에도 많이 쓰이는 향이다. 특히 신혼부부들에게 유용하다.
라벤더에센셜오일은 스트레스나 불면증에 효과가 좋다.
로즈제라늄에센셜오일은 식물성 여성 호르몬 성분을 다량 함유하고 있어 호르몬 균형을 맞춰주는 역할을 하고 스트레스해소 작용도 한다.

4

모기퇴치 스프레이

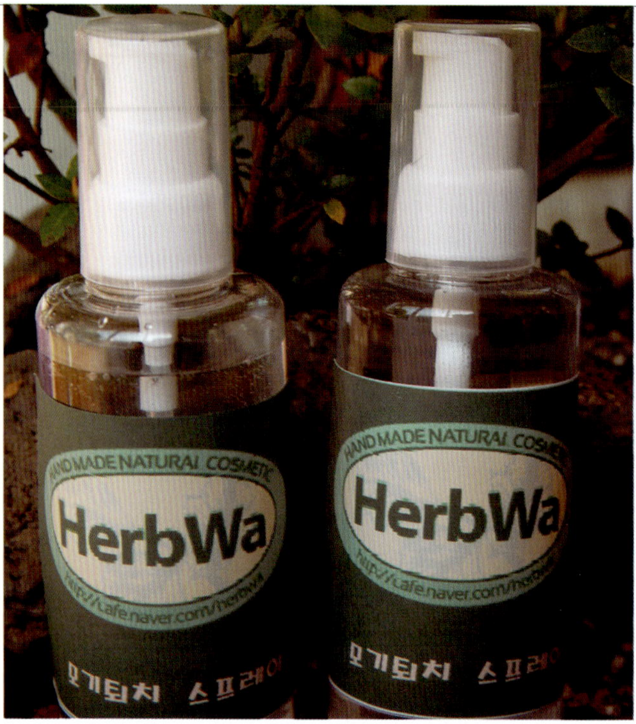

••• 간단하게 만들 수 있는 모기퇴치 스프레이 이다. 아이를 키우는 집에서는 한 개쯤 가지고 있으면 안전하고 유용하게 사용할 수 있다. 만드는 방법이 매우 간단하므로 여러개 만들어서 선물하기도 좋다.

사용 재료

워터류 : 증류수 50g, 에탄올 10g

에센셜오일 : 시트로넬라 10방울, 유칼립투스 5방울, 라벤더 5방울, 티트리 4방울

Tip

룸 스프레이나 페브리즈를 만들 때 무수에탄올의 비율은 10~30%가 적당하다.
에센셜오일의 비율은 총량의 최대 2%정도로 넣는 것이 좋다.

만드는 방법

1 에탄올을 계량한다.

2 에탄올에 에센셜 오일을 넣고 잘 섞는다.

3 오일을 완전히 녹인 다음 증류수를 붓는다.

4 잘 섞이도록 흔들어서 용기에 담는다.

* 상온에서 보관하면서 사용이 가능하다.

Tip

시트로넬라에센셜오일은 향은 좋지 않지만 모기가 싫어하는 오일로 모기뿐 아니라 벌레를 쫓는 효과가 매우 뛰어나다. 그밖에도 유칼립투스, 타임, 페퍼민트, 로즈마리, 티트리에센셜오일도 벌레들이 싫어하는 향이다.
눈가는 피해서 사용하고 피부에 직접 뿌리기보다는 겉옷이나 유모차 등에 뿌리는 것이 좋다. 가지고 다니면서 수시로 뿌려주면 모기를 쫓는 역할을 한다.

5

아로마 보습 미스트

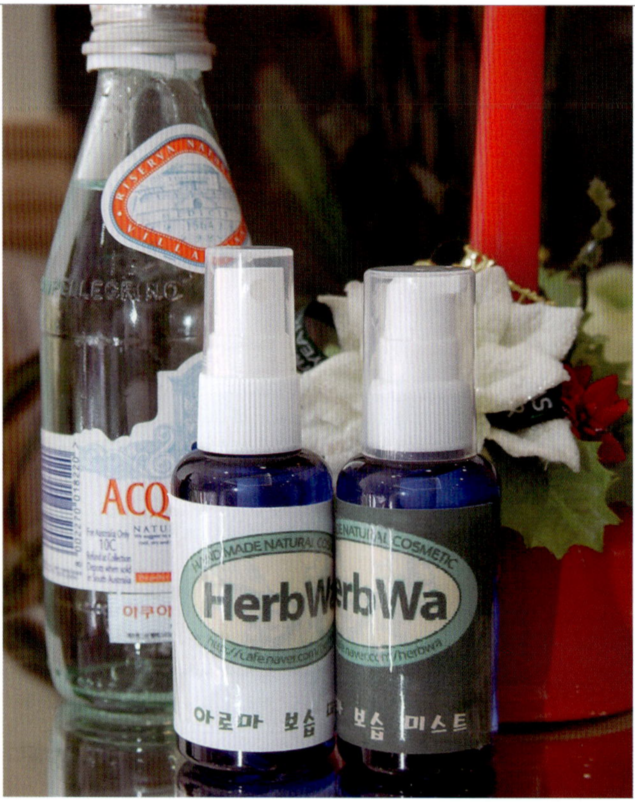

••• 아로마 보습 미스트는 알칼리성 피부를 약산성으로 만들어주어 트러블 제거와 예방에 효과적이다. 또한 어성초 추출물과 감초 추출물, 티트리 에센셜 오일을 넣어 트러블을 완화하는 효과를 높였다.

사용 재료

워터류 : 빙하수 60g, 어성초추출물 3g, 감초추출물 2g

첨가제 : 크리스탈 멘톨 1g, 글리세린 4g, 올리브리퀴드 3g, 무수에탄올 25g, 로즈마리추출물(ROE) 5방울

에센셜오일 : 티트리 1방울, 라벤더 1방울, 로즈제라늄 1방울

만드는 방법

1 깨끗한 용기에 빙하수를 계량해서 45~50도 정도로 가열한다.

2 가열한 빙하수에 크리스탈 멘톨을 넣고 저으면서 녹인다.

3 다른 용기에 무수에탄올을 넣고 에센셜 오일을 넣어 녹인다.

4 에센셜 오일을 넣은 용기에 올리브리퀴드도 넣어 섞는다.

5 크리스탈 멘톨이 다 녹았으면 에센셜 오일과 올리브리퀴드를 넣은 에탄올을 빙하수에 섞는다.

6 첨가물을 넣고 가라앉는 것이 없도록 완전히 섞는다.

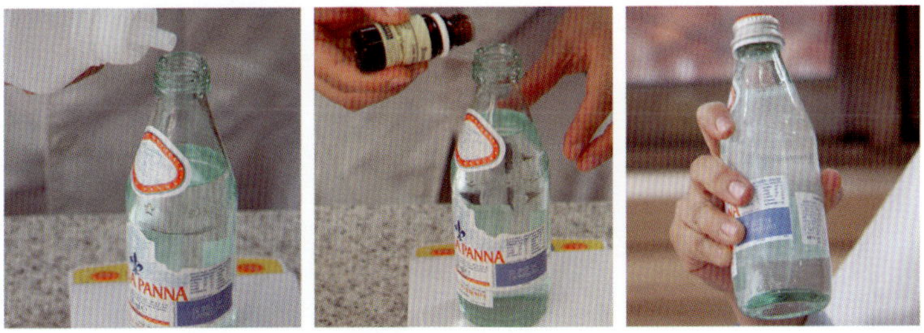

Tip

크리스탈멘톨은 박하뇌라고도하며 쿨링효과가 있어 피지를 녹이고 트러블을 완화하며 청량감을 주고 지성, 여드름 피부에 사용하면 수렴작용을 한다.
어성초추출물과 감초추출물은 트러블을 완화하는 진정작용이 뛰어나다.

6
탈모 예방 스프레이

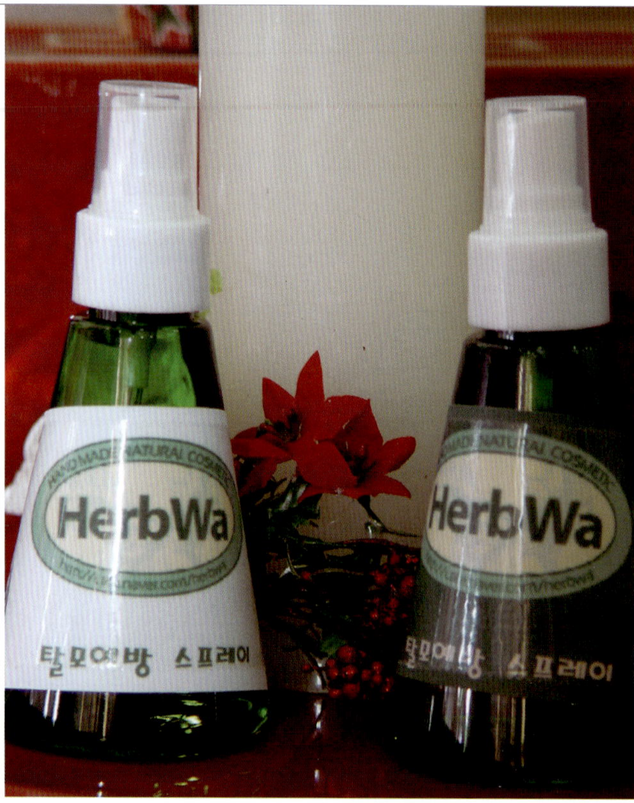

••• 혈액순환을 촉진하고 두피를 자극하여 모발을 튼튼하게 하는 탈모예방 스프레이를 만들어 보자. 앞에서 만들어 온 스프레이들처럼 비교적 간단하게 만들 수 있는 제품이면서 효과가 탁월하고 무엇보다 안전하게 사용할 수 있다. 가족 중에 탈모 때문에 고생하는 분들이 있다면 강추!!!

사용 재료

워터류 : 무수에탄올 10g, 네롤리워터 90g

에센셜오일 : 라벤더 5방울, 일랑일랑 6방울, 페퍼민트 6방울

만드는 방법

1 무수에탄올에 에센셜 오일을 넣고 녹인다.

2 네롤리워터를 넣고 섞는다.

3 두피에 스프레이한 후 손바닥으로 문지르거나 손가락 끝으로 톡톡 두드리면서 부드럽게 마사지 한다. 사용 후 씻어낼 필요가 없다.

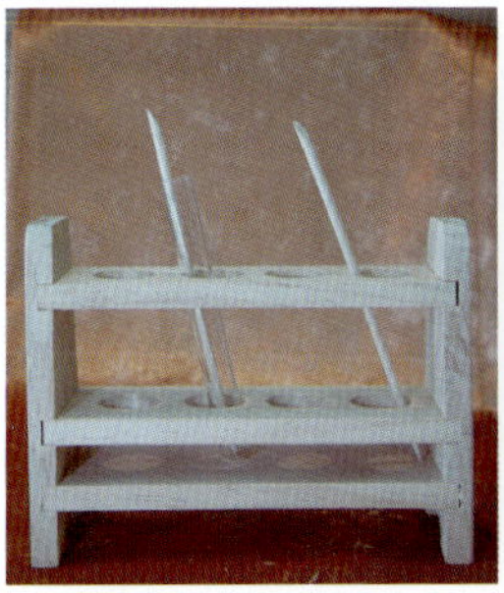

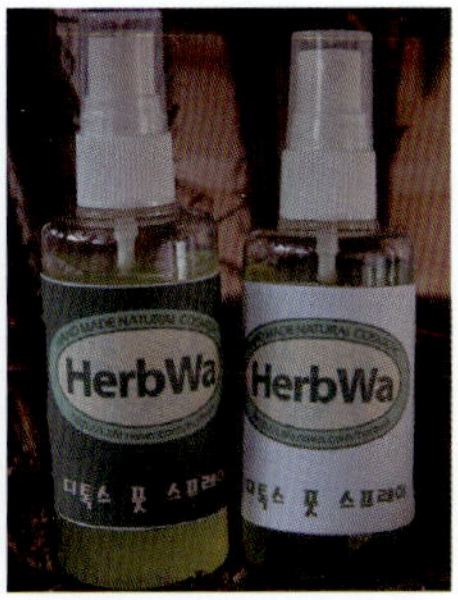

Tip

페퍼민트에센셜오일은 청량감을 주고 스트레스를 완화하며 심신의 균형을 잡아주고 피부청결유지와 강력한 수렴효과가 있으며 비듬과 탈모를 방지해주는 효과도 있다.

일랑일랑에센셜오일은 몸과 마음의 조화를 되찾을 수 있게 하고 정상적인 혈압을 유지할 수 있도록 한다. 피지샘을 조절하여 피지분비를 억제하고 두피에 자극을 줘서 발모를 촉진하는 효과가 있다.

라벤더에센셜오일은 모든 피부타입에 맞는 오일로 진정, 재생, 중화작용을 하고 스트레스, 불안, 우울증 해소작용이 탁월하다. 네롤리워터는 건성피부나 민감성 피부에 좋고 심신의 피로를 회복하고 밸런스를 맞춰주어 스트레스 해소에 효과적이다.

탈모는 일반적으로 유전적인 요인과 함께 과다 분비되는 남성호르몬 때문에 발생한다. 또한 불균칙한 식습관과 과다한 스트레스 등으로 두피의 혈액순환이 나빠지는 것이 탈모를 촉진하는 원인으로 지적되고 있다. 따라서 피지분비 조절 뿐 아니라 스트레스를 해소하고 마음에 안정을 유지하는 것이 무엇보다 중요하다.

냉장보관하면서 사용하면 시원한 느낌이 있어 더 좋다.

7

디톡스 풋 스프레이

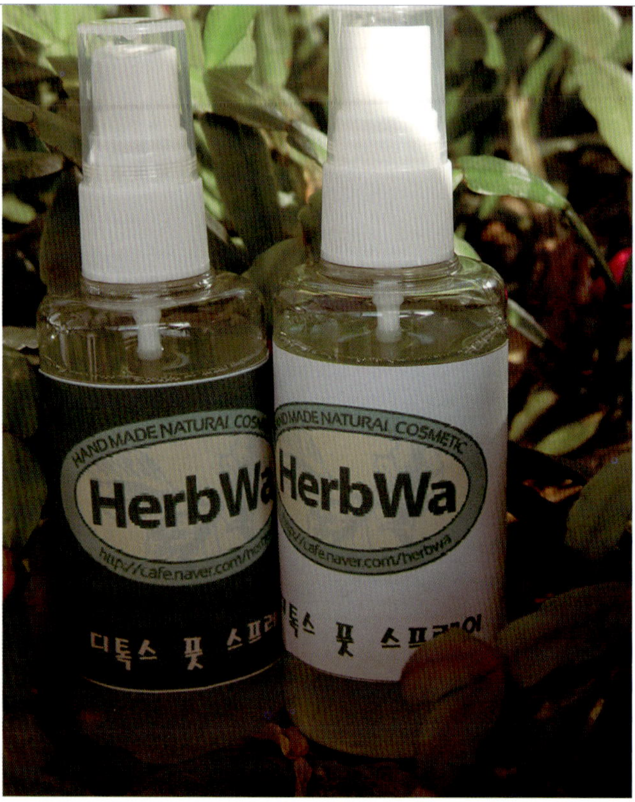

고단한 하루를 마무리하고 발을 씻고 난후 뿌리거나 낮에 양말위에 뿌려도 발이 시원해지는 디톡스 풋 스프레이 이다. 발에 땀이 많은 사람이 사용하면 좋고 또 저녁에 신발에 뿌려놓으면 살균도 되고 신발에 밴 냄새도 제거 된다.

사용 재료

워터류 : 무수에탄올 45g, 녹차추출물 5g

에센셜오일 : 티트리 5방울, 레몬그라스 10방울, 페퍼민트 5방울, 라벤더 3방울

만드는 방법

1 깨끗한 용기에 무수에탄올을 25g 넣는다.

2 준비한 에센셜오일을 모두 넣어 녹인다.

3 용기의 뚜껑을 닫고 가볍게 흔들어서 섞는다.

4 다시 무수에탄올을 20g을 넣어 섞는다.

5 녹차추출물 5g을 넣은 후에 뚜껑을 닫고 흔들어서 섞는다.

Tip

페퍼민트에센셜오일 'menthol'을 함유하여 시원하고 상쾌한 향으로 발한작용, 통증완화, 수렴작용이 있고 집중력을 향상시켜 준다.

레몬그라스에센셜오일은 레몬향과 유사한 향으로 수렴, 살균, 탈취작용이 있고 특히 항진균작용이 뛰어나다.

티트리에센셜오일은 항 진균작용, 항 바이러스 작용이 뛰어나며 발한작용도 있다.

레몬그라스에센셜오일과 티트리에센셜오일을 넣어 무좀예방에 효과적이며, 페퍼민트에센셜오일과 로즈마리에센셜오일로 인하여 혈액순환이 촉진되어 붓기 완화에도 도움이 된다.

8 디톡스 풋 레그 젤

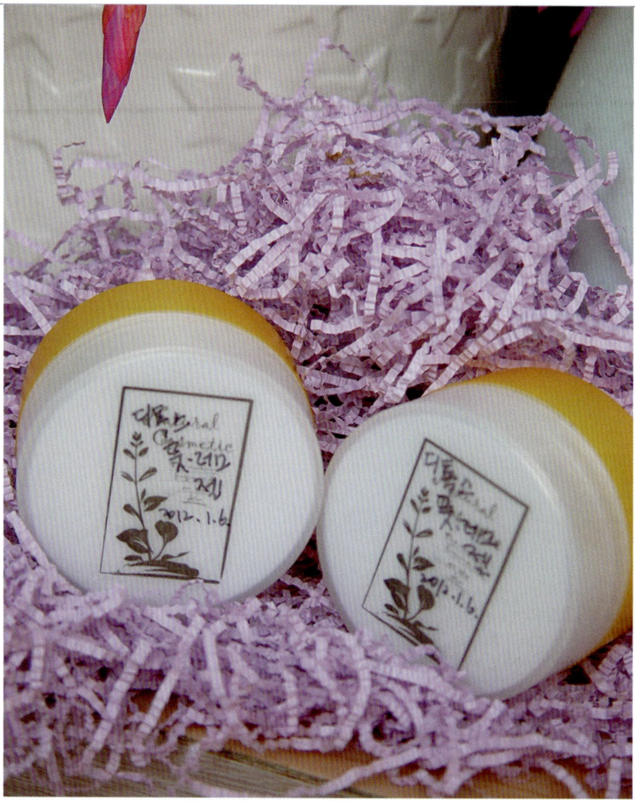

••• 부기제거와 혈액순환, 셀룰라이트 제거에 효과적이며 젤타입으로 만들어 흡수가 잘 되는 디톡스 풋 레그 젤을 만들어 보자. 쿨링감이 있어 시원하고 슬리밍 효과까지 겸비하였다.

샤워 후에 필요한 부위에 마사지하듯이 바르면 셀룰라이트가 팍팍 빠진다.

사용 재료

워터류 : 정제수 95g

첨가제 : 크리스탈멘톨 2g, 잿탄검 1g, 글리세린 3g, 비타민E 10방울

에센셜오일 : 페퍼민트 10방울, 주니퍼베리 10방울, 사이프러스 5방울, 그레이프후룻 5방울

만드는 방법

1 증류수를 계량해서 40~50도로 가열한다.

2 크리스탈멘톨을 넣고 멘톨을 잘 녹여준다.

3 멘톨이 다 녹으면 핫플레이트에서 내리고 잿탄검을 넣고 저어준다.

4 젤상태가 되면 첨가물을 넣은 후 섞는다.

5 에센셜오일을 넣고 고르게 섞는다.

6 소독한 용기에 담아 라벨링 한 후 냉장보관 한다.

Tip

바르고 나면 어느 정도 시간이 지나도 쿨링 효과가 있어 시원하다.
페퍼민트에센셜오일은 혈액순환을 촉진하고 수렴작용을 한다.
주니퍼베리에센셜오일은 림프계를 자극하여 독소를 배출하고 부종에 효과적이다.
그레이프후룻에센셜오일은 체내의 노폐물을 제거하는 해독작용과 셀룰라이트를 분해하는 작용을 한다.
사이프러스에센셜오일은 수렴효과와 해독작용이 있고 특히 하체비만, 부종형 비만에 효과적이다.

9

썬번 페이스 젤

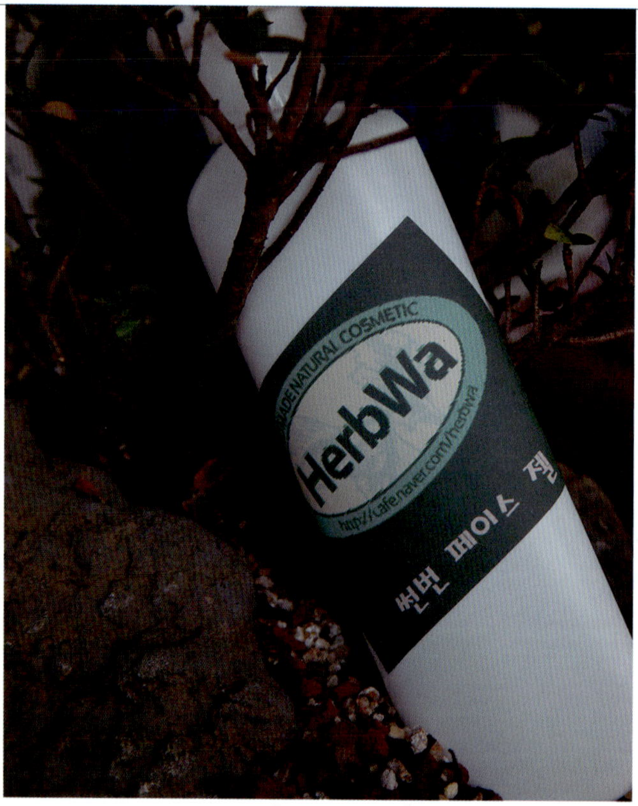

••• 수분공급이나 피부진정에 효과적이고 자외선 차단기능도 있는 젤 타입의 세럼이다. 만드는 방법도 간단하고 자외선으로 인해 발생하는 트러블을 예방하고 완화시켜주는 제품이니 꼭 한번 만들어 보길 권한다.

사용 재료

워터류 : 위치헤이즐워터 30g, 알로에베라 겔 15g

첨가제 : 히아루론산 3g, 로즈마리추출물 10방울

에센셜오일 : 네롤리 1방울, 라벤더 2방울

만드는 방법

1 알로에베라 겔을 계량한다.
2 위치헤이즐워터를 넣으면서 적당한 점도로 만든다.
3 첨가물을 넣고 섞는다.
4 에센셜 오일을 넣고 섞은 후에 소독한 용기에 담아 냉장보관 한다.

Tip

썬번(자외선으로 인해 발생하는 트러블)으로 인해 건조하고 열감이 있을 때 냉장고에 넣어두었다 바르면 좋다.
피부가 건조하다 싶을때는 수면팩처럼 사용해도 되고 에센스 대용으로 사용해도 좋다.
알로에베라 겔은 자외선으로 인한 열감을 가라앉히는 효과가 탁월하다.
히아루론산은 진피의 구성 성분의 일종으로 보습력이 뛰어나다.
위치헤이즐워터는 진정작용이 뛰어나다. 위치헤이즐은 독일정부 및 미국FDA가 승인한 치료제로 피부상처, 피부염증, 점막상처에 사용되고 있으며 식물성분으로 살균역할과 수렴제 그리고 염증완화, 치질 등의 치료제로 사용된다.
또한 UV로 인해 손상된 피부염증을 치료하는데도 상당한 효과가 있다.

10

썬 스프레이

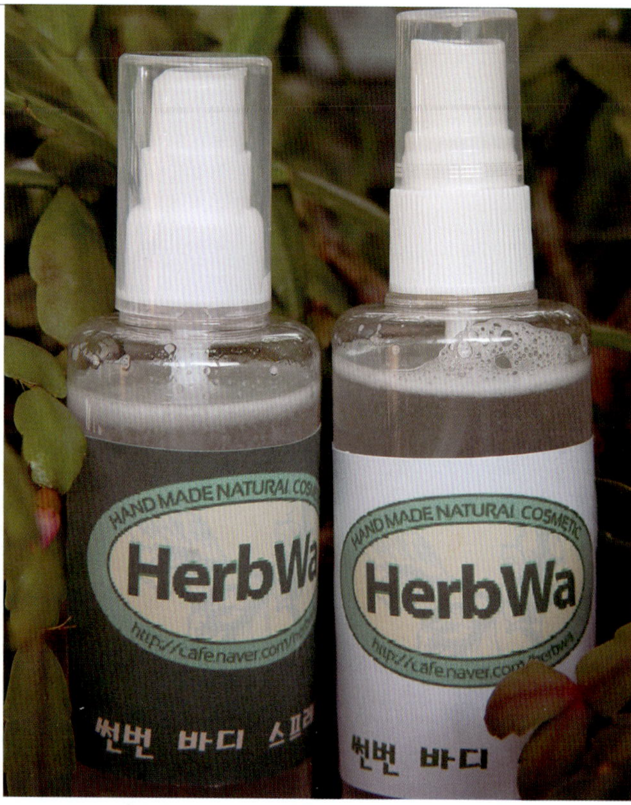

••• 가열하거나 녹일 필요도 없이 간편하게 만들 수 있는 자외선차단 스프레를 만들어 보자. 발랐을 때 허옇게 되는 백탁 현상도 없어 사용하기 편리하다.

사용 재료

워터류 : 정제수 85g, 위치헤이즐워터 10g

첨가제 : 티타늄디옥사이드(분말)3g, 산화아연(액상)2g, 비타민E 1g, 올리브리퀴드 4g, 실온유화제 5방울

에센셜오일 : 라벤더 2방울, 네롤리 1방울

만드는 방법

1 비타민E와 올리브리퀴드, 실온유화제, 에센셜오일을 계량한 후 섞는다.
2 티타늄디옥사이드와 산화아연을 넣고 섞는다.
3 정제수와 위치헤이즐워터를 넣고 섞는다.
4 워터류를 부은 다음 블렌더로 섞는다. 손으로만 섞으면 분리되는 경우가 있으므로 분리되지 않도록 여러번 블렌더와 손으로 젓기를 반복한다.
5 소독한 용기에 담고 라벨링 한 후 30㎖는 작은 용기에 담아 휴대하고 나머지는 냉장보관 한다.

Tip

어린이용에는 피부에 자극이 될 수 있으므로 산화아연을 넣지 않는다.
햇볕에 나가기 전 노출부위에 뿌리고 가볍게 두드려 흡수시킨다.
특히 야외활동시에는 수시로 뿌려주면 자외선차단 효과도 높아진다.
오일을 넣지 않아 끈적이는 느낌이 없어 산뜻하고 사용하기에 매우 편리하다.
비타민E는 보존제이면서 자외선차단 효과가 있다.

11

아로마 데오드란트

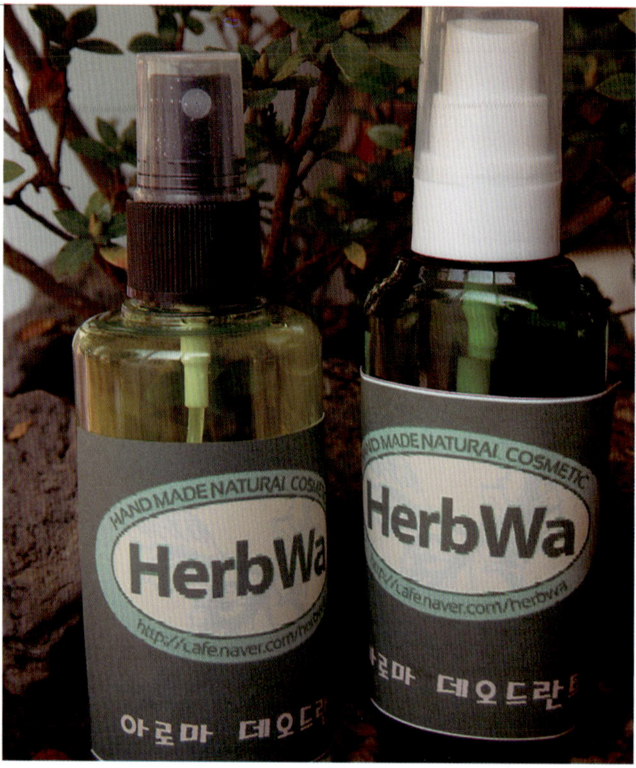

••• 땀 냄새가 많이 나서 고민하는 분들을 위한 아로마 데오드란트 이다. 뿌렸을 때 시원한 느낌과 함께 자연스럽고 상쾌한 향이 기분을 좋게 한다. 꼭 데오드란트가 아니라 가벼운 향수 대용으로 사용해도 손색이 없는 제품이다. 작은 향수 용기에 담아서 사용하면 좋다.

사용 재료

워터류 : 녹차팅크처 10g, 위치헤이즐워터 10g, 정제수 20g

에센셜오일 : 제라늄 5방울, 레몬그라스 3방울, 유칼립투스 2방울

Tip

녹차팅크처가 없으면 보드카나 무수에탄올을 사용해도 된다.

만드는 방법

1. 녹차 팅크처에 에센셜 오일을 모두 넣고 흔들어 섞는다.
2. 위치헤이즐워터와 증류수를 넣고 흔들어서 섞는다.
3. 소독한 용기에 담고 라벨링 한 후 작은 용기에 덜어서 사용하고 남은 것은 냉장보관 한다.

Tip

상온에서 하루정도 숙성시켜서 사용하면 향이 더 풍부하고 깊어진다.
녹차팅크처는 항균작용이 있고 탈취력이 뛰어나고 알콜의 수렴작용으로 땀의 분비를 억제한다.
위치헤이즐워터는 수렴작용을 하고 땀의 분비를 억제한다.
제라늄에센셜오일은 냄새의 원인이 되는 세균을 억제하는 작용을 한다.
레몬그라스에센셜오일은 항균, 항바이러스 작용이 있고 냄새를 없애주는 탈취효과가 뛰어나다.
유칼립투스에센셜오일은 뛰어난 항균작용이 있으며 청량감을 준다.

12

아로마 방향제

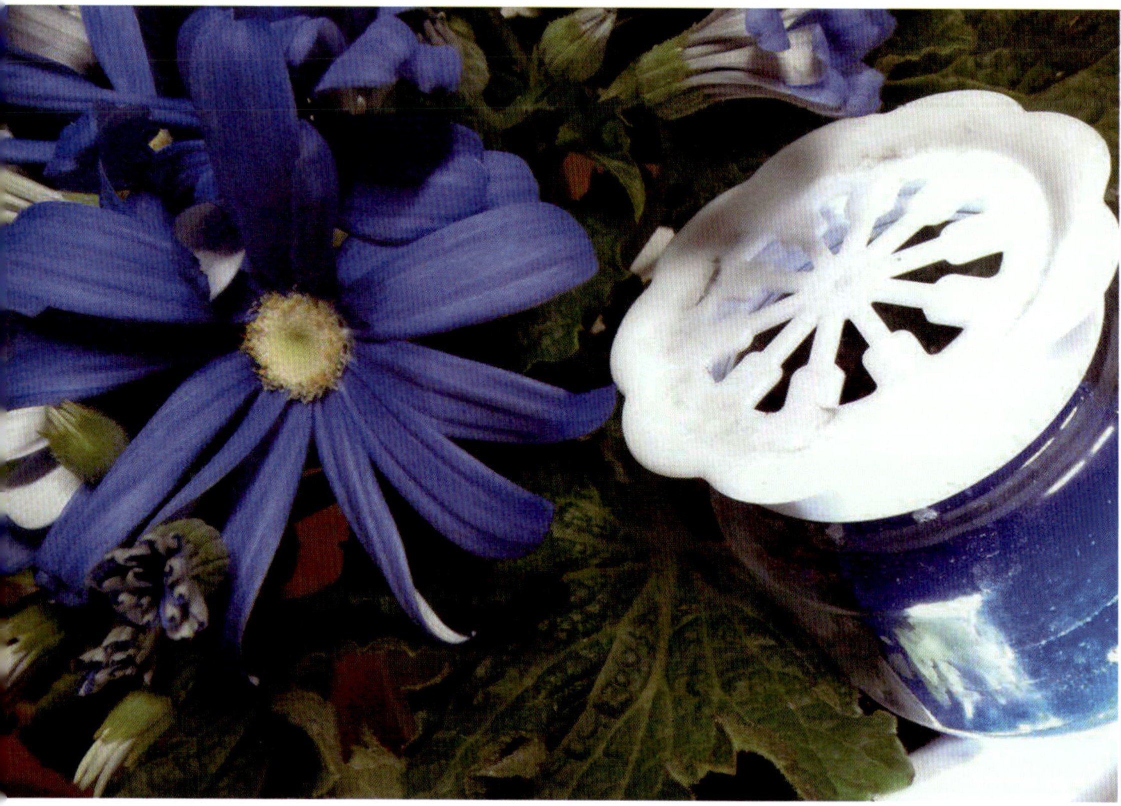

••• 운전하면서 졸리거나 공부할 때 집중력을 높여주는 아로마 방향제이다. 차안에 두면 졸음방지 효과뿐 아니라 멀미를 예방하고 차안의 공기를 정화하는 효과도 있다.

사용 재료

워터류 : 증류수(또는생수)100g

첨가제 : 크리스탈스펀지 1g, 무수에탄올5g, 쪽분말 약간

에센셜오일 : 페퍼민트 20방울, 레몬 20방울, 라벤더 20방울

만드는 방법

1 깨끗한 용기에 크리스탈스펀지를 1g 계량한다.

2 다른 용기에 증류수를 계량하고 쪽분말을 넣고 섞어서 적당한 색깔을 낸다.

3 푸른색으로 된 정제수를 크리스탈스펀지에 붓는다.

4 크리스탈스펀지가 물을 흡수해서 완전히 부풀어 오를때까지 놔둔다.

5 무수에탄올을 넣고 섞는다.
무수에탄올은 향을 멀리 고르게 퍼지는 역할을 한다.

6 에센셜 오일을 넣고 섞는다.

7 용기에 담아 실내에 놔두면 향이 은은하게 퍼지는 아로마 방향제가 된다.

Tip

사용 중 크리스탈스펀지가 마르면 증류수를 조금 더 부어주고, 향이 약하면 에센셜오일을 더 넣어준다.
색을 낼때 붉은색은 딸기분말이나 홍화분말, 백련초분말 등을 넣어서 만들면 된다.

13

천연 버물리

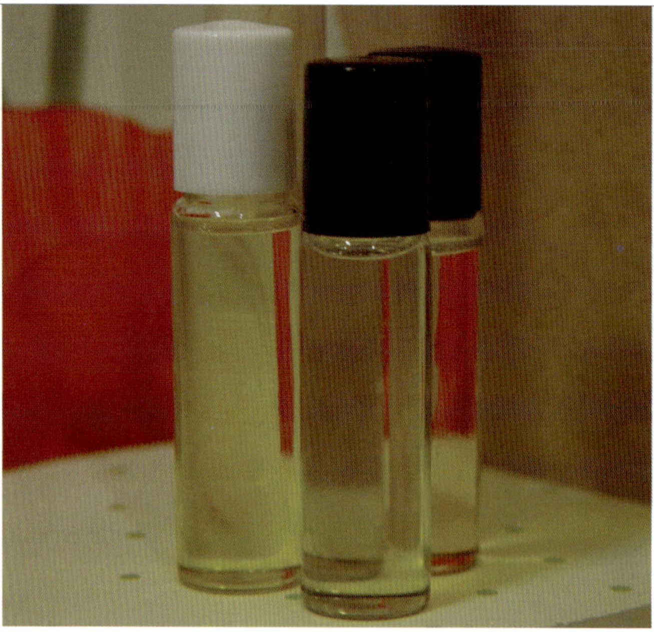

••• 크리스탈 멘톨을 넣어 천연 버물리를 만들어 보자. 모기에 물렸을 때 뿐 아니라 벌레에 물렸을 때 언제든 사용하면 좋은 가정 상비약이다. 아이들이 있는 가정에서는 몇 개 만들어 두면 유용하게 사용할 수 있다.

사용 재료

오일류 : 카렌듈라 인퓨즈드오일(호호바오일) 7g

첨가제 : 크리스탈멘톨 0.5g, 무수에탄올 6g

에센셜오일 : 페퍼민트 6방울, 티트리 3방울, 라벤더 3방울, 버가못 4방울

Tip

상온에서 보관하면 되고 6개월정도 사용할 수 있다.
생후 12개월 이전의 아기는 무수에탄올을 넣지 않고 카렌듈라오일과 라벤더 에센셜오일 1방울과 캐모마일 에센셜오일 1방울으로만 블랜딩해서 사용하면 안전하다.

만드는 방법

1 카렌듈라 인퓨즈드오일을 40~50도로 가열하여 크리스탈 멘톨을 녹인다.
2 크리스탈멘톨이 다 녹으면 에센셜 오일을 넣은 후 다시 뚜껑을 닫고 고루 섞는다.
3 마지막으로 무수에탄올을 넣고 흔들어서 섞는다.
4 소독한 용기에 담고 라벨링 한다.

Tip

바르면 시원한 느낌이 있고 가려움증을 완화하는 효과가 탁월하다. 시판되는 연고에 비해 순하고 안전하다.
그러나 눈주위에는 자극이 될 수 있으므로 사용을 피하는 것이 좋다.
크리스탈 멘톨은 '박하뇌'라고도 하는데 희석된 액체가 아닌 100%박하의 결정체이다. 비염치료나 물파스, 슬리밍 제품 등에 많이 이용되고 사용량은 전체용량의 2%미만이 좋다.
보통 크기의 맨톨 한 조각이 대략 0.18정도 된다.

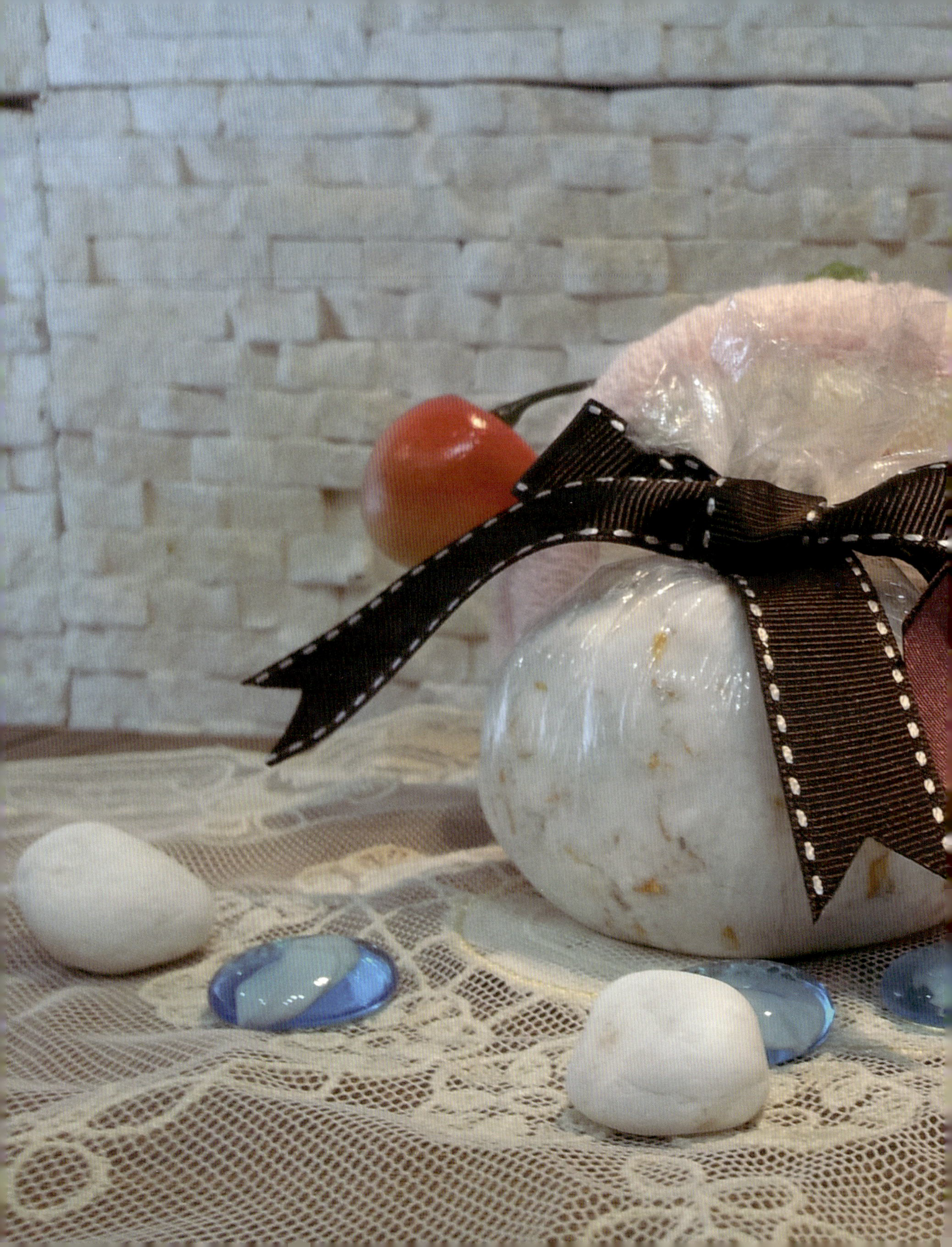

제 10 편

아토피 이야기

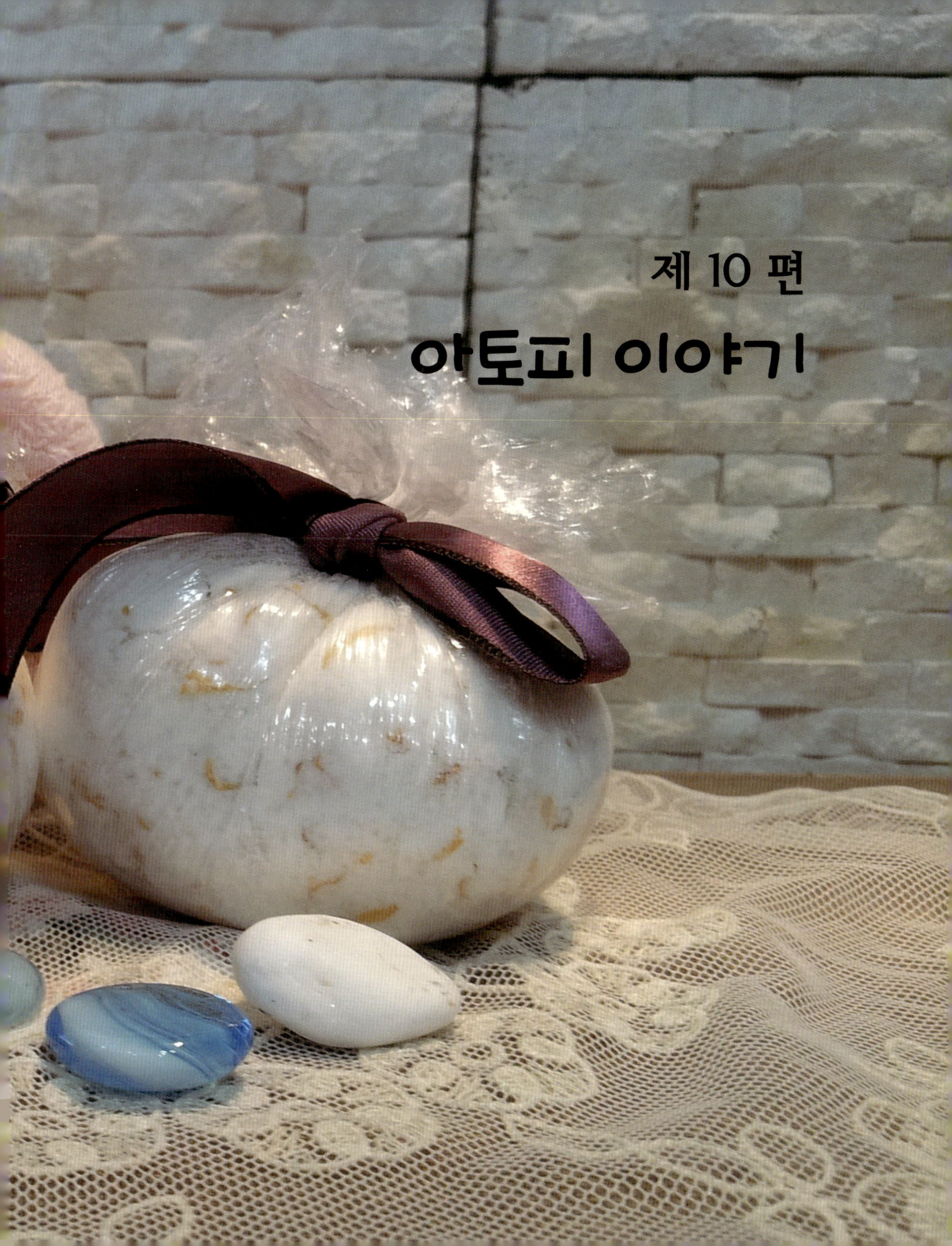

아토피란 무엇일까?

아토피성 피부질환은 현대의학에서 그 원인조차 파악하지 못하고 있는 매우 난해한 질병이다.

먼저 아토피(Atopy)는 그리스어인 'a-topos'가 어원으로 '특이한' '생소한' '부적당한' '비정상적인' '기묘한' '뜻을 알 수 없다' 등의 의미이다.

알러지(Allergy)를 우리말로 해석해도 Atopy와 거의 유사한 의미가 되는데 Atopy가 Allergy보다 좀 더 복잡한 의미를 가진다고 할 수 있다.

즉 아토피는 알러지 질환의 일종이라고 할 수 있는데, 일반적인 알러지 증상들과의 차이점은 '유전적인 경향'을 보인다는 점이다.

아토피도 천식, 결막염, 피부염 등의 종류가 있는데 그 중 아토피 피부염이 대표적이다.

아토피 피부염은 유전적 알러지 성향을 가지는 사람 즉, 아토피 체질을 가지는 사람들에게 나타나는 대표적인 알러지성 피부질환이다. 흔히 '태열'과 같은 개념으로 사용되는 만성 피부질환으로 피부건조증 및 가려움증이 주 증상이다.

특징적으로 면역학적 반응을 보이는데 다른 알러지 질환인 두드러기, 금속 알러지, 천식이나 알러지성 비염 등을 동반하는 경우가 많다.

면역학적 반응이란 사람의 체내에 이물, 항원(알레르겐)이 침입하면 그것을 퇴치하는 항체가 몸안에 생겨서 항원과 반응하여 무해물질로 바꾸려하는 작용을 말한다. 사람에 따라서 반응이 너무 강해서 몸에 유해한 형태로 나타나는 것이 알러지이다.

아토피성 피부는 증상을 일으키는 물질이 특정치 않은 것이 많아서 의식주 전반에 걸친 문제로 취급되며 생활환경에서 그 원인을 찾을 수 있다.

아토피는 심한 가려움증과 염증을 동반하는 만성적이고 고질적인 피부병의 한 종류로서 시간이 지날수록 가려움이 심해지고 참을 수 없을 정도로 가려움을 호소하고 긁게되면 피부에 상처가 나고 염증이 발생한다. 또한 이 염증이 가려움을 유발해서 다시 긁게되는 악순환이 반복된다. 이 과정에서 피부는 치유하기 어려울 정도로 심하게 손상을 입게 되며 진물이 나고 바이러스나 세균에 의해 2차 감염을 일으키게 된다.

가려움증은 아토피 환자를 가장 힘들게 하는 주요 증상으로서 활동 시간에는 가려움이 덜하지만 보통 저녁에서 부터 더욱 심해지고 수면중에는 가려움증을 극심하게 느끼게 된다.

아토피 증상이 나타나는 시기는 대체로 생후 2~6개월이며, 특히 1세 미만에서 가장 많이 나타나고 85%가 만5세 이전에 나타난다. 보통 어릴 때 잠시 앓는 병으로 알려져 있다. 그러나 환자의 50%는 두 돌 이내에 없어지지만 25%는 청소년까지 계속되며, 나머지 25%는 성인이 되어도 없어지지 않고 만성적인 피부질환으로 남는다.

특히 최근에는 성장함에 따라 자연치유되는 비율이 점점 줄어들고 있어 아기 때의 아토피가 성인까지 지속되는 경우가 꾸준히 증가하고 있으며 사춘기나 성인에게서 새롭게 아토피가 생겨나는 비율도 꾸준히 늘어나고 있는 실정이다.

2

아토피 피부염의 특징

아토피 피부염의 원인은 아직까지 명확하게 규명되지 못하고 있다.

임상적인 증상은 건조한 피부, 습진 등으로 다양하게 표현되기 때문에 발병기전도 어느 한 가지라고 규정할 수 없어 그 원인과 특징이 불분명하다고 할 수 있다.

아토피 피부염은 유전적인 소인이 있는 가려움증을 동반하는 피부질환으로, 흔히 '태열'이라고 불리는 유아기의 안면과 팔다리 바깥쪽에 습진 증상을 보이고, 성인의 경우 팔다리가 접히는 부위에 피부가 거칠어지고 두꺼워지는 태선화된 습진의 형태로 진행된다.

아토피 피부염은 천식, 알러지성 비염, 두드러기 등의 각종 알러지 증상을 동반하는 경우가 많고, 가족력을 갖고 있는 경우 발생빈도가 현저히 높아 유전적 소인을 갖는 것으로 추정하고 있다. 또한 생활환경, 정서적 상태, 스트레스 정도 등의 요인도 발병에 주요한 원인으로 추정되어 개인별 다인자적 악화요인을 갖고 있다고 할 수 있다.

아토피 피부염의 가장 중요한 증상은 가려움증으로 가려워서 긁게 되면 습진성 병변으로 발전하고 이러한 병변이 계속 진행되면서 더 심한 가려움증을 유발하는 악순환이 반복된다. 따라서 아토피 환자들에게 가장 중요한 치료는 가려움증을 완화시켜주는 것이다. 이처럼 아토피 피부염 환자는 일반인에 비해 가려움증을 쉽게 느끼며, 사소한 자극에도 민감한 반응을 나타내게 된다.

또한 정확한 원인은 알려져 있지 않으며 유전이나 환경적인 요인이 작용하는 것으로 추정된다. 특히 유전적인 소인이 큰 것으로 생각되며 주로 생후 2개월째부터 발병하기 시작하는데

- 발병 시기가 빠를수록
- 증상이 심할수록
- 여성인 경우(남성보다)
- 천식이나 비염, 이외의 다른 알러지 질환이 합병되어 있을수록

그 예후가 나쁜 것으로 알려져 있다.

어른이 되더라도 피부가 전반적으로 두꺼워져 거칠거나 신체의 일정부위에 아토피 피부염

이 남게 되기도 하며 근래에는 성인이 되어서 갑자기 아토피 피부염이 발병하는 경우도 많다.

최근에는 아토피 피부염의 한 원인으로서 피부 고유 기능인 장벽기능(skin barrier function)의 이상이 중요 요인일 것이라 추정하기도 하는데, 피부장벽기능의 이상이라는 측면에서 아토피 피부염의 특징을 이해하고, 피부장벽기능의 회복에 초점을 맞추어 치료 계획을 세우는 것도 하나의 대안이라 할 수 있다. 이처럼 아토피 피부는 각질층의 장벽기능이 떨어지므로 외부로부터 자극물질의 영향을 받기 쉽기 때문에 스킨케어를 통한 피부의 보습 및 보호는 매우 중요하다.

3
아토피 피부 주요 증상

1) 주요 증상

- 가려움증(소양증)
- 특징적인 발진의 모양 및 발병하는 부위
- 만성적으로 재발하는 피부염

2) 부차적 증상

- 개인적인 가족력
- 즉시적 과민반응
- 콜린성 물질에 대한 면역반응
- 백내장
- 피부건조증, 어린선 및 손바닥 손금의 두드러짐
- 마른버짐
- 닭살(모공성 각화증)
- 안면이 창백하고 눈주위에 색소침착
- 면역글로블린 E 수치 증가
- 손이나 발의 비특이적 습진 병변
- 반복되는 피부감염
- 태선화

4 아토피 피부염의 종류

1) 유아형

유아기 아토피 피부염은 생후 2개월에서 2년 사이에 발병한다. 주로 얼굴이 튼 것처럼 양 볼이 빨개지고 습진이 생기며, 가려워하고 보챈다. 팔, 다리, 머리까지 습진이 생기는 경우도 있다.

나이가 어릴수록 음식물이 악화요인으로 작용할 수 있는데 특히 계란흰자, 밀, 우유, 오렌지 등이 아토피 피부염을 일으키는 주요 음식으로 알려져 있다. 그 밖에도 집먼지 진드기, 꽃가루, 동물 털, 곰팡이 등이 악화 요인이 되는 것으로 추정하고 있다.

- 발병시기 : 생후 2~24개월
- 발병빈도 : 전체유아의 1~5%정도
- 주요증상 : 양 볼에 좁쌀 같은 붉은 반점, 전신으로 급속 확산됨
- 추정원인 : 계란, 우유, 콩, 등 음식물이 소화기능의 미숙으로 불완전 분해되어 이러한 단백질 성분을 이물질로 인식하고 체내에서 과민반응이 발생하는 것으로 추정된다. 또한 집먼지 진드기, 꽃가루, 동물 털, 곰팡이 등도 주요한 원인이 될 것으로 추정된다.
- 기타 : 보통 '태열'이라고 하며 보통 2세 전후로 증상이 없어지고 음식물에 대한 과민반응도 줄어든다.

2) 소아형

소아형은 주로 습진의 형태를 띠며 피부가 거칠어지고 가려우며 팔다리의 접히는 부분에 습진이 심해지는 경향을 보이고 긁으면 자국을 남긴다.

계절별로 여름보다 겨울에 더 많이 발생하고, 긁을수록 증상이 점점 더 심해지므로 무엇보다 가려움증을 막는 것이 중요하다.

집먼지 진드기나 동물의 털 등이 주요원인으로 추정되고 있으며 피부 알레르겐 검사를 통해 증상을 유발하는 원인을 찾아내고 그런 원인에 대한 노출을 피하는 것이 좋다.

소아 아토피 환자의 경우 정상인에 비해 행동적, 정서적으로 불안정한 경우가 많다. 우울과 불안이 소양감을 더욱 악화시킬 수 있다는 보고도 있다. 따라서 심한 소아 아토피 피부염 환자를 대할 때 우울과 불안에 대한 정신적 측면도 고려하여 가족들의 세심한 배려가 필요하다고 할 수 있다.

- 발병시기 : 3~4세에서 10세 전후
- 발병부위 : 모공이 많은 부위, 땀이 차기 쉬운 부위, 피부가 접히는 부위, 얼굴
- 주요증상 : 진물이 적고 건조하며 팔다리 등의 접히는 부위에 발생, 다소 건조하고 붉고 오돌토돌하며 비늘이 있는 경우도 있다. 딱딱하거나 갈라지거 딱지가 앉는 습진으로 발전한다. 심한 가려움증으로 자꾸 긁게 되며, 이에 따라 병변이 생긴 부위에 점점 두꺼워지는 태선화가 생길 수 있다.
- 주요원인 : 집먼지 진드기, 곰팡이, 꽃가루 등
- 기타 : 유아기때보다 심한 경우, 성인형으로 발전할 가능성이 매우 높다.

3) 성인형

사춘기 이후 성인기까지 계속 지속되는 아토피 피부염이다. 증상은 유소아기와는 다른 양상을 보이는데 무엇보다 고치기가 대단히 힘들고 경과와 예후를 예측하기가 어렵다.

성인형 아토피 피부염의 발병요인 또한 유소아기와 같이 유전적인 소인에 다인자적 소인과 다수의 환경적 요인이 관여하는 것으로 추정되고 있으나, 유전적인 소인보다는 환경적인 요인이 더 큰 것으로 생각된다.

유소아기 아토피 피부염과 같이 성인형이 증가하는 요인으로 산업화, 도시화, 의식주의 서구화, 공해, 환경오염, 스트레스 등이 중요한 원인이 되는 것으로 추정하고 있다.

- 발병시기 : 만 12세 이후
- 주요원인 : 음식물, 대기오염, 스트레스 등
- 주요증상 : 수족부 습진, 금속에 대한 알러지성 접촉피부염, 건조 피부염과 어린선, 손발바닥의 주름과 잔금, 발바닥의 과각화, 결절성 소양증, 조갑이영양증, 조갑주위염, 신경성 피부염, 인공 피부염, 만성 단순 태선, 눈썹 소실 및 탈모, 각종 피부감염증
- 기타 : 천식 및 알러지 비염이 동반되기도 하고, 두꺼운 습진이 생기기도 한다.

5

아토피 피부염의 주의 사항

1. 땀을 잘 흡수할 수 있도록 되도록 면으로 된 헐렁한 옷을 입힌다.
2. 가능하면 스트레스를 받지 않도록 한다.
3. 긁으면 습진이 더욱 심해지므로 손톱을 짧게 깎아주고 손톱면이 날카롭지 않도록 잘 정돈한다.
4. 잘때는 장갑을 끼워 긁지 못하게한다.
5. 피부가 너무 건조하지 않을 정도로만 가볍게 목욕을 시킨다.
6. 목욕 시 비누를 사용하면 습진이 심해질수 있으므로 염증이 일어난 부위는 비누를 사용하지 않는다.
7. 목욕 후 보습제를 사용하여 건조해 지지 않도록 한다.
8. 온도변화가 매우 심한 환경에 노출되지 않도록 주의한다.
9. 과거에 증상을 악화시켰던 요소들과 접촉하지 않도록 한다.

6 아토피 피부지수 자가진단 방법

1) 얼굴의 상태

1. 이마나 뺨의 피부가 빨갛고 거칠거칠하다.
2. 눈 주위가 빨갛고 좁쌀 같은 것들이 돋아서 울퉁불퉁하다
3. 얼굴이 전체적으로 붉고 거친 편이다.
4. 얼굴 바깥쪽 경계선 부분이 발긋하고 자주 터서 갈라진다.
5. 입 가장자리가 자주 트고 갈라지거나 빨개진다.

2) 온몸의 상태

1. 웃옷을 벗겨 보면 등쪽 피부가 무척 거칠다.
2. 어깨나 두 팔의 피부가 거친 편이다.
3. 무릎 안족이나 허벅지의 피부가 거칠하다.
4. 발목이나 발등의 피부가 거칠다.
5. 목, 겨드랑이에 붉은 발진이 있으며 그 경계가 뚜렷하다.

3) 전반적인 피부의 상태

1. 콧물에 코밑이 헐고 침으로 턱 밑이 빨갛게 변한다.
2. 얼굴이나 팔, 다리, 몸통 등에 붉고 작은 물집이 보인다.
3. 피부가 하얗게 일어나고 오돌토돌 딱지가 생긴다.
4. 귓볼이 짓물러서 갈라진다.
5. 뉘어 놓으면 이불에 얼굴을 대고 자꾸 문지른다.
6. 옷을 벗겨 놓으면 가슴 부분을 자꾸 긁는다.
7. 피부가 매우 건조하고 푸석푸석하다.

4) 다른 알러지성 질환

1. 특정물질이 닿은 부위만 빨갛게 변한다.
2. 특정 약을 먹고 나면 몸에 발진이 빨갛게 돋아난다.

3. 눈이 부어서 푸석푸석하고 눈곱이 잘 껴서 자주 비빈다.
4. 입을 벌리고 숨을 쉬며 코를 고는 소리를 낸다.
5. 배가 자주 아프고 설사를 자주 한다.
6. 천식을 앓고 있거나 앓은 적이 있다.

5) 가족력 과거력

1. 부모 혹은 4촌 이내에 아토피 피부염 환자가 있다.
2. 만 2세 이전에 아토피가 시작되었다.

6) 결과

1~7개 : 아토피 피부염이 약하게 의심된다. 전문의와 상담하는 것이 좋다.

8~14개 : 아토피 피부염이 강하게 의심된다. 무조건 스테로이드 연고를 바르는 것이 아니라 단계별로 그 치료의 강도를 조절하는것이 좋다.

15개 이상 : 정도가 심한 아토피 피부염이다. 아토피, 알러지 전문병원을 찾아 정확한 원인을 찾아내고 치료와 환경 개선을 통해 치료하는 것이 좋다.

7 아토피 피부에 좋은 오일들

달맞이꽃 종자 오일 Evening Primerose Oil

고보습, 고유연성 오일로 피부 자극 완화 및 표피 방어막 기능을 유지하는 데 필요한 필수 지방산을 가지고 있다. 건조한 피부나 가려움증, 습진, 건선, 아토피 등에 쓰인다. 얼굴의 잡티를 없애주고 피부 건조 때문에 발생하는 주름도 줄인다.

대마씨 오일 Hemp Seed Oil

대마나무씨를 저온 압착하여 추출한 오일로 점도가 낮고 올리브 오일과 비슷한 역할을 한다. 필수지방산인 비타민 A, D, E, 미네랄, 오메가3와 오메가6가 풍부하다. 습진, 아토피와 흉터를 완화하며 보습 및 피부 트러블 진정효과가 있다.

아르간 오일 Argan Oil

불포화지방산과 비타민E가 풍부해 보습력이 탁월하며 피부에 탄력을 준다. 세포의 노화를 방지하고 피부 자극 및 염증을 감소시키며 여드름, 습진, 건선, 부서지기 쉬운 손톱 강화에 좋다.

아보카도 오일 Avocado Oil

아보카도열매의 정제되지 않은 오일로 진녹색을 띤다. 민감한 피부를 진정시키고 비늘처럼 일어나는 건성 피부를 완화시킨다. 비타민A, B_1, B_2, E, 판토텐산 및 레시틴 등을 함유하고 있어 건조하고 주름진 피부에 매우 효과적이다.

올리브 오일 Olive Oil

피부를 진정시키고 자극을 완화하기 때문에 벌레 물린 곳이나 가려움증에 쓰인다. 탈수되거나 자극 받은 피부, 흉터와 튼살 예방에도 효과적이다. 마사지나 스킨케어에 사용할 때는 좀더 가벼운 질감의 오일과 함께 사용하는 것이 좋다.

저먼 캐모마일 에센셜오일 Roman Chamomile

효능은 라벤더 E·O와 비슷하다.

항염증, 항박테리아, 항알러지, 항불안, 수면유도, 진경, 통경, 소화기계 강화, 특히 피부 진정효과가 뛰어나며 민감성피부, 건성피부, 아토피성 피부염 등에 좋다. 소아에게도 사용가능하여 베이비 마사지 오일로 사용된다.

라벤더 Lavender 에센셜오일

진정, 완화의 향으로 스트레스, 불안, 불면, 두통에 효과적이다.

면역기능강화, 항박테리아, 항바이러스 효과가 뛰어나 감기나 독감에 좋다. 항곰팡이 작용이 있어 무좀과 같은 곰팡이 감염에 효과적이다. 진경, 진통, 소염작용이 있어 통증에 좋으며 아토피성 피부염에도 효과가 좋다. 소아에게도 사용가능하여 베이비 마사지 오일로 사용된다.

8

아토피 피부염 예방법

알러지 체질의 산모에게 있어서 산전 및 산후 식단이 태아의 알러지 증상에 미치는지의 여부에 대해 현재까지 논란이 있는 상태이지만 일반적으로 아토피 피부염 예방을 위해 다음과 같은 점은 주의하는 것이 좋다. 또한 아토피 피부염의 유병률과 증상을 완화시키기 위해 서늘하고 습하지 않은 쾌적한 환경을 조성할 필요가 있다.

■ 산전에 알러지 유발성 음식물을 섭취 하지 않는다.

■ 산후 1년 정도는 모유를 먹인다.

■ 고형식의 섭취를 가능한 늦춘다.

■ 추위, 더위, 건조, 다습한 환경, 스트레스를 유발하는 환경, 발한을 유발하는 환경은 가려움증을 악화시킨다.

■ 집먼지 진드기, 동물 털, 꽃가루, 곰팡이 등 알레르겐의 노출을 피하도록 노력한다.

〈일상생활에서의 아토피 피부염 예방대책〉

1. 습도 50~60%, 온도 18~22℃ 정도로 항상 일정한 환경을 유지한다.
2. 피부를 건조하지 않도록 하고 항상 부드럽게 유지한다.
3. 목욕횟수는 1일 1회로 제한하며 미지근한 물로 짧고 간단하게 샤워 형식으로 하되 연수를 사용하고 가급적 비누칠을 많이 하지 않는다.
4. 목욕방법은 간단하게 하며 너무 장시간 목욕을 하거나, 비누 등 세제를 과도하게 사용하여 피부를 건조하게 하지 않는다.
5. 땀이 나지 않도록 한다. 땀이 나면 피부에 자극을 주어 소양증이 유발될 수 있으므로 가급적 땀이 나는 일이 없도록 하되, 정기적으로 유산소 운동을 하여 땀을 뺀 후 가볍게 샤워를 하는 것은 좋다.
6. 의복과 침구는 피부에 자극이 없고 땀을 잘 흡수하며 통풍이 잘되는 면제품을 사용한다.
7. 경험상 가려움증을 유발하거나 피부염을 악화시키는 음식들은 가급적 섭취하지 않는다.
8. 집먼지를 최소화하고 침구는 순면재질의 진드기 방지커버를 씌워서 사용한다.
9. 정신적, 육체적 피로나 과로는 소양증을 유발하는 원인이 되므로 스트레스와 과로는 피하는 것이 좋다.
10. 알레르겐에 대한 피부시험 검사와 알러지 검사로 알러지 요인을 찾아내고 알레르겐에 노출되지 않도록 주의한다.
11. 가려워서 긁는 행동은 아토피 피부염에서 피부를 손상시키는 가장 중요한 요인이다. 소양증과 염증반응의 악순환을 겪지 않으려면 가려운 증상이 있더라도 가급적 긁지 않도록 노력해야 한다.

9

아토피 로션 1

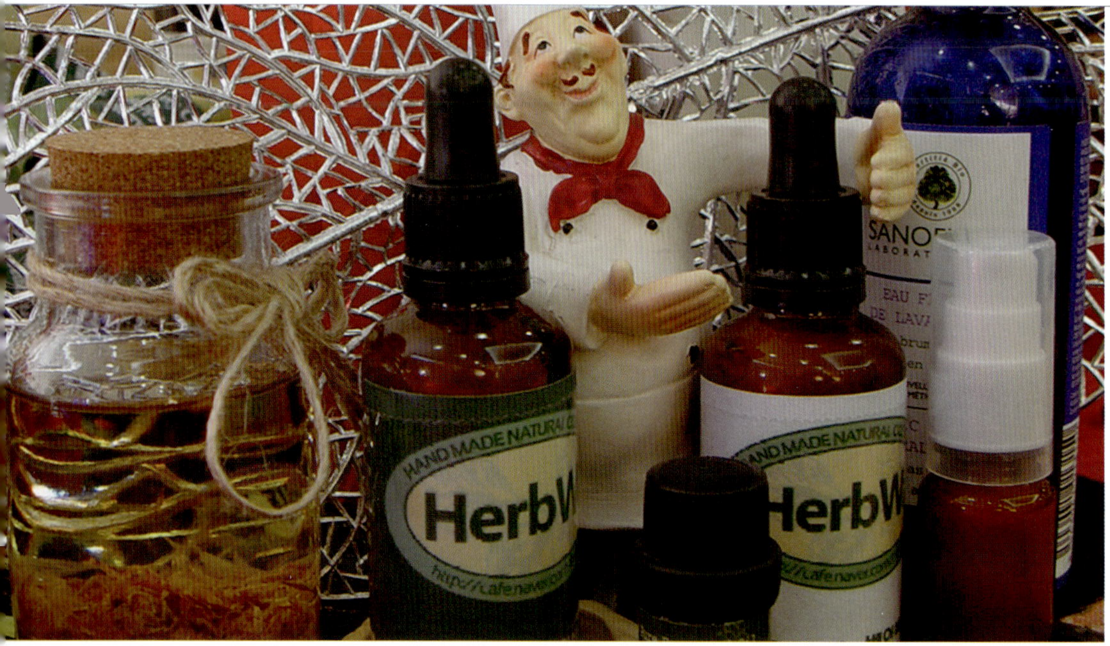

••• 아토피로 고생하는 아기들이나 민감한 피부로 트러블이 자주 일어나는 피부에 사용하면 좋은 순하고 부드러운 아토피 로션이다.

사용 재료

워터류 : 캐모마일 워터 80g

오일류 : 카렌듈라 인퓨즈 오일 5g, 에뮤 오일 5g, 달맞이 종자유 5g, 햄프씨드 오일 5g

유화제 : 올리브유화왁스 6g

첨가제 : 비타민E 1g, 글리세린 2g, 판테놀 1g

에센셜오일 : 라벤더 오일 1방울, 저먼캐모마일 오일 1방울

Tip

카렌듈라 인퓨즈드 오일은 유기농 카렌듈라 꽃잎을 호호바 오일에 인퓨징하여 사용한다.

만드는 방법

1 각각 다른 용기에 워터류와 오일류와 유화제를 계량해서 온도 60~70도 정도로 가열한다.
2 두 계열의 온도가 60~70도 사이에서 비슷해지면 워터류에 오일류를 섞는다.
3 유화가 일어날때까지 블렌더와 스푼을 번갈아 사용하면서 잘 섞는다.
4 유화가 잘 되서 로션타입의 제형이 형성되면 첨가물을 모두 넣고 섞는다.
5 온도가 40도 정도로 떨어지면 에센셜 오일을 넣고 섞는다.
6 소독한 용기에 담고 라벨링 한 후 상온에서 4시간정도 식힌 후 냉장보관 한다.

Tip

카렌듈라 인퓨즈드 오일은 항염증 효과가 탁월하고 상처 치료 효과가 높아 잘 낫지 않는 상처와 피부염증, 정맥류에도 유용하게 쓰인다.
에뮤 오일은 피지의 지방성분과 유사하여 흡수가 잘되며 올레인산을 많이 함유하고 있어 유용한 성분들의 흡수를 돕는다.
햄프씨드 오일은 필수지방산과 비타민 A, D, E가 풍부하고 오메가 3, 오메가 6가 함유되어 있어 건조하고 상처가 난 피부에 치료효과가 좋다.
판테놀(Vit B_5)은 침투성이 높은 무자극 보습제로 쓰인다.
저먼 캐모마일에센셜오일은 오랜 세월 민감한 피 부의 트러블을 완화하고 상처를 치료하는 오일로 아줄렌 성분이 들어있어 아토피 치료효과가 입증되어 가장 많이 사용되고 있다.

10

아토피 로션 2

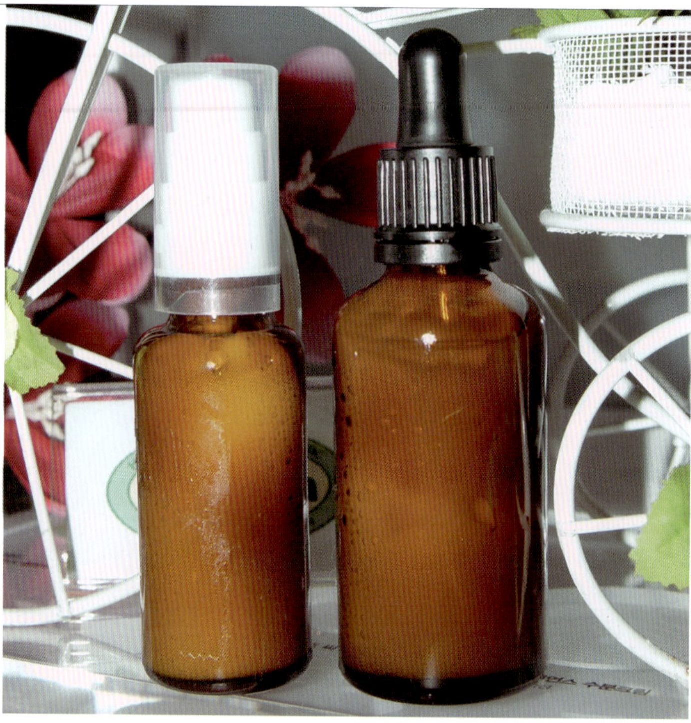

아토피 피부염은 알레르기 비염, 알레르기 천식으로 이행되는 알레르기 행진의 첫신호라고 할 수 있다. 그 진행과정이 마치 군대가 대열을 이루어 차례로 행진하는 모습과 비슷하다 하여 '알레르기 행진'이라고 부른다. 연령이 높아짐에 따라 아토피 피부염 환자의 80%가 천식이나 알레르기 비염과 같은 호흡기 알레르기 질환으로 진행하는 것으로 알려져 있다.

사용 재료

워터류 : 캐모마일워터 80g

오일류 : 달맞이꽃종자유 4g, 카렌듈라 인퓨즈드오일(올리브오일) 5g, 정제호호바오일 4g, 시어버터 4g, 스쿠알렌 3g

유화제 : 올리브유화왁스 4g, 이멀시파잉왁스 2g

첨가물 : 글리세린 3g, 세라마이드 2g, 판테놀 2g, 비타민E 1g

에센셜오일 : 저먼캐모마일 2방울, 로만캐모마일 2방울, 라벤더 2방울

만드는 방법

1 워터류와 오일류를 계량해서 온도 60~70도 정도로 가열한다.

2 두 계열의 온도가 60~70도 사이에서 비슷해지면 워터류에 오일류를 섞는다.

3 유화가 진행되면 블렌더와 스푼을 번갈아 사용하면서 잘 섞는다.

4 로션의 제형이 완성되면 첨가물을 모두 넣고 섞는다.

5 온도가 40도 정도로 떨어지면 에센셜 오일을 넣고 가볍게 섞는다.

6 소독한 용기에 옮겨 담고 상온에서 4시간 방치 후 냉장보관 한다.

Tip

스쿠알렌은 심해상어의 간유에서 얻어지는 오일로 안정적이고 자극성이 적다. 유분감이 적으면서 침투성이 좋고 피부 친화력이 높아 유화를 촉진하는 역할을 하고 피부 표면을 매끄럽게 한다.

아토피 피부염의 발생 연령이 어릴수록, 아토피피부염이 심할수록, 가족력이 있는 경우, 집먼지진드기 알레르기가 있는 경우 천식으로 진행할 위험도가 더 높다.

아토피 피부염의 악화 및 유발인자가 무엇이든 간에 목욕과 피부 보습을 잘하지 않으면 증상을 악화시키고 지속시킨다. 따라서 아토피에서 보습은 매우 중요하다.

세라마이드는 각질세포들을 서로 연결시켜주는 기능을 하며 각질층에 존재하는 피부 보습에 무엇보다 중요한 천연 보습인자 중 하나이다. 따라서 아토피 피부나 민감성 피부에 사용하면 좋은 효과를 볼 수 있다.

11

아토피 로션 3

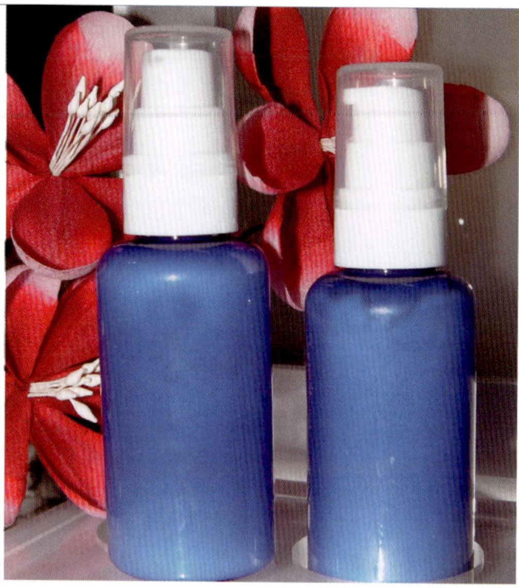

••• 타마누 오일은 아토피와 건성피부에 좋은 효과가 있으며 진통효과, 항염작용과 상처를 아물게 하는 효과가 탁월하다.

사용 재료

워터류 : 저먼캐모마일워터 80g

오일류 : 타마누 오일 8g, 정제호호바 오일 5g, 달맞이꽃종자유 4g, 시어버터 6g

유화제 : 올리브유화왁스 3g

첨가물 : 병풀추출물 3g, 히아루론산 3g, 글리세린 2g

에센셜오일 : 저먼캐모마일 2방울, 로만캐모마일 2방울

Tip

아토피가 진행되면 피부사이에 생긴 작은 균열들 사이로 노폐물이 침투해 피부 지질을 손상시킨다. 이로 인해 보습 기능이 떨어지고 각종 피부트러블을 유발되는 악순환이 이어진다. 따라서 아토피 피부를 위한 화장품은 보습력이 높고 재생력이 좋아야 한다.

만드는 방법

1 각각의 다른 용기에 워터류를 계량하고, 오일류와 유화제를 같이 계량한다.

2 두 용기를 60~70도 정도로 가열한다.

3 두 계열의 온도가 60~70도 사이일 때 오일류에 워터류를 넣고 젓는다.

4 스푼과 미니블렌더를 사용해서 골고루 섞어주고 마무리는 스푼으로 해야 질감이 좋다.

5 첨가물을 넣고 섞는다.

6 온도가 40도 정도로 떨어지면 에센셜 오일을 넣고 다시 섞는다.

7 소독한 용기에 담고 라벨링 한 후 상온에서 하루정도 두었다가 냉장보관 한다.

Tip

병풀은 국내에서 흔히 마데카솔이라 불리며 수천년동안 동양문화권에서는 약용식물로 널리 사용되어 왔다.
로만 캐모마일에센셜오일은 민감성 피부나 붉은 피부, 건조한 피부에 많이 사용하며 민감성 피부의 트러블을 완화시키는 효과가 탁월하다.

12

아토피 크림 1

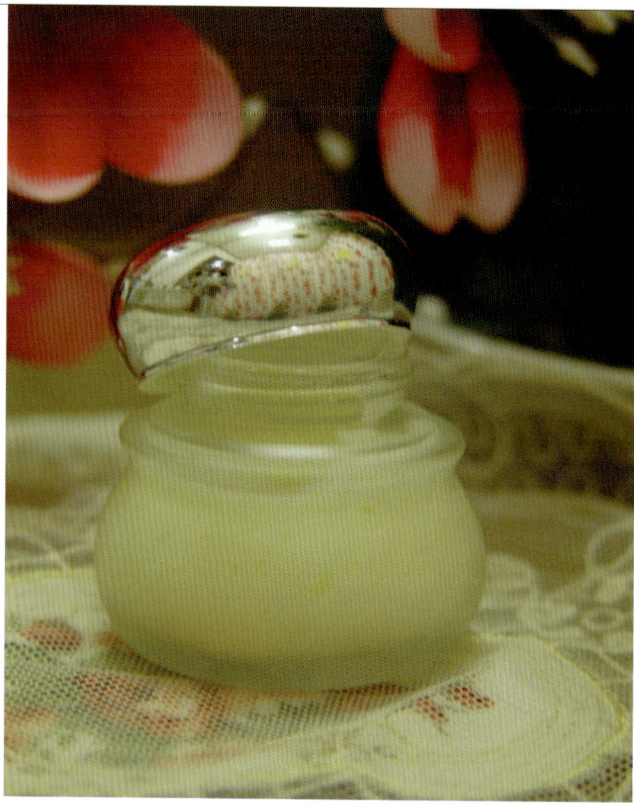

••• 아토피성 피부염은 피부가 거칠고 건조하면서 가려움증을 동반한다. 마른버즘이나 허연 가루같은 증상을 나타내기도 하는데 팔꿈치, 무릎 주위나 얼굴, 목 등에 생기기도 한다. 아토피 피부염의 공통된 증상은 건조한 것이다. 시어버터는 건조한 피부에 수분을 잡아주고 두꺼워진 피부를 유연하게 하는 효과가 있어 아토피 피부제품에 많이 사용된다.

사용 재료

워터계열 : 캐모마일 워터 70g
오일계열 : 시어버터 10g, 호호바오일 10g, 에뮤오일 5g, 카렌듈라오일 5g
유화제 : 몬타왁스 4g, 세틸알콜 3g, 비타민E 2g
첨가제 : 스쿠알렌 2g, 판테놀 1g, 히아루론산 2g
에센셜오일 : 저먼캐모마일 4방울, 오렌지 4방울

만드는 방법

1 각각의 다른 용기에 워터류를 계량하고, 오일류와 유화제를 같이 계량한다.

2 두 용기를 60~70도 정도로 가열한다.

3 두 계열의 온도가 60~70도 사이일 때 오일류에 워터류를 넣고 젓는다.

4 스푼과 미니블렌더를 사용해서 골고루 섞어주고 마무리는 스푼으로 해야 질감이 좋다.

5 첨가물을 넣고 섞는다.

6 온도가 40도 정도로 떨어지면 에센셜 오일을 넣고 다시 섞는다.

7 소독한 용기에 담고 라벨링 한 후 상온에서 하루정도 두었다가 냉장보관 한다.

Tip

몬타왁스는 피부를 부드럽게, 세틸알콜은 크림의 촉감을 좋게한다.
저먼캐모마일에센셜오일은 가려움증을 완화시키고 피부 진정효과 있는 아줄렌 성분이 함유되어 있어 아토피 피부에 필수적으로 들어가는 에센셜 오일이다.
시어버터는 오일이나 버터와 같은 지방질이 들어 있어 시어버터라고 불린다. 보습효과가 굉장히 뛰어나서 건성피부에 좋다.

13

아토피 크림 2

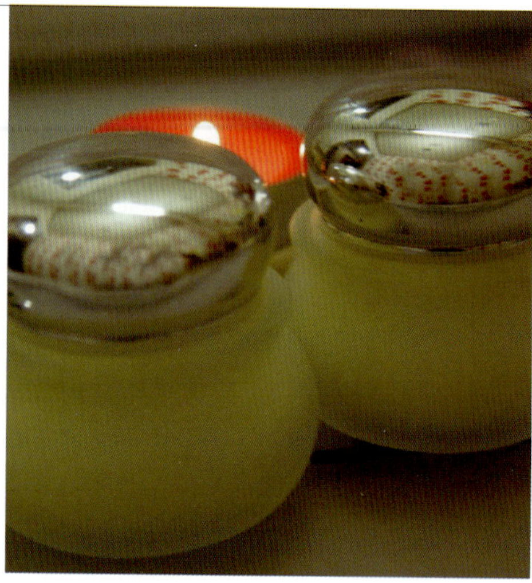

••• 아토피성 피부염은 대체로 피부가 건조하다. 건조해지면 가려움증이 생기고, 가려워서 긁으면 피부병소가 악화되어 더 가려워지는 악순환이 되풀이 된다. 에뮤오일은 거의 100% 트리글리세라이드로 이루어져 있으며, 트리글리세라이드는 인간의 피부지질에 풍부하게 들어 있는 성분으로 피지의 성분과 유사하여 보습력을 높여 아토피 피부에 좋은 오일이다. 에뮤오일과 카렌듈라 오일을 넣은 아토피 크림으로 우리 아이 피부를 지키자.

사용 재료

워터계열 : 캐모마일 워터 80g

오일계열 : 시어버터 5g, 달맞이꽃종자유 5g, 에뮤오일 5g, 밍크오일 5g, 카렌듈라 인퓨즈드(호호바오일) 오일 6g, 햄프씨드오일 5g

유화제 : 올리브유화왁스 6g, 몬타왁스 3g

첨가제 : 세라마이드 3g, 판테놀 1g, 글리세린 2g, 비타민E 1g

에센셜오일 : 저먼캐모마일 3방울, 티트리 2방울, 라벤더 2방울

Tip

올리브유화왁스와 몬타왁스를 2:1의 비율로 넣으면 발림성이 좋고 보습력이 높다.

만드는 방법

1 각각의 다른 용기에 워터류를 계량하고, 오일류와 유화제를 같이 계량한다.

2 두 용기를 60~70도 정도로 가열한다.

3 두 계열의 온도가 60~70도 사이일 때 오일류에 워터류를 넣고 젓는다.

4 스푼과 미니블렌더를 사용해서 골고루 섞어주고 마무리는 스푼으로 해야 질감이 좋다.

5 첨가물을 넣고 섞는다.

6 온도가 40도 정도로 떨어지면 에센셜 오일을 넣고 다시 섞는다.

7 소독한 용기에 담고 라벨링 한 후 상온에서 하루정도 두었다가 냉장보관 한다.

Tip

올리브유화 왁스는 올리브 오일을 에스테르화 시킨 것으로서 퍼짐성과 침투성이 좋아 아토피나 민감성 피부를 위한 로션이나 크림에 많이 사용된다.
밍크오일은 상처 치유력이 뛰어나고 인간의 피부와 거의 유사한 피부조직을 갖고 있어 퍼짐성이 좋고 보습력이 높으며 피부노화 지연, 잔주름, 잡티를 완화시킨다.
세라마이드는 피부조직에서 수분을 보유하여 수분손실을 막고 외부 이물질에 대해 장벽의 기능을 하여 피부의 건조함과 민감함을 방어하는데 필수 성분이다.

14

아토피 연고

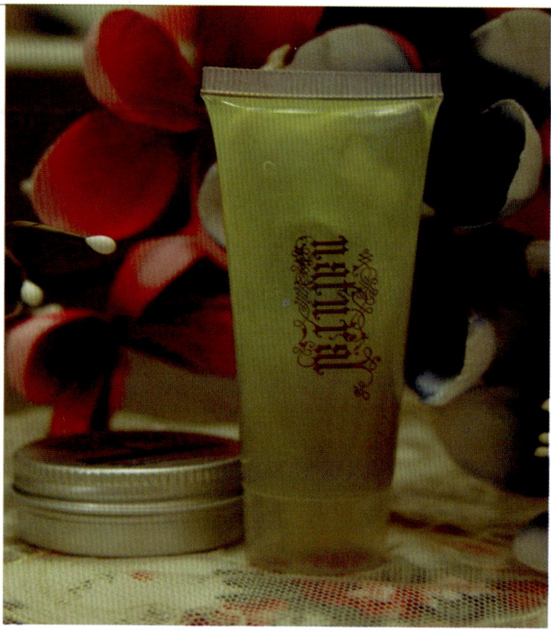

••• 연고는 오일을 베이스로 만들기 때문에 크림이나 로션에 비해 지속력이 높다. 건조하고 거친 국소부위의 보습을 위해 사용할 아토피에 좋은 오일들과 에센셜 오일만을 첨가하여 아토피 연고를 만들어 보자

사용 재료

오일계열 : 달맞이꽃종자오일 5g, 카렌듈라 인퓨즈드(호호바)오일 5g, 동백오일 3g, 시어버터 5g, 자운고 인퓨즈드오일(올리브오일) 5g

유화제 : 올리브유화왁스 3

첨가제 : 비타민E 1g

에센셜오일 : 저먼캐모마일 3방울, 로만캐모마일 3방울, 라벤더 3방울, 티트리 2방울

Tip

캐리어오일로 사용한 오일들은 우리의 피지성분과 유사하고 침투성과 보습력이 뛰어나다.

만드는 방법

만드는 방법은 립밤 만드는 것과 유사하다. 워터류가 첨가되지 않는다.

1 깨끗한 용기에 오일류와 유화제를 같이 계량한다.

2 계량한 오일을 60~70도 정도로 가열한다.
유화제가 거의 다 녹으면 핫플레이트에서 내린다.

3 첨가제를 넣는다.

4 온도가 어느 정도 떨어지면 에센셜 오일을 넣고 섞는다.

5 소독한 용기에 담고 라벨링 한 후 상온에서 4시간정도 숙성시킨 후 사용한다.

Tip

달맞이꽃종자유는 감마리놀렌산을 함유하고 있어 가려움증이나 발진에 치료효과가 뛰어나 아토피나 습진에 많이 쓰인다.
카렌듈라오일은 호호바에 인퓨징하여 쓰면 상처부위 회복력을 높이고 보습에 탁월한 효과가 있다.
동백오일은 올레인산이 풍부해 보습과 유연작용을 한다.
자운고 인퓨즈드 오일은 13가지 허브(감국, 감초, 고삼, 금은화, 당귀신, 백지, 연교, 자초, 작약, 지실, 진피, 황금)를 인퓨징하여 얻은 오일로 항염증효과와 가려움증을 완화하는 효과가 탁월하고 보습력이 뛰어나다.

15

아토피용 입욕제(바쓰 비즈)

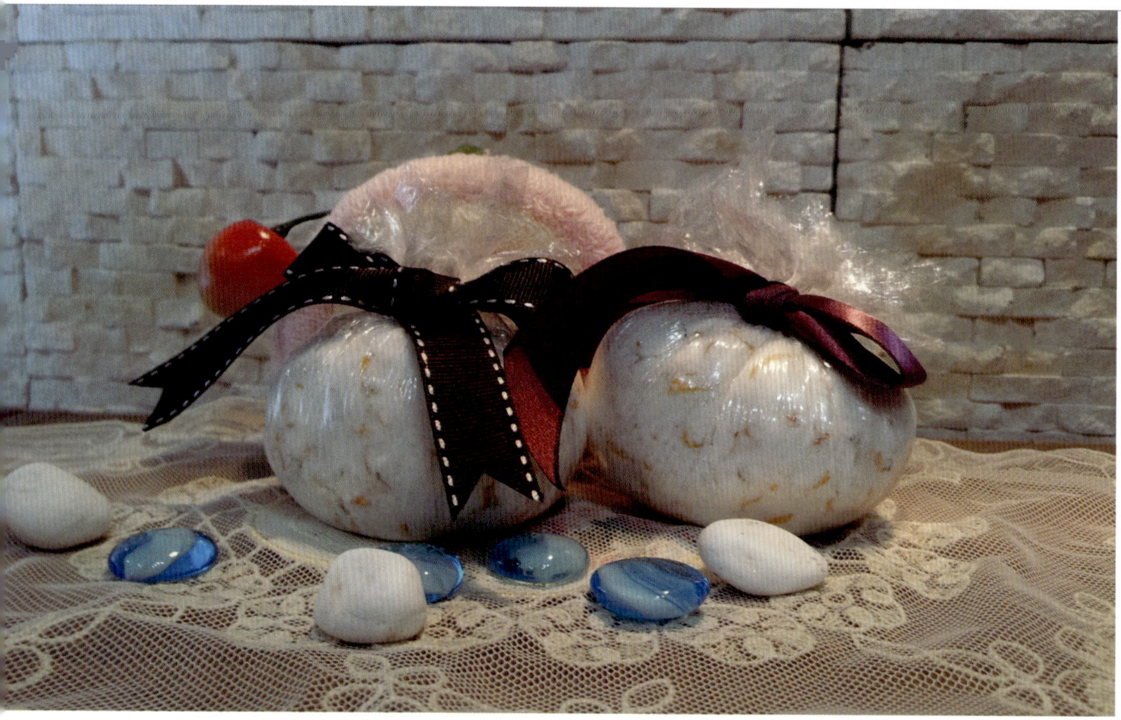

입욕제는 일반적으로 보습효과와 체온상승, 근육통증 완화, 피로회복의 기능을 갖는다. 아토피 피부는 매우 건조하고 특정부위가 두꺼워지며 심한 가려움증을 동반한다. 이러한 피부건조증과 가려움증을 완화시켜주는 친환경 아로마 입욕제를 만들어 보자.

사용 재료

분말류 : 탄산수소나트륨 400g, 구연산 200g, 콘스타치 140g, 젤라틴 10g

첨가제 : 라벤더분말30, 캐모마일분말 30g, 글리세린 10g, 비타민E 3g,

에센셜오일 : 저먼캐모마일 10방울, 라벤더 10방울

Tip

바쓰 비즈는 하나의 중량을 200g 정도로 만들어 두면 욕조 하나 분량이 된다.

만드는 방법

1 탄산수소나트륨, 구연산, 콘스타치를 비율대로 계량하여 섞는다.
2 젤라틴을 넣고 고루 섞는다.
3 글리세린과 비타민E를 넣고 고루 섞는다.
4 에센셜 오일을 넣고 고루 섞는다.
5 증류수를 조금씩 뿌려가며 뭉친 다음 틀에 넣고 모양을 만든다.
6 완성된 바쓰 비즈를 이틀정도 서늘한 곳에 두었다가 랩에 싸서 보관한다.

Tip

탄산수소나트륨은 칼슘, 마그네슘과 같은 금속 이온을 흡착해 연수작용을 한다. 탄산수소나트륨 특유의 탄산효과로 가벼운 보습 효과도 있다.
구연산은 오렌지 계열의 과일에서 합성 또는 자연적으로 추출되며 청량음료나 캔디, 잼 등의 신맛의 원료로 첨가되며 보존제로도 쓰인다. 화장품이나 린스의 PH조절에 사용되며 알칼리 성분을 중화하는 용도로 사용된다.
콘스타치는 옥수수전분으로 점도가 높아 점착력을 높이고 보습기능을 한다.
젤라틴은 콜라겐을 분말형태로 만들어 놓은 성분으로 보습기능과 바쓰 비즈가 부서지지 않도록 해주는 기능이 있다.

16

아토피 밤

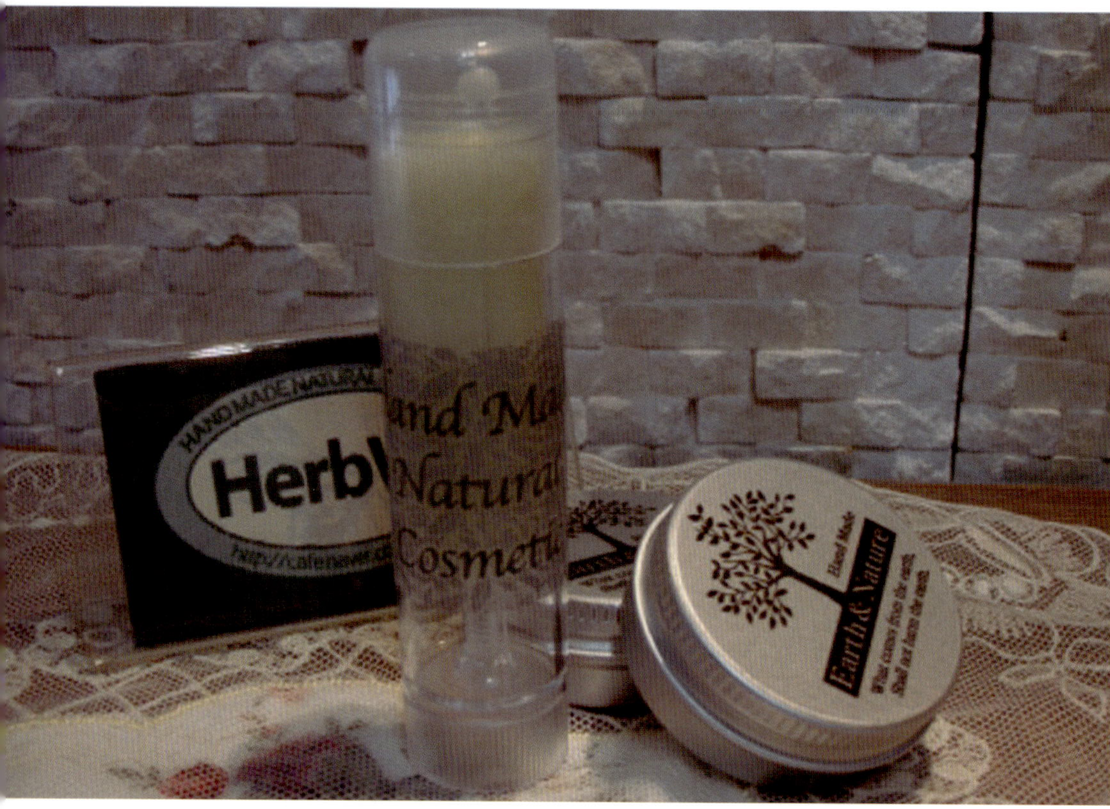

••• 피부가 가려워 밤마다 긁느라 잠 못드는 아토피 환자들의 가려움증을 완화하고 피부를 촉촉하게 하며 재생력을 높여주는 연고타입의 제품이다. 한번 만들어두면 오래두고 사용할 수 있어 유용하다.

사용 재료

오일류 : 라놀린 10g, 시어버터 5g, 보리지오일 9g, 아보카도오일 4g, 카렌듈라오일(호호바오일) 5g 아르간오일 7g

유화제 : 밀랍 7g

첨가제 : 세라마이드 2g, 비타민E 1g

에센셜오일 : 저먼캐모마일 3방울, 로만캐모마일 3방울, 라벤더 2방울

만드는 방법

1 소독한 용기에 오일류와 유화제를 계량하여 가열한다.

2 유화제가 녹으면 에센셜 오일을 넣고 섞는다.

3 소독한 용기에 담아 4시간 정도 숙성시킨 후 냉장보관 한다.

Tip

카렌듈라오일은 카렌듈라 꽃잎을 호호바오일에 담궈 우려낸 인퓨즈드오일로 상처 난 피부에 재생력을 높이고 염증을 완화하며 보습 효과가 있다.
아르간오일은 80%가 불포화지방산인 올레인산과 리놀렌산으로 이루어져 있으며 천연비타민E가 풍부하여 항산화 작용이 뛰어난 오일로 호호바와 더불어 가장 이상적인 캐리어 오일이라 할 수 있다.
아보카도오일은 초록색의 끈적한 점성이 높은 오일로 올레인산, 리놀레인산, 리놀레닉산이 풍부하고 비타민 A, 비타민 E, 레시틴, 파이토스테롤 등을 함유하고 있어 아토피 피부에 보습력과 재생력을 높여 준다.
시어버터는 상처치유 및 소독효과가 뛰어난 식물성 왁스로 아프리카 여인들이 상비약으로 사용하여 왔던 오일로 단백질이 풍부하여 피부보습 효과가 뛰어나다.

17

아토피 베이비 오일

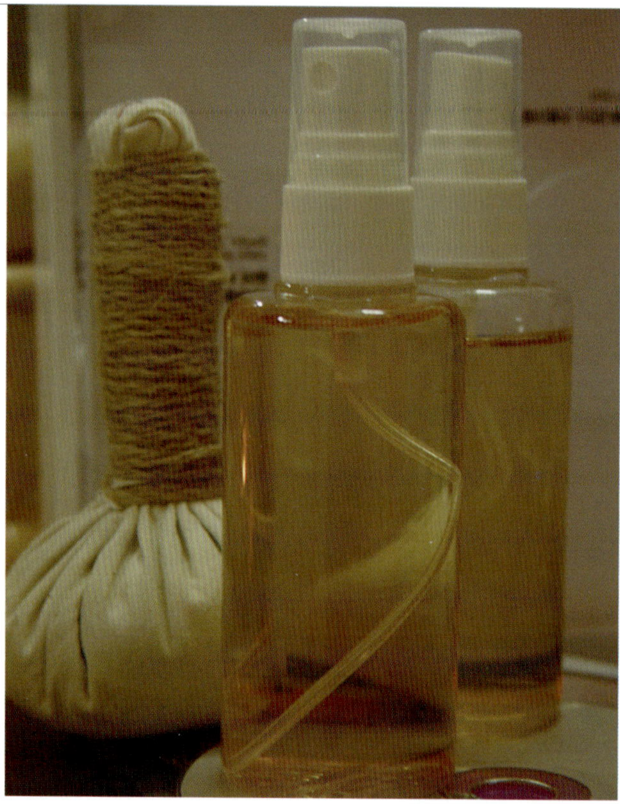

••• 시중에서 판매되는 석유계 추출 오일이 아닌 식물성 오일로 베이비 오일을 만들어 보자. 식물성 오일은 에센셜 오일이 피부속으로 잘 전달되도록 하는 운반체 역할을 하며 식물성오일 자체에도 각종 미네랄이나 영양성분이 많아서 훌륭한 보습제 역할을 한다.

사용 재료

오일류 : 정제호호바오일 50g, 달맞이꽃종자오일 25g, 스윗아몬드오일 20g

첨가제 : 비타민E 2g, 세라마이드 2g

에센셜오일 : 저먼캐모마일 2방울, 로만캐모마일 2방울, 라벤더 2방울

만드는 방법

1 소독한 용기에 호호바오일을 부은 후 에센셜오일을 넣는다.
2 뚜껑을 닫고 용기를 두 손으로 비비면서 섞어준다.
3 다시 뚜껑을 열고 나머지 식물성오일과 세라마이드 등의 첨가물을 넣고 다시 뚜껑을 닫아서 한번 더 흔들어 섞는다.
4 라벨링 한 후 4시간정도 숙성한 후 사용한다.

Tip

샤워 후에 물기가 약간 남아있을 때 사용하면 흡수가 잘된다. 그리고 건조하다고 느껴질 때마다 수시로 덧바르면 된다. 특히 유아의 경우 아직 신체발육이 미숙하기 때문에 에센셜 오일을 사용할 때 유의하여야 한다. 아주 적은 양으로도 충분한 효과를 볼 수 있다. 유아들에게 가장 안전한 에센셜오일은 라벤더에센셜오일과 캐모마일에센셜오일이다. 시중에 판매되는 베이비오일의 경우 실리콘계열의 오일로 피부에 흡수되지 않아 활성은 없지만 피부를 막아서 피부호흡을 방해할 수 있고 장기간 사용하면 피부건조를 더 악화시킨다.

* 연령별 권장 사용가능 에센셜 오일

0~6개월 : 라벤더, 로만캐모마일
7~12개월 : 저먼캐모마일, 만다린, 로즈
1~6세 : 티트리, 오렌지, 팔마로사
7~12세: 대부분의 에센셜오일의 사용이 가능하지만 어른의 1/4용량으로 사용

18

아토피 보습 미스트

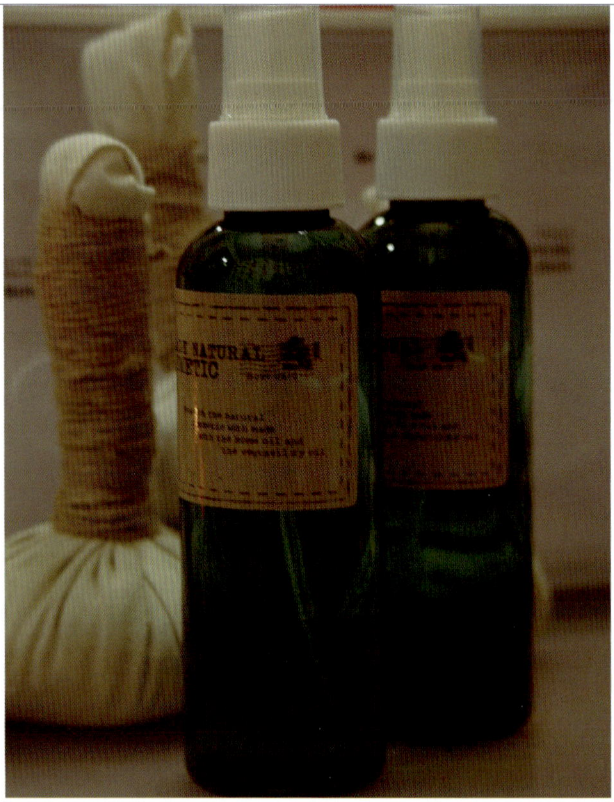

••• 아토피 피부염은 피지선이 발달하지 못해 피부에 균열이 생기고 그 틈으로 세균이 침입하여 염증을 일으키고 가려움증을 동반하게 되는 악순환이 계속 되는 피부질환이다. 따라서 무엇보다 보습이 가장 중요하다고 할 수 있다. 건조한 피부에 덧발라 주면 좋은 가벼운 보습 미스트를 만들어 보자.

사용 재료

워터류 : 캐모마일워터 90g
오일류 : 달맞이꽃종자오일 2g
유화제 : 올리브리퀴드 4g
첨가제 : 판테놀 1g, 글리세린 2g, 비타민 1g, 세라마이드 2g
에센셜오일 : 저먼캐모마일 1방울, 라벤더 2방울

만드는 방법

1 달맞이꽃종자오일, 세라마이드, 에센셜 오일을 계량한 후 올리브리퀴드를 넣어 섞는다.

2 캐모마일 워터를 넣는다.

3 나머지 첨가물을 넣고 섞는다.

4 소독한 용기에 담고 숙성시킨 후 사용할 때 마다 흔들어서 사용한다.

Tip

올리브리퀴드는 일반적으로 오일량의 2배 정도 넣으면 피부에 가장 부담이 적다. 만들고 나서 시간이 지나면 분리되는데 사용할 때마다 흔들어 쓰면 된다.
캐모마일 플로랄 워터는 캐모마일 에센셜 오일을 추출할 때 만들어 지는 워터로 염증을 완화하는 아쥴렌 성분과 수용성 물질이 다량 녹아 있어 민감성 피부를 완화하고 보습력과 상처 복원력이 우수하다.

19

아토피 보습 바디로션

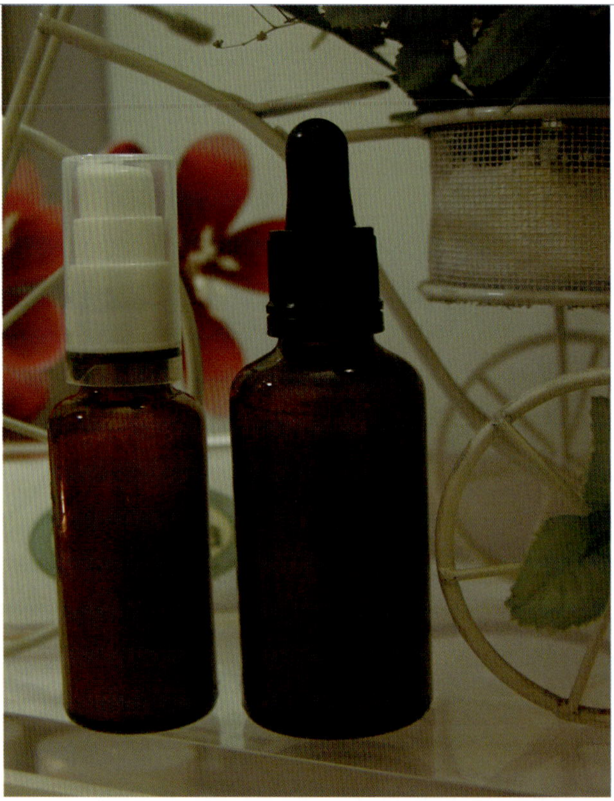

아토피 피부에 잘 맞는 캐모마일워터를 기본으로 아토피에 좋은 달맞이꽃종자오일과 카렌듈라오일을 사용하여 보습력이 뛰어난 바디로션을 만들어 보자. 캐모마일 워터는 은은한 사과향이 나서 어린아이들도 좋아 한다.

사용 재료

워터류 : 저먼캐모마일워터 75g

오일류 : 달맞이꽃종자오일 8g, 정제호호바오일 4g, 카렌듈라오일 6g

유화제 : 올리브유화왁스 3g, 세틸알콜 1g

첨가제 : 히아루론산 3g, 세라마이드 2g, 판테놀 1g, 비타민E 1g

에센셜오일 : 저먼캐모마일 2방울, 로만캐모마일 2방울, 라벤더 1방울

만드는 방법

앞장에서 언급한 일반적인 로션을 만드는 방법과 같다.

1 깨끗한 용기에 오일류와 유화제를 계량하고 60~70도로 가열한다.

2 다른 용기에는 워터류를 계량해서 60~70도 정도로 가열한다.

3 유화제가 모두 녹고, 워터류와 오일류의 온도가 60~70도 사이일 때 오일에 워터를 넣고 섞는다.

4 유화가 진행되고 점도가 조금씩 올라가면 첨가물을 넣고 가볍게 저어준다.

5 온도가 40도 정도로 떨어지면 에센셜 오일을 넣고 가볍게 저어준다.

6 소독한 용기에 담고 4시간 숙성시킨 후 냉장보관 한다.
상온에 두면 점도가 높아지면서 원하는 로션의 점도가 된다.

Tip

샤워 후 온몸에 골고루 바른다. 바디 뿐 아니라 얼굴에 사용해도 된다.
캐모마일 워터는 보습과 가려움증 완화에 좋다.
성인용 보습 바디로션을 만들려면 달맞이꽃종자오일 대신 스윗아몬드오일을 넣고 아로마 에센셜 오일은 라벤더 2방울, 로즈 제라늄 2방울, 로즈마리 3방울을 넣으면 된다.

20

아토피 예방 베이비로션

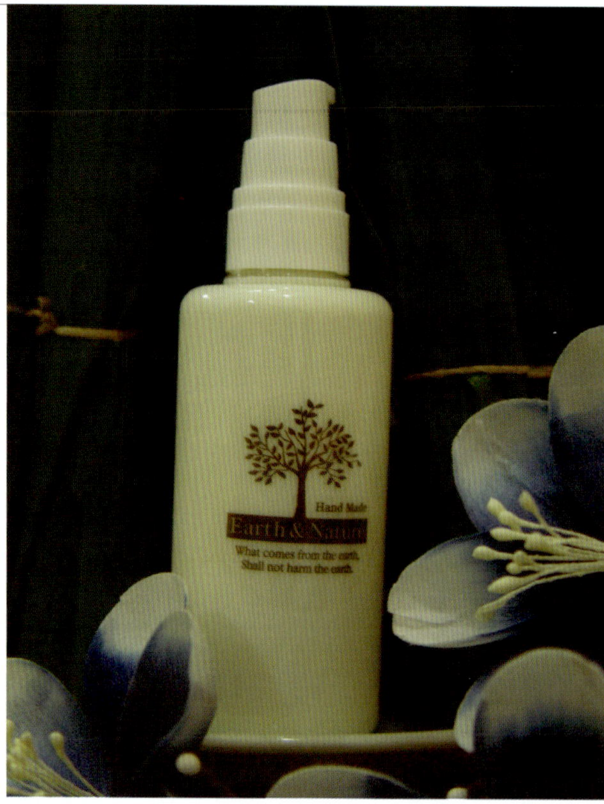

••• 연약한 아기피부를 위한 베이비로션으로 아기를 깨끗하게 씻긴 후에 얼굴과 몸전체에 골고루 발라주면 아기 피부에도 무리없이 흡수가 잘 되며 촉촉해서 아토피를 미리 예방할 수 있는 순한 제품이다.

사용 재료

워터류 : 저먼캐모마일워터 80g

오일류 : 정제호호바오일 12g, 달맞이꽃종자오일 4g, 자초인퓨즈드오일(호호바오일) 2g

유화제 : 올리브유화왁스 5g

첨가제 : 히아루론산 2g, 비타민E 1g

에센셜오일 : 라벤더 2방울

만드는 방법

1 소독한 용기에 오일류와 유화제를 계량하고 60~70도 정도로 가열한다.
2 다른 용기에 저먼캐모마일워터를 담고 60~70도 정도로 가열한다.
3 오일류와 워터류의 온도가 60~70도로 비슷해지면 오일류에 워터를 섞는다.
4 유화가 일어나도록 스푼과 블렌더로 번갈아 섞다가 마지막엔 스푼으로 마무리하여야 제형이 부드럽고 사용감이 좋다.
5 온도가 40도 정도로 떨어지면 에센셜 오일을 넣는다.
6 소독한 용기에 담고 하루정도 상온에서 숙성시킨 후 냉장보관 한다.

Tip

자초는 쌍떡잎식물 양귀미목 지치과의 다년생 약초로 붉은 빛을 띠며 항균항염증 작용이 뛰어나다. 또한 붉은색이 아름다워 천연색소로도 사용되고 방부효과도 있는 것으로 알려져 있다.
아기에게 사용할 제품이므로 에센셜오일을 라벤더에센셜오일이나 캐모마일에센셜오일 하나로 한정하고 사용량도 성인의 1/4 정도만 넣는다.

21

아토피 바디워시

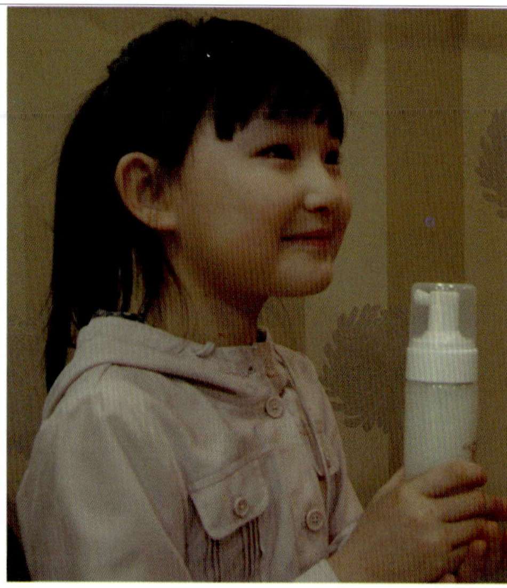

••• 밍크는 지구에서 유일하게 피부병이 없는 동물로 피부의 1/3 이상이 손상되어도 자체 치유되어 모피까지 복원된다. 밍크오일은 재생능력이 탁월한 고급 오일이다. 밍크오일을 이용해 아토피를 완화하는 바디워시를 만들어 보자.

사용 재료

Step1 재료(약 1kg) : 가성가리용액, 증류수(물) 129g, 가성가리(5%오버카운트) 129g, 지방산유지, 코코넛오일 200g, 올리브오일 200g, 밍크오일 60g, 호호바오일 40g, 달맞이꽃종자유 50g, 시어버터 50g

Step2 재료 : 설탕 36g, 설탕희석용 정제수 252g, 글리세린 50g

Step3 재료 : 캐모마일워터(희석용), 파프리카추출물 약간

Tip

* 트레이스란, 영어 그대로 자취, 자국이란 뜻으로 용액이 커스타드 상태로 아주 걸쭉해져서 다시는 물과 기름이 분리되지 않을 정도로 걸쭉하게 되어, 용액을 스푼으로 떠서 표면에 떨어뜨렸을때 표면에 떨어진 자국을 남기는 시점을 말한다.

만드는 방법

1 소독한 용기에 오일류를 계량하여 70~80도 정도로 가열한다.

2 다른 용기에 가성가리를 계량해서 정제수에 조금씩 녹인다.

3 두 계열의 온도가 70도가 되면 가열된 오일과 가성가리액을 섞고 블렌더로 트레이스를 낸다.

4 트레이스가 일어나도 블렌더 사용과 주걱(또는 거품기)으로 젓기를 반복하면 과트레이스가 된다. 이 과정에서 페이스트가 빵처럼 부풀어 오르기 때문에 용량의 2배 이상되는 큰 용기를 사용하는 것이 좋다.

5 과트레이스가 나기 시작하면 주걱으로 섞어주면서 점점 끈적끈적해지면서 색깔이 조금씩 투명해지는 젤화가 일어나서 CP비누 만들 때의 트레이스보다 조금 더 점도가 높은 상태가 되도록 한다.

6 젤화가 일어난 뒤에도 계속 저어서 페이스트 상태로 만든다.

7 설탕을 정제수에 넣은 후 70~80도 정도로 가열하여 녹이고, 페이스트에 넣고 섞는다. 설탕용액은 pH를 안정화시키고 피부보습력을 높여주는 역할을 한다.

8 주걱으로 잘게 으깨어주면 페이스트가 설탕용액을 흡수하여 물엿같은 상태의 물비누 페이스트가 완성된다. 이 과정에서 보습력을 높이는 글리세린을 넣는다.

9 완성된 페이스트를 지퍼백에 넣고 밀봉한다.

   * 물비누 페이스트는 바로 희석해서 사용해도 되지만 순하고 사용감을 좋게 하기 위해 2주 정도의 숙성기간을 두는 것이 좋다.

10 2주정도 숙성시킨 물비누 페이스트 200g에 카모마일 워터 200g를 부어 하루정도 실온에 두면 페이스트가 녹아 비누가 완성된다.

Tip

페이스트를 희석할 때 워터량은 페이스트량의 0.5배~3배까지 희석해서 사용하면 된다.
보통은 1:1비율로 희석하는데 묽은 타입을 선호하는 분들은 워터를 좀더 첨가하면 된다.
아토피에 효과가 좋은 파프리카추출물을 첨가하면 예쁜 주황색의 바디워시가 된다.
가성가리를 증류수와 섞을 때 유해가스가 나오므로 섞기전에 반드시 마스크를 하여 흡입하지 않게 하며 공기가 잘 통하는 실외에서 섞어야 한다.

PROFILE

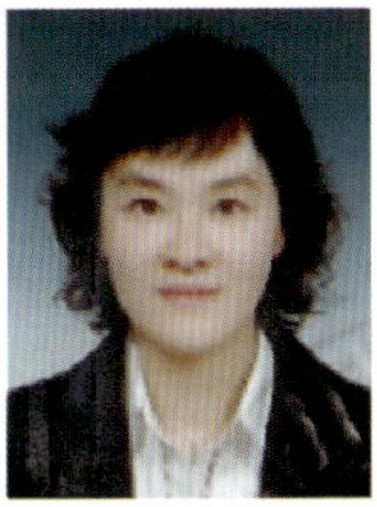

장정애

영남대학교 영어영문학과 졸업
계명대학교 공중보건학과 졸업 보건학 박사
한국아로마테라피전문가협회 학술편집이사
한국두피모발관리사협회 학술편집이사
아로마테라피스트
트리콜로지스트
대구미래대학 뷰티스타일리스트과 출강
성덕대학 보건피부미용전공 겸임교수
대구예술대학교 디자인계열 뷰티예술전공 출강
에스테틱 얼짱몸짱 대구지산점 대표
천연화장품 『허브와(http;/www.herbwa.co.kr, www.허브와.com)』 대표
『늘푸른 주식회사』 부설 바이오생명과학 천연물개발연구소 소장

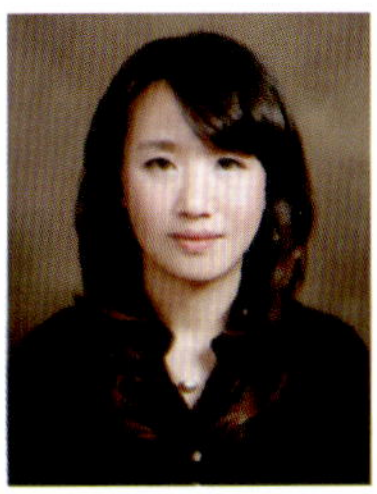

신수정

대구MBC아카데미 뷰티스쿨 피부미용강사 역임
대구 수203 뷰티아카데미 피부미용. 경락.발관리 강사 역임
국제 피부미용대회 심사위원
CIDESCO 국제피부미용경진대회 피부바디부문 은상 수상
아로마테라피스트
트리콜로지스트
스킨포유 시지점 前 원장
천연화장품 『허브와(http;/www.herbwa.co.kr, www.허브와.com)』 이사
에스테틱 얼짱몸짱 대구지산점 現 원장
『늘푸른 주식회사』 부설 바이오생명과학 천연물개발연구소 연구원

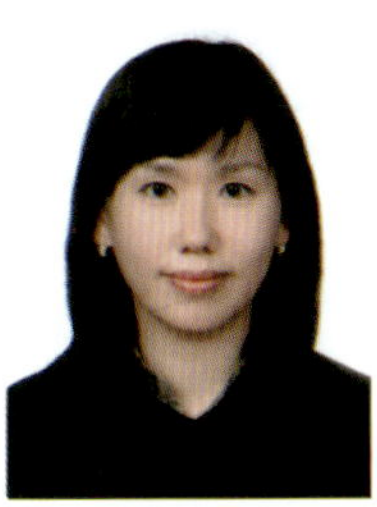

황선희

대구가톨릭대학교 보건과학대학원 석사과정
경산 1대학 뷰티디자인과 출강
뷰티미용아카데미 피부미용강사 역임
F&B 피부관리 前 실장
한국건강관리교육협회 경락.발관리 심사위원
CIDESCO 국제피부미용경진대회 피부바디부문 동상 수상
아로마테라피스트
천연화장품 『허브와(http;/www.herbwa.co.kr, www.허브와.com)』 이사
에스테틱 얼짱몸짱 대구지산점 現 매니저
『늘푸른 주식회사』 부설 바이오생명과학 천연물개발연구소 연구원

장정애 교수의

손쉽게 만드는 천연화장품

2012년 3월 29일 초판인쇄
2012년 4월 3일 발행
저 자 : 장정애, 신수정, 황선희
발행인 : 김상일
발행처 : 혜성출판사
편집디자인 : 미학
출 력 : 랜드
인 쇄 : 엔츠
협 찬 : 밝은세상 02-2666-2061
등록번호 : 제5-597호
주 소 : 서울시 동대문구 신설동 114-91호 삼우빌딩 A동 205호
전 화 : 02-2233-4468 FAX : 02-2253-6316

ISBN 978-89-91423-82-4 (13590)
정가 : 23,000원

WWW.hyesungbook.com
강좌문의 : jjang463@naver.com